U0197270

Oncofertility Medical Practice: Clinical Issues and Implementation

肿瘤生育学临床实践

——临床问题和解决方案

Oncofertility Medical Practice：Clinical Issues and Implementation

肿瘤生育学临床实践

——临床问题和解决方案

原著主编　Clarisa Gracia
　　　　　Teresa K. Woodruff

主　　审　廖秦平

主　　译　尚　鹡

副 主 译　张　岩

北京大学医学出版社

ZHONGLIUSHENGYUXUE LINCHUANG SHIJIAN——LINCHUANG
WENTI HE JIEJUE FANGAN

图书在版编目（CIP）数据

肿瘤生育学临床实践：临床问题和解决方案/（美）
克拉丽莎·格蕾西亚（Clarisa Gracia），（美）特蕾莎
·K. 伍德拉夫（Teresa K. Woodruff）原著；尚鹢主译
.—北京：北京大学医学出版社，2016.11
书名原文：Oncofertility Medical Practice：
Clinical Issues and Implementation
ISBN 978-7-5659-1503-1

Ⅰ. ①肿… Ⅱ. ①克… ②特… ③尚… Ⅲ. ①肿瘤学
—生殖医学 Ⅳ. ①R73②R339.2

中国版本图书馆 CIP 数据核字（2016）第 270505 号

北京市版权局著作权合同登记号：图字：01-2013-5482
Translation from English language edition：
Oncofertility Medical Practice
by Clarisa Gracia and Teresa K. Woodruff
Copyright © 2012 Springer New York
Springer New York is a part of Springer Science＋Business Media
All Rights Reserved.
Simplified Chinese translation Copyright © 2016 by Peking University Medical
Press.
All Rights Reserved.

肿瘤生育学临床实践——临床问题和解决方案

主　　译：尚鹢
出版发行：北京大学医学出版社
地　　址：(100191) 北京市海淀区学院路 38 号　北京大学医学部院内
电　　话：发行部 010-82802230；图书邮购 010-82802495
网　　址：http://www.pumpress.com.cn
E - mail：booksale@bjmu.edu.cn
印　　刷：中煤（北京）印务有限公司
经　　销：新华书店
责任编辑：王智敏　张李娜　　责任校对：金彤文　　责任印制：李啸
开　　本：710mm×1000mm　1/16　印张：18.25　　字数：300 千字
版　　次：2016 年 11 月第 1 版　　2016 年 11 月第 1 次印刷
书　　号：ISBN 978-7-5659-1503-1
定　　价：98.00 元
版权所有，违者必究
（凡属质量问题请与本社发行部联系退换）

译者名单

（按章节排序）

廖秦平　北京清华长庚医院
尚　鶄　北京大学第一医院
黄　禾　北京大学第一医院
邻艳荣　北京大学第一医院
杨秀丽　北京大学第一医院
张阳阳　北京大学第一医院
徐万东　重庆市妇幼保健院
席思思　北京大学第一医院
张　岩　北京大学第一医院
胡　君　北京大学第一医院
陈　曦　北京大学第一医院
张　瑞　北京大学第一医院
杨　曦　北京清华长庚医院
张　蕾　北京清华长庚医院
张　楠　北京肿瘤医院
贾　芄　北京大学第一医院

原著者名单

Robert Brannigan, M.D. Associate Professor, Department of Urology, Northwestern University, Feinberg School of Medicine, Chicago, IL, USA

Lisa Campo-Engelstein, Ph.D. Assistant Professor, Alden March Bioethics Institute, Albany Medical College, Albany, NY, USA

R. Jeffrey Chang, M.D. Professor and Director, Division of Reproductive Endocrinology, University of California, La Jolla, CA, USA

Greg L. Christensen, Ph.D., H.C.L.D. IVF Laboratory Director, University Women's Healthcare, University of Louisville, Louisville, KY, USA

Christos Coutifaris, M.D., Ph.D. Division of Reproductive Endocrinology and Infertility, Hospital at the University of Pennsylvania, Philadelphia, PA, USA

Brenda Efymow, R.N., B.S.N. Oncofertility Nurse Coordinator, Penn Fertility Care, Perelman School of Medicine at the University of Pennsylvania, Philadelphia, PA, USA

Jill P. Ginsberg, M.D. Cancer Survivorship Program, Children's Hospital of Philadelphia, Perelman School of Medicine at the University of Pennsylvania, Philadelphia, PA, USA

Clarisa Gracia, M.D., M.S.C.E. Assistant Professor, Department of Obstetrics and Gynecology, Perelman School of Medicine at the University of Pennsylvania, Philadelphia, PA, USA

Caprice A. Knapp, Ph.D. Assistant Professor, Department of Health Outcomes and Policy, University of Florida, Gainesville, FL, USA

Jaime M. Knopman, M.D. Division of Reproductive Endocrinology, New York University School of Medicine, New York, NY, USA

Laxmi A. Kondapalli, M.D., M.S.C.E. Assistant Professor, Section of Reproductive Endocrinology and Infertility, University of Colorado Denver, Aurora, CO, USA

Jennifer Levine, M.D., M.S.W. Assistant Professor of Clinical Pediatrics, Division of Oncology, Columbia University Medical Center, New York, NY, USA

Jamie A.M. Massie, M.D. Obstetrics and Gynecology, Stanford University School of Medicine, Stanford, CA, USA

Jennifer Mersereau, M.D., M.S.C.I. Assistant Professor of Clinical Pediatrics, Division of Reproductive Endocrinology and Infertility, University of North Carolina, Chapel Hill, NC, USA

Janet McClaren, M.D., M.S.C.E. Division of Reproductive Endocrinology and Infertility, University of Alabama, Birmingham, AL, USA

Devin Murphy, M.S.W. Research Associate, Jonathan Jacques Children's Cancer Center, Miller Children's Hospital/HARBOR-UCLA, Long Beach, CA, USA

Steven T. Nakajima, M.D. Research Associate, Division of Reproductive Endocrinology and Infertility, Department of Obstetrics, Gynecology and Women's Health, University of Louisville, Louisville, KY, USA

Nicole Noyes, M.D. Professor, Division of Reproductive Endocrinology, New York University School of Medicine, New York, NY, USA

Gwendolyn P. Quinn, Ph.D. Associate Professor and Member, Health Outcomes and Behavior Program, Moffitt Cancer Center, Department of Oncologic Sciences, College of Medicine, University of South Florida, Tampa, FL, USA

Lindsay Ray, B.S.N. Reproductive Partners-UCSD Regional Fertility Center, La Jolla, San Diego, CA, USA

Kristin Smith Department of Obstetrics and Gynecology, Northwestern Medical Faculty Foundation, Chicago, IL, USA

H. Irene Su, M.D., M.S.C.E. Division of Reproductive Endocrinology, University of California, La Jolla, CA, USA

Landon Trost, M.D. Mayo Clinic, Rochester, MN, USA

Peter S. Uzelac, M.D. Medical Director, Napa Valley Fertility Center, Napa, CA, USA

Kate E. Waimey, Ph.D. Program Director, Oncofertility Consortium, Feinberg School of Medicine, Northwestern University, Chicago, IL, USA

Eileen Wang, M.D. Perelman School of Medicine at the University of Pennsylvania, Philadelphia, PA, USA

Lynn M. Westphal, M.D. Associate Professor, Obstetrics and Gynecology, Stanford University School of Medicine, Stanford, CA, USA

Teresa K. Woodruff, Ph.D. Thomas J. Watkins Professor of Obstetrics & Gynecology and Director of the Oncofertility Consortium, Feinberg School of Medicine, Northwestern University, Chicago, IL, USA

译者前言

从第一次无意中看到 Gracia 和 Woodruff 两位教授主编的 *Oncofertility Medical Practice：Clinical Issues and Implementation* 这本书到现在已经过去了四年，仍然记得当时自己的感觉——惊喜加惊艳！惊喜是因为发现了一本能够指导生育力保存临床工作的好书，这是我在生殖内分泌工作中感兴趣而又无从下手的方向。惊艳是因为这本书言简意赅，用不太长的篇幅介绍了生育力保存的意义、方法、临床工作的组织模式、常见问题；其中还有具体的病例介绍、知情同意书的模板。小小的册子为我开展生育力保存工作打开了一扇门。

如书中所说，"生育"是衡量生活质量的顶级指标，癌症诊断、治疗取得了长足进步，很多癌症患者都可以在罹患癌症后长期生存，当"活着"这一基本任务完成后，追求更高的生活质量是人类的本能。长期生存的癌症患者会和非癌症患者一样渴望生儿育女。然而，治疗癌症所采用的手术、化疗、放疗都可能使患者失去生育能力，造成患者的终身遗憾。

能不能在接受治疗前保存患者的生育能力？这一问题受到了越来越多生殖医生和肿瘤医生的关注。国际上已经提出了肿瘤生育学的概念，我国也有越来越多的医学工作者开始关注这一领域。我有幸在我的导师廖秦平教授的支持下，在北京大学医学出版社的帮助下，将本书翻译成中文，希望能够帮助对该领域有兴趣的同道学习。近年来肿瘤生育学领域飞速发展，本书中有些观点已经有了新的变化，但仍可为我们开展临床工作提供有意义的模板，在翻译过程中，我们也尽可能对这些进展加以注释。

随着研究工作的深入，肿瘤生育学服务的对象已经扩展到了生育力受到威胁的非肿瘤疾病患者，如自身免疫病和反复复发的卵巢良性肿瘤患者。希望这本小册子能够成为一本案头书，促进我国肿瘤生育学的发展，帮助生育力受到威胁的患者。此外，本书中部分章节涉及的代孕、供精、赠卵等内容，可能与我国国情不相符，请读者在阅读时注意。

最后，感谢我的导师——本书主审廖秦平教授对翻译工作的指导，感谢副主译张岩教授对我的支持和帮助，感谢参与翻译的各位同道付出的辛苦与努力！翻译不足与欠妥之处，还望读者不吝指正，在此致谢！

尚　鹊
2016 年 10 月

原 著 序

肿瘤生育学是生殖医学中新兴的一个重要领域。如今，癌症治疗取得了重大进展，很多男性和女性患者都能够度过完整而又充实的一生，因此生育力相关的问题对于患者总体生活质量和满足感变得非常重要。同时，近年来我们见证了人类在性腺生物学和配子生物学的认识和理解方面取得的进步，这些进步使得辅助生殖技术为癌症幸存者生育功能的保存提供了有力保证。

由 Clarisa Gracia 和 Teresa K. Woodruff 主编的《肿瘤生育学临床实践——临床问题和解决方案》一书对肿瘤生育学临床相关内容进行了最高水准的论述。这是该主题系列著作中的第三本。前两本分别阐述了基础医学研究和社会及人文科学相关内容。本书由多个领域的多位领军学者编写，目的是使临床医生和研究者有能力帮助癌症患者获得长期的高质量生活。

本书具有很强的时效性和可实践性，内容丰富，分为几个重要部分：第一部分描述了癌症患者面临的生育力风险。第二部分为男性和女性患者提供了多个可选择的生育力保存方案。第三部分着重探讨癌症幸存者的社会和生物伦理方面的护理以及妊娠相关护理。本书其余章节对此也分别提供了非常实用的建议。第四部分解释了肿瘤生育学临床实践中的具体细节（nuts and bolts），包括设立流程、引导患者，以及制订教学和研究培训方案等。第五部分介绍了肿瘤生育学的临床病例。附录部分提供了对临床和科研工作有价值的资料。这些资料摘录自肿瘤生育学联盟国家医师协作组织（the National Physicians Cooperative of the Oncofertility Consortium），内容包括向伦理委员会（IRB）和美国食品药品监督管理局（FDA）提出申请的信息、患者知情同意书，以及帮助患者申请经济补偿的信件模板。

对于热衷于肿瘤生育学领域的临床医生和研究者而言，这本卓越的著作提供了极为宝贵的资源，是一本必读之物。在此祝贺各位主编和编者完成了如此出色的工作！

Roger A. Lobo, M.D.
哥伦比亚大学妇产科教授
美国生殖医学协会前任主席

（尚鹊 译 张岩 审校）

原著前言

每年有超过 10 万名 45 岁以下的女性被诊断出癌症，其中大约 12 400 人为 20 岁以下的儿童或少年[1-2]。在过去的 40 余年中，癌症治疗，特别是化疗取得的进展使癌症患者的生存率有了巨大的改善[3]。由于越来越多的癌症患者得到治愈，长期健康水平和生活质量的提高已被纳入癌症患者的护理范畴。对生育年龄的癌症幸存者而言，获得生物学后代的能力是评价其生活质量的重要指标[4-6]。不幸的是，癌症的治疗，包括化疗、放疗以及一些手术操作增加了男性和女性患者不孕不育或性腺功能衰退的风险。

癌症治疗延长了患者的生存时间，但同时也影响了患者的生育功能，因此，如何为癌症患者提供未来生育的机会正受到越来越多的关注。事实上，癌症幸存者和医学组织都认为，在开始对性腺有潜在毒性的癌症治疗之前，患者咨询和寻求生育力保存的方法具有重要意义。2006 年美国临床肿瘤学协会（American Society of Clinical Oncology）发表了生育力保存相关的建议，该建议指出："在对生育年龄的癌症患者进行肿瘤治疗前，肿瘤科医生应告知患者治疗可能引起不孕/不育，并与患者充分探讨可能保存生育力的方案，或者介绍患者到生殖医学专家处咨询。这项工作应作为癌症治疗前患者教育和知情同意的一部分"[7]。同样，美国生殖医学协会（American Society of Reproductive Medicine）也鼓励临床医生为癌症患者提供保存生育力的服务。该协会提出："如果治疗对生殖器官的破坏不可避免，则冷冻配子、胚胎或性腺组织可能有助于保存生育力"[8]。然而，尽管存在这些建议，生育力保存的措施目前仍未广泛应用[9]。

肿瘤生育学的研究就是致力于通过多学科手段解决这些未被满足的需求[10]。实际上，肿瘤生育学的实践需要融合多个学科，包括肿瘤学、泌尿外科学、生殖内分泌学、心理学和哲学等。本书旨在就肿瘤生育学的临床实践给予全面的阐述，由从事癌症患者生育力保存相关工作的不同学科的多名专家撰写。希望临床医生和研究者能够通过本书获得癌症治疗风险的最新信息，了解保存癌症患者未来生育潜能的方法，理解肿瘤生育学临床工作中面临的伦理和社会心理学问题，同时学习建立肿瘤生育学项目的策略。目前已经有两部肿瘤生育学相关著作出版，一部阐述了肿瘤生育学相关的基础研究进展[2]，另一部阐述了癌症患者保存生育力相关的社会科学和人文科学观点[6]。这三部著作提供了肿瘤生育学领域各个方面全面且重要的知识。

本书分为五个部分。第一部分介绍了目前癌症治疗引起的男性和女性患者生育力风险的相关知识。第二部分综述了生育力保存领域专家提供的该领域相关技术，包括男性和女性患者可采用的标准方案及试验性方案。第三部分着重阐述了该领域相关的社会心理学和伦理学问题的重要性，其中详细阐述了患者和健康提供者之间的交流沟通问题。此外，该部分还讨论了癌症诊断期间或诊断后妊娠的相关风险。第四部分包括建立肿瘤生育学临床研究方案和培训年轻肿瘤生育学专家的实践指南。附录部分摘录了肿瘤生育学联盟国家医师协作组织（the National Physicians Cooperative of the Oncofertility Consortium）中有价值的信息，如为研究生育力保存策略申请伦理委员会（IRB）许可的模版、发行的手册以及为患者和相关工作者提供的互联网资源。第五部分为临床病例，重点讨论肿瘤生育学患者治疗护理的策略和挑战。

随着越来越多的临床工作者了解肿瘤生育学知识，并就癌症治疗的风险及未来获得生物学后代的可选择方案为患者提供循证咨询，我们有望看到癌症幸存者长期生存质量的提高，希望这本书提供的信息和资源能够帮助我们实现这一目标。

（尚鹃　译　张岩　审校）

参考文献

1. Jemal A, et al. Cancer statistics, 2008. CA Cancer J Clin. 2008;58:71–96.
2. Woodruff TK, Snyder KA, eds. Oncofertility: fertility preservation for cancer survivors. New York: Springer; 2007.
3. Wingo PA, et al. Cancer incidence and mortality, 1973–1995: a report card for the U.S. Cancer. 1998;82:1197–1207.
4. Loscalzo MJ, Clark KL. The psychosocial context of cancer-related infertility. Cancer Treat Res. 2007;138:180–190.
5. Canada AL, Schover LR. The psychosocial impact of interrupted childbearing in long-term female cancer survivors. Psychooncology. 2010. doi:10.1002/pon.1875.
6. Woodruff TK, et al., eds. Oncofertility: ethical, legal, social, and medical perspectives. New York: Springer; 2007.

7. Lee SJ, et al., American Society of Clinical Oncology. American Society of Clinical Oncology recommendations on fertility preservation in cancer patients. J Clin Oncol. 2006;24: 2917–2931.
8. Ethics Committee of the American Society for Reproductive Medicine. Fertility preservation and reproduction in cancer patients. Fertil Steril. 2005;83:1622–1628.
9. Lee S, et al. Determinants of access to fertility preservation in women with breast cancer. Fertil Steril. 2011;95:1932–1936.
10. Woodruff TK. The Oncofertility Consortium—addressing fertility in young people with cancer. Nat Rev Clin Oncol. 2010;7:466–475.

目　录

第五部分　肿瘤生育学临床病例及资源

第一部分　癌症患者面临的生育相关风险

第1章 癌症治疗在儿童期及育龄期女性产生的性腺毒性

Jennifer Levine 著

黄禾 译 尚鹡 审校

概述

美国每年大约有 12 万名年龄在 50 岁以下的新发女性癌症患者[1]。保留生育潜能对这些患者极其重要，生殖损害给存活的患者带来很大的困扰[2-3]。除此以外，患者在疾病诊断时往往很少谈及生育功能保留的问题[4-5]。引导患者讨论生育功能问题存在很多障碍[6]，其中一个主要的原因是缺乏绝经前诊断癌症的女性所面临的生殖损害相关的充足理论知识[7]。了解可能影响癌症患者治疗后获得生物学后代的因素至关重要，这些因素既包括治疗相关因素，也包括患者个体因素。本章将会总结正常女性的生殖生理，说明化疗与放疗对于性腺功能的不良影响，以及外科干预对生育功能的影响。最后简要讨论目前可行的评估癌症治疗后患者生育潜力的方法。

女性生殖生理

尽管已经有一些初步的研究工作表明女性的生殖细胞在出生后具有增殖能力[8]，但普遍认可的观点仍然是女性卵巢中原始卵泡数量是固定的，估计为 100 万。青春期开始时，仍然存在的约 40 万个卵泡受下丘脑-垂体-卵巢轴分泌的激素影响，开始成熟。从下丘脑分泌的促性腺激素释放激素（gonadotropin-releasing hormone，GnRH）刺激垂体释放卵泡刺激素（follicle-stimulating hormone，FSH）和黄体生成素（luteinizing hormone，LH）（彩图 1.1）[9]。每个周期中，多个被选择的卵泡开始生长成熟，在升高的 FSH 作用下，这些卵泡中的某一个被选中，成为最终排卵的优势卵泡，而其余的卵泡则闭锁。优势卵泡产生的雌二醇会触发周期中期出现 LH 峰，诱导成熟的卵母细胞排出，进入输卵管中，并在此处受精。随着排卵和卵泡的闭锁和凋亡，卵巢中原始卵泡的数量逐渐下降，即健康女性具有生殖寿命期间卵巢储备功能下降。当一个健康的女性年龄达到 35～40 岁，生殖潜力显著下降，卵泡数达到阈值，卵泡耗竭加速，剩余卵母细胞质量总体较差[10]。当女性接近 50 岁，即开始更年期时，卵巢储备持续下降，卵泡数达到第二个阈值，女性将不可能再孕育子女[11]。

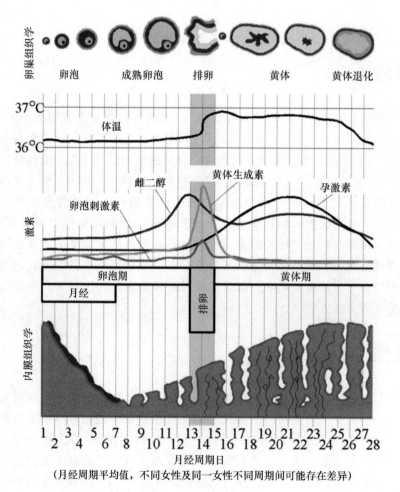

彩图 1.1　正常月经周期[9]

　　癌症治疗可加速女性卵巢卵泡的耗竭与凋亡。如果癌症治疗导致卵泡耗竭的程度接近完全（图 1.2a 虚线），会出现急性的卵巢功能衰竭。例如，在癌症治疗过程中或治疗后很快出现更年期表现或继发性不孕。对于这些患者，生殖功能的保留必须在癌症治疗之前就开始。如果癌症治疗对卵泡耗竭的影响较为温和（图 1.2b 虚线），患者可能出现的表现是过早停经，例如，40 岁之前出现卵巢功能早衰。过早停经的患者癌症治疗后往往可以保留生殖功能，但生殖寿命将明显缩短。这些患者生殖功能保留的措施可以在癌症治疗之前就开始，也可以在癌症治疗完成之后继续受孕或应用辅助生殖技术。

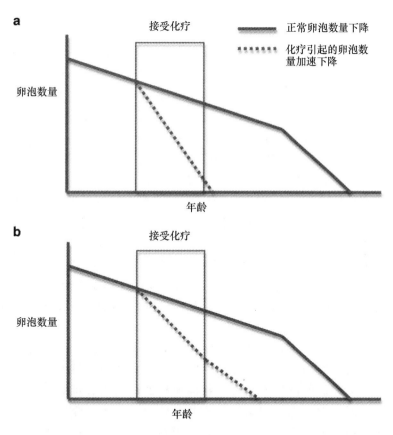

图 1.2　化疗后严重卵巢功能衰竭和过早绝经

癌症治疗对儿童期及育龄期女性的影响

癌症治疗通过一些机制对女性的生殖能力产生影响。要获得成功的、不需辅助的自然妊娠，女性要有足够的卵泡储备，下丘脑-垂体-卵巢轴功能正常，子宫可以正常扩大以适应胎儿的生长，还要求其他器官系统（如心血管系统）功能正常，可以对应妊娠产生的变化。癌症治疗对以上任何一个方面的改变均可能损害女性患者正常妊娠至足月的能力。

化疗

大多数化疗药物通过影响细胞增殖达到治疗效果。所以可以预测，抗癌药物可能会影响卵母细胞的成熟过程，以及影响卵泡中支持卵母细胞的体细胞的生长和增殖。这种机制可以用来解释化疗的急性影响，即在治疗中或治疗刚刚结束后出现停经，这常见于青春期后的女性患者[12]。还包括化疗对于生殖相关激素的急性破坏，这种影响在化疗结束后可消退，女性可能保留生殖潜力[12]。

化疗药物对相对静止的未成熟卵母细胞的影响尚不清楚。烷化剂不具有周期特异性，导致单链和双链 DNA 断裂，从而可能会损伤卵巢中静态和分裂中的细胞[13]。也有证据表明，暴露于烷化剂的卵巢组织出现皮质纤维化和血管损伤表现[14]。环磷酰胺、丙卡巴肼对卵巢有明显的毒性，从而使化疗后具有较高的风险出现生育功能难以维持[15]。蒽环类抗生素，如多柔比星和铂类药物顺铂、卡铂也存在较高的性腺毒性风险，只是通常小于烷化剂对卵巢的影响[16-17]。近期研究显示，多柔比星对卵巢的影响包括微血管及基质的损伤[18]。

归根结底，癌症治疗对患者生殖功能的影响取决于治疗时患者的年龄、化疗药物的种类、治疗的时间以及累积药量。另外还有一些个体化原因，相同的治疗方案对于相同年龄的不同患者可能产生不同的影响。年龄较大的患者卵巢内卵泡数量较少，接受癌症治疗可能出现急性的卵巢功能衰竭，而较年轻或者青春期患者的表现可能是更年期提前[19-20]。

表 1.1　癌症治疗诱发闭经的可能性（*Reprinted with permission from Livestrong / Fertile Hope*[21]）（下表根据临床经验以及研究结果总结了常见癌症治疗对月经的影响。目前普遍的研究尚未关注评估生殖能力的其他方法，例如激素水平与卵泡数，其可更加准确地反映生殖能力）

危害程度	治疗方案	适应疾病
高危 ＞80％的女性治 治疗后出现闭经	全腹腔及盆腔放疗剂量 成人：≥6 Gy	大多数癌症
	全腹腔及盆腔放疗剂量 青春期前女性：≥15 Gy 青春期后女性：≥10 Gy	肾母细胞瘤、神经母细胞瘤、肉瘤、霍奇金淋巴瘤
	全身照射剂量	骨髓移植或干细胞移植（BMT/SCT）
	女性＞40 岁：CMF、CEF、CAF×6 个疗程	乳腺癌
	女性＞40 岁：环磷酰胺 5 g/m²	多种癌症
	女性＜20 岁：环磷酰胺 7.5 g/m²	非霍奇金淋巴瘤（NHL）、神经母细胞瘤、急性淋巴细胞白血病（ALL）、肉瘤
	移植时应用烷化剂化疗（如环磷酰胺、白消安、美法仑）	BMT/SCT
	任何烷化剂（如环磷酰胺、异环磷酰胺、白消安、BCNU、CCNU）＋全身或盆腔放疗	BMT/SCT、卵巢癌、肉瘤、神经母细胞瘤、霍奇金淋巴瘤
	包含丙卡巴肼的方案：MOPP、MVPP、COPP、ChIVPP、ChIVPP/EVA、BEACOPP、MOPP/ABVD、COPP/ABVD	霍奇金淋巴瘤
	颅脑照射：≥40 Gy	脑瘤
中危 30％～70％的 女性治疗后出 现闭经	女性 30～39 岁：CMF 或 CEF 或 CAF×6 个疗程	乳腺癌
	大于 40 岁女性：AC	乳腺癌
	全腹腔或盆腔放疗：青春期前女性，10～＜15 Gy	肾母细胞瘤
	全腹腔或盆腔放疗：青春期后女性，5～＜10 Gy	肾母细胞瘤、神经母细胞瘤
	脊髓照射：≥25 Gy	脊柱肿瘤、脑瘤、神经母细胞瘤、复发性 ALL 或 NHL

表 1.1 癌症治疗诱发闭经的可能性（*Reprinted with permission from Livestrong/Fertile Hope* [21]）（下表根据临床经验以及研究结果总结了常见癌症治疗对月经的影响。目前普遍的研究尚未关注评估生殖能力的其他方法，例如激素水平与卵泡数，其可更加准确地反映生殖能力）（续表）

危害程度	治疗方案	适应疾病
低危 <20%的女性治疗后出现闭经	30～39 女性：AC	乳腺癌
	小于 30 岁女性：CMF、CEF 或 CAF×6 个疗程	乳腺癌
	非烷化剂化疗：ABVD、CHOP、COP	霍奇金淋巴瘤、NHL
	AC（蒽环类药物、阿糖胞苷）	急性髓性白血病（AML）
	多药物联合治疗	ALL
极低危 对月经的影响可忽略不计	MF（甲氨蝶呤、氟尿嘧啶）	乳腺癌
	长春新碱（与其他药物联合治疗）	白血病、霍奇金淋巴瘤、NHL、神经母细胞瘤、横纹肌肉瘤、肾母细胞瘤、卡波西肉瘤
	放射性碘治疗	甲状腺癌
风险不明	紫杉醇、多西他赛（紫杉烷类药物在 AC 方案中使用）	乳腺癌
	奥沙利铂	卵巢癌
	伊立替康	结肠癌
	贝伐珠单抗（Avastin）	结肠癌、非小细胞肺癌
	西妥昔单抗（Erbitux）	结肠、头颈部肿瘤
	曲妥珠单抗（Herceptin）	乳腺癌
	厄洛替尼（Tarceva）	非小细胞肺癌、胰腺癌
	伊马替尼（Gleevec）	慢性粒细胞白血病（CML）、胃肠道间质瘤（GIST）

　　由于所有化疗药物只是综合治疗的一部分，并不是治疗的全部，针对患者个体评价化疗药物对卵巢的损害很有难度。一种方法是以特定的治疗方案而不是某一个单一药物来描述化疗对卵巢功能的影响（表1.1）[21]。需要注意的是，由于治疗方案不断发展，这种评价方法仍具有局限性。MOPP方案（氮芥＋长春新碱＋丙卡巴肼＋泼尼松）是霍奇金淋巴瘤的常见治疗方案，有80%的女性治疗后出现闭经，39%～46%的年轻成年患者出现急性卵巢功能衰竭[22-23]。现在常用的很多方案中含有

烷化剂，如 COPP/ABVD（环磷酰胺＋长春新碱＋丙卡巴肼／泼尼松／多柔比星＋博来霉素＋长春碱＋达卡巴嗪）和 BEACOPP（博来霉素／依托泊苷／多柔比星／环磷酰胺／硫酸长春新碱／丙卡巴肼／泼尼松）均可导致卵巢功能衰竭。Kreuser 等确认了 77 例患者 COPP/ABVD 治疗后出现卵巢功能早衰。限制烷化剂使用的方案（如 ABVD）对卵巢功能的影响小于使用烷化剂的方案（如 BEACOPP)[25]。一项小规模研究显示，40 例使用 ABVD 化疗及放疗的女性患者中，25 岁以下的患者无一出现急性卵巢功能衰竭，45 岁以下的患者中 33％出现暂时性闭经[26]。

CMF（环磷酰胺＋甲氨蝶呤＋氟尿嘧啶）过去常用于治疗乳腺癌，使用此方案化疗的患者中，21％～71％小于 40 岁的患者和 40％～100％大于 40 岁的患者出现闭经[27-28]。采用新方案，如 AC 方案（多柔比星＋环磷酰胺）的患者发生闭经的风险较小，大约是 55％，然而加入紫杉烷类药物后闭经的发生率将升高至 64％[29]。在此研究中，大于 40 岁的患者中应用紫杉烷类药物治疗的患者发生闭经的风险以及发展为永久性闭经的风险均高于未使用紫杉烷类药物的患者。

高剂量的环磷酰胺经常被用来调节造血干细胞移植（hematopoietic stem cell transplant，HSCT），它与其他化疗药物或全身放疗（total body irradiation，TBI）相结合，是导致卵巢功能衰竭的高危因素[30]。新的化疗药物和靶向治疗药物对生殖功能的影响尚缺乏信息，是肿瘤生育学领域未来的研究方向。

放疗

全身放疗，或直接盆腹腔或脊髓放疗，或散射均可导致卵巢受到放射影响。女孩 1～2 Gy[31]、成人 4～6 Gy[32] 的放射量就可造成卵巢的永久性损害以及卵泡衰竭。在儿童肿瘤存活者研究（Childhood Cancer Survivor Study，CCSS）中，盆腔照射是导致急性卵巢功能衰竭和过早绝经的重要原因[15]。

估计可以导致一半以上卵母细胞死亡的半数致死量（LD50）小于 2 Gy。Wallace 等建立了一个模型用于评估性腺暴露于特定剂量的放疗后，何时会出现卵巢功能衰竭[33]。类似于化疗，患者年龄越大，风险越高，出生时有效灭活射线剂量为 20.3 Gy，30 岁时该剂量下降至 14.3 Gy。射线剂量增加与治疗方案时间安排可决定最终卵巢受损程度[34]。14～30 Gy 的射线可导致子宫肌层或血管结构受损，从而影响受孕能力，导致不能完成正常妊娠至足月[35]，胎儿宫内生长受限或者自发性流产[36]。

剂量为35～40 Gy甚至更高的高剂量颅内照射作用于下丘脑和垂体，可能导致性腺功能减退[37]。这样造成的生育能力受损与直接照射性腺所致的损伤不同，卵巢的储备功能被保留，可以通过激素替代治疗来维持卵巢储备功能，达到生育目的。

手术

手术切除生殖器官，例如子宫切除与卵巢切除对生育功能有明显的影响。早期宫颈癌可应用保守的外科方法保留子宫，使未来继续妊娠成为可能。这些手术方法包括适用于极早期宫颈癌的宫颈锥切——手术锥形切除宫颈（包括癌变组织，切缘为正常组织）。稍高期别的宫颈癌可行根治性宫颈切除术，即切除部分或整个宫颈以及周围组织和邻近淋巴结。这两种手术方法均保留了子宫。据报道，根治性宫颈切除术后患者受孕率为53%，不过早产和流产等并发症常见[38]。

癌症治疗对心脏功能的影响

癌症治疗对于正常妊娠的影响不只体现在生殖系统，还表现在对其他功能的影响。其晚期效应影响患者对妊娠期生理变化的耐受。例如，蒽环类药物的使用可以导致心肌病，致使患者身体可能无法适应妊娠期增加的血容量负荷或分娩时心脏的负担。儿童肿瘤协会的指南中建议，接受过300 mg/m² 多柔比星或等量的蒽环类药物、心脏及其周围组织接受过30 Gy或更大剂量的照射、接受过任意剂量的放疗结合蒽环类药物或大剂量环磷酰胺的患者在妊娠前和妊娠期间需接受心脏评估[39]。

队列研究

CCSS对1970—1986年间5000例女性癌症患者进行队列研究。研究以患者自行汇报有闭经表现来确认急性卵巢功能衰竭，调查中有6.3%患者考虑为卵巢功能衰竭，其中绝大部分患者接受过盆腹腔放疗。非手术影响的过早绝经发生率高于对照组13倍。高危因素包括发病年龄、增加烷化剂类药物的暴露、对卵巢放射以及诊断为霍奇金淋巴瘤[15]。实现妊娠的相对危险度为0.81。下丘脑-垂体放射剂量达30 Gy、卵巢/子宫放射剂量达 5 Gy 或以上、大剂量烷化剂治疗以及接受过洛莫司汀或环磷酰胺治疗的患者妊娠可能性很低[40]。子宫接受放射剂量大于 5 Gy 的患者更常出现胎儿生长受限、分娩小于胎龄儿的情况。目前尚未有明确证据证明癌症治疗与胎儿先天性畸形相关[15]。

Letourneau 等对 1041 例育龄女性的生殖健康历史进行了研究。这些女性均被诊断患有乳腺癌、霍奇金淋巴瘤、非霍奇金淋巴瘤、白血病或胃肠道恶性肿瘤中的一种。急性卵巢功能衰竭的发生率在白血病患者中是最低的，只有 3%；而在非霍奇金淋巴瘤患者中最高，达到 10%；霍奇金淋巴瘤为 8%；乳腺癌为 9%。发生率与年龄成明显正相关[41]。

评估个体的生殖能力

评价卵巢储备功能的传统方法是依靠闭经以及持续升高的 FSH，这些情况通常发生在围绝经期，此时女性已不能生育。最近，超声诊断方式，例如超声评估卵巢容量以及窦卵泡数，或者血清学监测抗苗勒管激素（anti-Müllerian hormone，AMH）已被用于评估降低但尚未耗竭的卵巢储备[42-43]。AMH 是卵巢中卵泡功能的指示物，已证实是监测卵巢储备的可靠标准[44]，和 FSH 相比，其能评估卵巢的长期功能[45]。一项对年轻成年乳腺癌患者的小样本研究显示，治疗期间患者 FSH 及雌激素为绝经期水平，治疗后 6 个月恢复正常，但 AMH 下降并且在治疗后维持较低水平，说明卵巢储备功能的下降[12]。这些结果表明生殖内分泌功能是可恢复的，但是其不能代表卵巢储备功能[12]。其他小样本的研究认为，治疗前的 AMH 是治疗后闭经和长期卵巢功能评估的唯一预测标准[45-46]。横向研究发现与对照组相比，儿科癌症患者 AMH 水平低，卵巢容量小，窦卵泡数量少，月经第 2 天或第 3 天 FSH 水平高。即使患者之后能够行经，癌症治疗也已导致其卵巢储备功能下降[47-48]。

结论

基于大量累积经验以及队列研究的结论，我们可以预测哪些接受癌症治疗的患者性腺功能受损的风险更大（表 1.2）。年龄大的女性、接受卵巢放疗（包括全身放疗）的女性以及接受含有大剂量烷化剂的治疗（包括清髓性造血干细胞移植）的女性生殖能力受损风险更大。应在接受癌症治疗前常规为评估后确定高危的患者提供保留生育功能的机会，因为她们在癌症治疗后再生育的可能性很小。对于那些癌症治疗前没有进行生育力保存的患者，应特别注意评估其治疗后的生育能力以及对生物学后代的渴求程度，因为在这一时间段内，某些患者仍可以选择进行生育力保存。然而，正确评估并预测哪些患者可能发生急性卵巢功能衰竭或者过早绝经仍然很困难，这给癌症治疗后患者生殖能力的评估与监测提出了挑战。我们需要不断进行新的研究来扩展目前化疗方案性腺毒性的相关知识，明确治疗前生育能力以及患者其他因素对最终结局的影响，并衡量治疗后患者"生殖窗"（即具有生育能力）的时长。

表 1.2　生殖能力受损的高危因素

年龄较大
治疗中包括大剂量的环磷酰胺或丙卡巴肼
盆腔放疗剂量大于 2 Gy
放疗与烷化剂化疗联合
全身放疗
手术切除子宫或卵巢

　　致谢：本工作由肿瘤生育学联盟（Oncofertility Consortium）NIH/NICHD 5UL1DE019587 支持。

参考文献

1. National Cancer Institute Surveillance Epidemiology and End Results. Fast stats. 2011. http://seer.cancer.gov/faststats/selections.php?run=runit&output=2&data=1&statistic=1&cancer=1&year=201103&race=1&sex=3&series=age&age=9. Accessed 16 Nov 2011.
2. Canada AL, Schover LR. The psychosocial impact of interrupted childbearing in long-term female cancer survivors. Psychooncology. 2010. doi:10.1002/pon.1875.
3. Tschudin S, Bitzer J. Psychological aspects of fertility preservation in men and women affected by cancer and other life-threatening diseases. Hum Reprod Update. 2009;15:587–97.
4. Schover LR, et al. Having children after cancer. A pilot survey of survivors' attitudes and experiences. Cancer. 1999;86:697–709.
5. Tschudin S, et al. Correlates of fertility issues in an internet survey of cancer survivors. J Psychosom Obstet Gynaecol. 2010;31:150–7.
6. Goodwin T, et al. Attitudes and practices of pediatric oncology providers regarding fertility issues. Pediatr Blood Cancer. 2007;48:80–5.
7. Quinn GP, et al. Physician referral for fertility preservation in oncology patients: a national study of practice behaviors. J Clin Oncol. 2009;27:5952–7.
8. Johnson J, et al. Germline stem cells and follicular renewal in the postnatal mammalian ovary. Nature. 2004;428:145–50.

9. SteadyHealth.com. How to count your menstrual cycle. 2011. http://ic.steadyhealth.com/how_to_count_your_menstrual_cycle.html. Accessed 12 Nov 2011.

10. te Velde ER, et al. Developmental and endocrine aspects of normal ovarian aging. Mol Cell Endocrinol. 1998;145:67–73.

11. Johnston RJ, Wallace WH. Normal ovarian function and assessment of ovarian reserve in the survivor of childhood cancer. Pediatr Blood Cancer. 2009;53:296–302.

12. Yu B, et al. Changes in markers of ovarian reserve and endocrine function in young women with breast cancer undergoing adjuvant chemotherapy. Cancer. 2010;116:2099–105.

13. Epstein RJ. Drug-induced DNA damage and tumor chemosensitivity. J Clin Oncol. 1990;8:2062–84.

14. Meirow D, et al. Cortical fibrosis and blood-vessels damage in human ovaries exposed to chemotherapy. Potential mechanisms of ovarian injury. Hum Reprod. 2007;22:1626–33.

15. Green DM, et al. Ovarian failure and reproductive outcomes after childhood cancer treatment: results from the Childhood Cancer Survivor Study. J Clin Oncol. 2009;27:2374–81.

16. Meirow D. Ovarian injury and modern options to preserve fertility in female cancer patients treated with high dose radio-chemotherapy for hemato-oncological neoplasias and other cancers. Leuk Lymphoma. 1999;33:65–76.

17. Maltaris T, et al. The effect of cancer treatment on female fertility and strategies for preserving fertility. Eur J Obstet Gynecol Reprod Biol. 2007;130:148–55.

18. Soleimani R, et al. Mechanisms of chemotherapy-induced human ovarian aging: double strand DNA breaks and microvascular compromise. Aging. 2011;3:782–93.

19. De Bruin ML, et al. Treatment-related risk factors for premature menopause following Hodgkin lymphoma. Blood. 2008;111:101–8.

20. Falcone T. Preservation of fertility in the cancer patient. MedGenMed. 2005;7:65.

21. Fertile Hope. Women: risk of amenorrhea from chemotherapy and radiation treatments for cancer. 2007. http://www.fertilehope.org/healthcare-professionals/clinical-tools/RiskAmenorrhea_v3.pdf. Accessed 16 Nov 2011.

22. Whitehead E, et al. The effect of combination chemotherapy on ovarian function in women treated for Hodgkin's disease. Cancer. 1983;52:988–93.

23. Schilsky RL, et al. Long-term follow up of ovarian function in women treated with MOPP chemotherapy for Hodgkin's disease. Am J Med. 1981;71:552–6.

24. Kreuser ED, et al. Long-term gonadal dysfunction and its impact on bone mineralization in patients following COPP/ABVD chemotherapy for Hodgkin's disease. Ann Oncol. 1992;3:105–10.

25. Behringer K, et al. Secondary amenorrhea after Hodgkin's lymphoma is influenced by age at treatment, stage of disease, chemotherapy regimen, and the use of oral contraceptives during therapy: a report from the German Hodgkin's Lymphoma Study Group. J Clin Oncol. 2005;23:7555–64.

26. Brusamolino E, et al. Treatment of early-stage Hodgkin's disease with four cycles of ABVD followed by adjuvant radio-therapy: analysis of efficacy and long-term toxicity. Haematologica. 2000;85:1032–9.

27. Minton SE, Munster PN. Chemotherapy-induced amenorrhea and fertility in women undergoing adjuvant treatment for breast cancer. Cancer Control. 2002;9:466–72.

28. Bines J, Oleske DM, Cobleigh MA. Ovarian function in premenopausal women treated with adjuvant chemotherapy for breast cancer. J Clin Oncol. 1996;14:1718–29.

29. Tham YL, et al. The rates of chemotherapy-induced amenorrhea in patients treated with adjuvant doxorubicin and cyclophosphamide followed by a taxane. Am J Clin Oncol. 2007;30:126–32.

30. Sanders JE, et al. Pregnancies following high-dose cyclophosphamide with or without high-dose busulfan or total-body irradiation and bone marrow transplantation. Blood. 1996;87:3045–52.

31. Wallace WH, Thomson AB, Kelsey TW. The radiosensitivity of the human oocyte. Hum Reprod. 2003;18:117–21.

32. Lushbaugh CC, Casarett GW. The effects of gonadal irradiation in clinical radiation therapy: a review. Cancer. 1976;37:1111–25.
33. Wallace WH, et al. Predicting age of ovarian failure after radiation to a field that includes the ovaries. Int J Radiat Oncol Biol Phys. 2005;62:738–44.
34. Thomson AB, et al. Late reproductive sequelae following treatment of childhood cancer and options for fertility preservation. Best Pract Res Clin Endocrinol Metab. 2002;16:311–34.
35. Bath LE, et al. Ovarian and uterine characteristics after total body irradiation in childhood and adolescence: response to sex steroid replacement. Br J Obstet Gynaecol. 1999;106:1265–72.
36. Wallace WH, et al. Ovarian failure following abdominal irradiation in childhood: the radiosensitivity of the human oocyte. Br J Radiol. 1989;62:995–8.
37. Bath LE, et al. Hypothalamic-pituitary-ovarian dysfunction after prepubertal chemotherapy and cranial irradiation for acute leukaemia. Hum Reprod. 2001;16:1838–44.
38. Shepherd JH, et al. Radical vaginal trachelectomy as a fertility-sparing procedure in women with early-stage cervical cancer-cumulative pregnancy rate in a series of 123 women. BJOG. 2006;113:719–24.
39. Children's Oncology Group. HealthLink: healthy living after treatment for childhood cancer. 2008. http://survivorshipguidelines.org/pdf/HeartHealth.pdf. Accessed 11 Nov 2011.
40. Green DM, et al. Fertility of female survivors of childhood cancer: a report from the childhood cancer survivor study. J Clin Oncol. 2009;27:2677–85.
41. Letourneau JM, et al. Acute ovarian failure underestimates age-specific reproductive impairment for young women undergoing chemotherapy for cancer. Cancer. 2011. doi:10.1002/cncr.26403.
42. Anderson RA, et al. The effects of chemotherapy and long-term gonadotrophin suppression on the ovarian reserve in premenopausal women with breast cancer. Hum Reprod. 2006;21:2583–92.
43. Lutchman Singh K, Davies M, Chatterjee R. Fertility in female cancer survivors: pathophysiology, preservation and the role of ovarian reserve testing. Hum Reprod Update. 2005;11:69–89.
44. de Vet A, et al. Antimullerian hormone serum levels: a putative marker for ovarian aging. Fertil Steril. 2002;77:357–62.
45. Anderson RA, Cameron DA. Pretreament serum anti-Mullerian hormone predicts long-term ovarian function and bone mass after chemotherapy for early breast cancer. J Clin Endocrinol Metab. 2011;96:1336–43.
46. Rosendahl M, et al. Dynamics and mechanisms of chemotherapy-induced ovarian follicular depletion in women of fertile age. Fertil Steril. 2010;94(1):156–66.
47. Larsen EC, et al. Diminished ovarian reserve in female childhood cancer survivors with regular menstrual cycles and basal FSH <10 IU/l. Hum Reprod. 2003;18(2):417–22.
48. Bath LE, et al. Depletion of ovarian reserve in young women after treatment for cancer in childhood: detection by anti-Mullerian hormone, inhibin B and ovarian ultrasound. Hum Reprod. 2003;18(11):2368–74.

第 2 章　癌症治疗在儿童期及育龄期男性产生的性腺毒性

Jill P. Ginsberg　著

黄禾　译　尚鹊　审校

概述

最新的流行病学研究显示，在美国，每 1300 名年轻男性中就有一名为儿童期癌症存活者[1]。这些存活者中，有 30％接受过有性腺毒性的癌症治疗而导致永久不育[2]，即大约每 5000 名年轻男性中就有 1 名因为儿童期的癌症治疗有不育的风险。这很大一部分原因是雄性生殖细胞对细胞毒性药物和放疗敏感，从而出现损伤。产生精子的生殖细胞相较于产生睾酮的睾丸间质细胞对化疗和放疗更加敏感[3]。因此，癌症治疗后的男性患者常见的晚期后遗症是不育，而不是青春期发育障碍或性功能减退[4]。

睾丸解剖

睾丸由三种主要细胞组成：产生精子的生殖细胞、支持和营养生殖细胞的支持细胞（同样也是产生糖蛋白激素抑制素的场所），以及合成睾酮的睾丸间质细胞[5]。产生精子的生精小管周围覆盖基底膜（固有鞘膜），嵌入在结缔组织基质中，基质中穿插睾丸间质细胞、血管和淋巴管。小管内生精上皮包含生殖细胞和支持细胞。间质细胞位置靠近生精小管基底室，以便提供高浓度的睾丸激素维持正常的生精功能和男性第二性征[5-6]。

精子发生出现在小管中的生精上皮中。未分化的生殖细胞——精原细胞分裂形成精母细胞后立即进行减数分裂。单倍体细胞（精子细胞）形成并发展为具有鞭毛的能运动的精子。这个过程需要长达 74 天[7]。由于成年男性不断产生精子，生殖细胞前体必须稳定供应。新形成的精子通过生精小管管腔运输至附睾，并在此储存。

化疗的影响

早期的研究对小样本人群进行睾丸组织的组织学评估和基础 FSH 测量，结果认为不成熟的睾丸对化疗有一定的抵抗性[8]。然而近期的研究显示，癌症治疗方案中的细胞毒素将对青春期前和青春期的睾丸造成损害[9-10]。虽然存在明显的个体差异，但睾丸细胞受到毒性损伤的程度和可逆性一般取决于药物种类和使用的累积剂量（可参考第 1 章表 1.1）。已经有大量研究探讨了烷化剂的性腺毒性[4]。用于治疗儿科恶性肿瘤的烷化剂类药物具有很高的性腺毒性[11-12]，常见的导致不育的烷化剂包括白消安、顺铂、环磷酰胺、异环磷酰胺、丙卡巴肼[4,13-15]。药物总剂量是性腺损害程度重要的决定因子，抗肿瘤药物总剂量过高可能对精子形成细胞造成严重的损害。目前，大量儿科癌症患者接受多种化疗药物联合治疗。不幸的是，这种方法产生烷化剂类复合物，使各种药物造成的单一性腺损害协同增加，可能导致烷化剂类药物总剂量较低时即可造成不育。

环磷酰胺无论是单用还是联合其他药物，均被证实损害生殖上皮。一项对 30 项研究进行的 meta 分析讨论了多种化疗方案对性腺功能的影响，发现性腺功能不全与环磷酰胺的总累积药量相关，若剂量达到 300 mg/kg，发生性腺功能不全的风险大于 80%[16]。另一项研究中，因儿科实体瘤接受过治疗的患者中，环磷酰胺累积药量大于 7.5 g/m² 者 90% 出现永久性无精子症[17]。其他研究发现了类似的结果，7.5～9 g/m² 的环磷酰胺与高风险睾丸损伤相关[18-19]。

虽然肿瘤细胞毒性数据说明 1.1 g/m² 环磷酰胺近似于 3.8 g/m² 异环磷酰胺[20]，但对异环磷酰胺的性腺毒性尚缺乏了解。最近的研究中，学者评估了一些因肉瘤接受化疗的患者的青春期发育并对其精液进行了分析，这些患者的治疗方案中均包含异环磷酰胺，且异环磷酰胺是其中唯一具有性腺毒性的药物[21]。生化评估包括检测促性腺激素和抑制素 B。此研究中，所有的 32 名男性青春期发育正常，异环磷酰胺药量小于 60 g/m² 的患者中未发生性腺功能不全；而异环磷酰胺药量超过 60 g/m² 的患者中，2/3 精液分析显示生育力降低，31% 出现 FSH 升高，50% 出现抑制素 B 降低，提示生殖细胞衰竭[21]。

霍奇金淋巴瘤（Hodgkin's disease，HD）患者治疗方案包括丙卡巴肼，同时联合烷化剂，如苯丁酸氮芥、氮芥和环磷酰胺。许多使用此方案治愈的患者出现不育[22]。由于烷化剂氮芥和丙卡巴肼的使用，经过六个疗程 MOPP（氮芥＋长春新碱＋丙卡巴肼＋泼尼松）治疗的患者出现了永久性无精子症。Hassel 等研究了不包含丙卡巴肼的 OPA/COMP（长春新碱＋泼尼松＋多柔比星/环磷酰胺＋长春新碱＋甲氨蝶呤＋泼尼松）方案治疗 HD，结果显示，采用该方案的男性儿童患者的睾丸功能与使用 OPPA/COPP（包含丙卡巴肼）的患儿相比，未发现明显损害证据，从而证明了丙卡巴肼是一种潜在的性腺损伤药物[23]。一些研究报道了霍奇金淋巴瘤患者接受了 6～8 个周期联合化疗［如 COPP（环磷酰胺＋长春新碱＋丙卡巴肼＋泼尼松）］后，99％～100％的患者出现了永久性无精子症[9,11,24]。CHOP（环磷酰胺＋多柔比星＋长春新碱＋泼尼松）或 CHOP 类似方案用于治疗非霍奇金淋巴瘤（non-Hodgkin's lymphoma，NHL），性腺损害较轻，可能的原因是未使用丙卡巴肼[25-26]。减少 HD 治疗后不育风险的措施包括应用 ABVD（多柔比星＋博来霉素＋长春碱＋达卡巴嗪）方案，该方案治疗有效且其中不包括苯丁酸氮芥或丙卡巴肼等烷化剂[22,27]。一项研究中，Viviani 团队表示，MOPP 化疗之后精子发生的恢复极为少见，而所有使用 ABVD 方案后出现少精子症的患者均在 18 个月后恢复[22]。

将上述结果与急性淋巴细胞白血病（acute lymphoblastic leukemia，ALL）患儿的治疗结局进行对比时，烷化剂的性腺毒性作用十分明确。大多数 ALL 接受化疗的患儿睾丸功能正常[28]，ALL 化疗标准方案中使用的抗代谢类药物不对性腺产生长期损害。长春新碱和皮质类固醇可导致暂时的精子发生抑制，当化疗中止，生精能力可恢复[29]。

顺铂可导致男性不育，使用剂量大于 $600 \, mg/m^2$ 将导致生精能力严重损害[30]。接受以顺铂为基础的化疗的骨肉瘤患者和睾丸癌患者有继发无精子症的风险。Lampe 等评估了 170 名接受以顺铂或卡铂为基础的化疗的睾丸癌患者[31]。治疗的平均时间是 30 个月，32％的患者继发无精子症，25％为少精子症。恢复的可能性在使用卡铂的患者中较高，并且化疗需少于 5 个周期[31]。

与生殖细胞相比，癌症治疗对睾丸间质细胞的损害较小，可能是因为其更新速率较慢[3]。化疗导致睾丸间质细胞受损而出现雄激素不足或需要睾酮替代治疗的情况很少见。然而，研究发现使用烷化剂化疗的患者可见睾丸间质细胞受损表现。当青春期前或青春期出现睾丸间质细胞损害，患者可能会出现青春期成熟延迟或暂停和缺少第二性征[5]。如果正常的青春期发育完成，可能出现的症状包括性欲降低、勃起障碍、骨密度减少、肌肉量减少[5]。化疗后应该检测睾酮和促性腺激素水平。黄体生成素升高的男性会出现睾酮水平降低，需要雄激素替代治疗。

放疗影响

分次放疗对于人类性腺功能影响的数据来源于接受过睾丸附近照射并且发生散射，或者患有睾丸癌或睾丸中可能出现恶性肿瘤细胞的 ALL 并且睾丸直接接受放疗的恶性肿瘤患者。睾丸对放疗十分敏感，即使是很低的剂量也可导致功能受损。图 2.1 说明了单剂量的放疗导致的生精能力损害以及生殖细胞损害的发生和恢复时间。

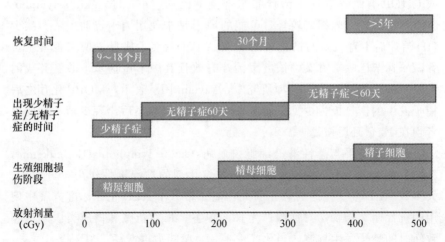

图 2.1　放疗剂量对生殖细胞产生的损伤 (*Adapted from Howell et al.*[50]*, with permission from Oxford University Press*)

Ash 总结了过去几项试验[32-34]的研究结果。这些试验研究了因 HD、前列腺癌和睾丸癌而接受放疗的患者的睾丸功能[35]。10 cGy 的剂量就可导致少精子症，35 cGy 的剂量可出现无精子症，此时损害是可逆的。200～300 cGy 导致的无精子症即使在停止治疗后很多年仍是不可逆的。后来的研究[36-37]也支持此结论。Kinsella 等研究了 17 例接受低剂量放疗的 HD 患者[36]。睾丸接受放疗剂量小于 20 cGy 的患者 FSH 及精子数未受影响；20～70 cGy 对 FSH 和精子发生有短暂影响，但在 12～24 个月可恢复。

关于睾丸癌治疗后的生殖细胞功能，Hahn 等研究了 14 例因精原细胞瘤行睾丸切除术的患者的性腺功能，这些患者接受了主动脉周围和盆腔及腹股沟区淋巴系统"冰球杆区域"放疗[38]。14 名患者残留睾丸接受的散射剂量为 32～114 cGy（平均 82 cGy）。睾丸接受剂量大于 70 cGy 的 10 名患者在放疗后 10～30 周出现了无精子症。只有 2 名患者的生精能力未恢复，无精子症的恢复时间与剂量相关。

上述数据包括了睾丸偶然受到照射的患者。然而，有一些情况是儿童睾丸受到了直接照射。Sklar 等研究了 60 名儿童期因 ALL 接受放疗的长期存活者的睾丸功能[39]。研究中所有的患者接受了相同的化疗，但放射野显著不同：①颅脊柱照射以及 1200 cGy 的腹部和睾丸照射（$n=11$）；②1800 cGy 或 2400 cGy 的颅脊柱照射（估计性腺剂量 36～360 cGy，$n=23$）；③1800 cGy 或 2400 cGy 的头颅照射（睾丸剂量可忽略，$n=26$）。通过从 12 岁或诊断 ALL 后 7 年开始测定血清 FSH 以及睾丸容量，出现性腺功能异常的患者比例在各组分别是 55％、17％、0。

睾丸间质细胞对放疗相较于生殖细胞有更好的抵抗能力。Kinselle 等的研究[36]发现，睾丸接受的照射剂量为 6～70 cGy 的 HD 患者未见 LH 升高或睾酮水平降低。然而高剂量的照射可能造成明显的睾丸间质细胞损害。Petersen 等研究了 48 例因睾丸肿瘤切除睾丸而剩余睾丸接受的放疗剂量为 1400～2000 cGy 的患者[40]。所有患者均进行了激素分析并且至少在放疗 1 年后行一次睾丸活检。在有结果的 42 例患者中，18 例因为出现雄激素缺乏症状接受了激素补充治疗。2000 cGy 的照射可导致生殖细胞完全死亡，而支持细胞和睾丸间质细胞仍可分别在生精小管和小管间存在。

年轻男性睾丸间质细胞受放疗影响的数据主要来源于因 ALL 接受睾丸直接照射的男孩。Sklar 等[39]的分析中提到 53 人接受促性腺激素检测，只有 1 人发现 LH 升高，50 人中只有 2 人发现睾酮水平降低。试验中没有男孩接受了大于 1200 cGy 的放疗。然而，相反的是，Blatt 等[41]研究了 7 名因 ALL 复发睾丸接受放疗剂量大于 2400 cGy 的患者，所有男孩都发现有 FSH 升高，其中 4 人发现双侧睾丸疾病，这当中 3 人表现为睾酮水平降低、性成熟延迟。有些研究显示，青春期前的睾丸较成年更易出现睾丸间质细胞受损[42-43]。根据 Shalet 等的研究，7 名青春期前罹患 ALL 的男童睾丸接受了 2400 cGy 的放疗，他们之中 6 人出现明显的睾丸间质细胞衰竭，并需要雄激素替代治疗[42]。

有研究探讨了移植预处理全身照射（TBI）后的生殖细胞功能，Sarafoglou 等追踪了 17 名青春期前接受环磷酰胺和 TBI（每日 3 次 125 cGy 照射，总量 1375 cGy 或 1500 cGy）的男孩，这种治疗是 ALL 移植治疗方案的一部分[44]。其中有 14 名患者（82%）自然进入青春期，这之中 13 名患者的睾酮水平正常。3 名未顺利进入青春期的患者中，其中 1 名接受 TBI 之外另接受了 1200 cGy 的睾丸照射，另外 2 名的 FSH 和 LH 水平很低，符合青春期前水平。在另一项相似的研究中，Couto-Silva 等追踪了 29 名因为不同恶性肿瘤而接受 TBI 和化疗的男孩的预后[45]。其中 12 名患者的 TBI 照射方式为单次 1000 cGy，另外 17 名患者照射方式为 200 cGy×6（1200 cGy）。观察时间平均为 10 年，29 名男孩中有 19 名（66%）出现管性衰竭和 FSH 升高，8 名男孩（28%）同时合并睾丸间质细胞衰竭。骨髓移植的年龄与血清 FSH、LH 以及睾酮水平无关。

Sanders 等报道了西雅图骨髓移植团队的发现：青春期前因白血病需骨髓移植接受了环磷酰胺化疗和 TBI（单剂量 900～1000 cGy；或每日 200～225 cGy×6～7 天，总量 1200～1575 cGy）的男孩出现青春期发育迟缓或延迟比例高[46]。在此研究中，31 名男孩在移植时处于青春期前（年龄为 13～22 岁）。21 名出现第二性征发育延迟。25 名男孩测试了血清促性腺激素，10 名 LH 升高，12 名 LH 正常，3 名 LH 维持在青春期前水平。

睾丸功能评估

医学文献明确说明，男性生殖系统对化疗及放疗的毒性作用高度敏感，可导致睾丸直接受损或通过改变睾丸间质细胞功能而影响内分泌轴功能。对放疗和化疗后患者睾丸成熟和功能的评估是癌症患者治疗后关怀的重要部分，内容包括青春期分期、血浆激素分析和精液分析。青春期分期提供了睾丸两项功能的临床信息：产生生殖细胞和类固醇生成。正常第二性征的发育说明睾丸间质细胞未受损，有正常的类固醇生成。睾丸容量是生精能力的重要指标，睾丸容量小于 12 ml 强烈提示生精能力受损。

激素分析包括测定血浆 FSH、LH 以及性激素。然而，青春期前的儿童因为下丘脑-垂体-睾丸轴还处于静止状态，使用激素分析来评估性腺损伤不可靠。而对于青春期后的男孩，LH 升高和睾酮水平降低说明睾丸间质细胞受损，FSH 升高和抑制素 B 降低说明生殖细胞受损。

评估癌症治疗后男性生育功能的金指标是精液分析[47]。精液标本的正确采集很重要，男性需禁欲 3～5 天，然后通过自慰采集精液。精子数目和质量对于男性生育能力和是否需要辅助生殖的评估提供了重要信息。

结论

癌症治愈后的患者有远期发生性腺功能衰竭或不育的风险。这需要肿瘤学家在治疗中考虑对患者生育能力的影响。咨询与治疗应在放疗和化疗前开始才可保证未来的生殖潜力[48-49]，第 3 章中将会详细讲述。

致谢：本工作由肿瘤生育学联盟（Oncofertility Consortium）NIH/NICHD 5UL1DE019587 支持。

参考文献

1. Hewitt M, et al. Childhood cancer survivorship: improving care and quality of life. Washington, DC: National Academies Press; 2003.
2. Green DM, et al. Fertility of male survivors of childhood cancer: a report from the Childhood Cancer Survivor Study. J Clin Oncol. 2010;28:332–9.
3. Shalet SM, et al. Vulnerability of the human Leydig cell to radiation damage is dependent upon age. J Endocrinol. 1989;120:161–5.
4. Meistrich ML. Male gonadal toxicity. Pediatr Blood Cancer. 2009;53:261–6.
5. Sklar C. Reproductive physiology and treatment-related loss of sex hormone production. Med Pediatr Oncol. 1999;33:2–8.
6. Morris ID. The testis: endocrine function. In: Hiller SG, Kitchener HC, Neilson JP, editors. Scientific essentials of reproductive medicine. London: Saunders; 1996.
7. Smith KD, Rodgriguez-Rigau LJ. Laboratory evaluation of testicular function. In: Degroot LJ, editor. Endocrinology. Philadelphia: Saunders; 1989.
8. Sherins RJ, Olweny CL, Ziegler JL. Gynaecomastia and gonadal dysfunction in adolescent boys treated with combination chemotherapy for Hodgkin's disease. N Engl J Med. 1978;299:12–6.
9. Hobbie WL, et al. Fertility in males treated for Hodgkins disease with COPP/ABV hybrid. Pediatr Blood Cancer. 2005;44:193–6.
10. Howell S, Shalet S. Gonadal damage from chemotherapy and radiotherapy. Endocrinol Metab Clin North Am. 1998;27:927–43.
11. Mackie EJ, Radford M, Shalet SM. Gonadal function following chemotherapy for childhood Hodgkin's disease. Med Pediatr Oncol. 1996;27:74–8.
12. Papadakis V, et al. Gonadal function in young patients successfully treated for Hodgkin disease. Med Pediatr Oncol. 1999;32:366–72.
13. Ahmed SR, et al. Primary gonadal damage following treatment of brain tumors in childhood. J Pediatr. 1983;103:562–5.
14. da Cunha MF, Meistrich ML, Fuller LM. Recovery of spermatogenesis after treatment for Hodgkin's disease: limiting dose of MOPP chemotherapy. J Clin Oncol. 1984;2:571–7.

15. Longhi A, et al. Fertility in male patients treated with neoadjuvant chemotherapy for osteosarcoma. J Pediatr Hematol Oncol. 2003;25:292–6.
16. Rivkees SA, Crawford JD. The relationship of gonadal activity and chemotherapy-induced gonadal damage. JAMA. 1988;259:2123–5.
17. Thomson AB, et al. Semen quality and spermatozoal DNA integrity in survivors of childhood cancer: a case-control study. Lancet. 2002;360:361–7.
18. Aubier F, et al. Male gonadal function after chemotherapy for solid tumors in childhood. J Clin Oncol. 1989;7:304–9.
19. Kenney LB, et al. High risk of infertility and long term gonadal damage in males treated with high dose cyclophosphamide for sarcoma during childhood. Cancer. 2001;91:613–21.
20. Colvin M. The comparative pharmacology of cyclophosphamide and ifosfamide. Semin Oncol. 1982;9:2–7.
21. Williams D, Crofton PM, Levitt G. Does ifosfamide affect gonadal function? Pediatr Blood Cancer. 2008;50:347–51.
22. Viviani S, et al. Gonadal toxicity after combination chemotherapy for Hodgkin's disease. Comparative results of MOPP vs ABVD. Eur J Cancer Clin Oncol. 1985;21:601–5.
23. Hassel JU, et al. Testicular function after OPA/COMP chemotherapy without procarbazine in boys with Hodgkin's disease. Results in 25 patients of the DAL-HD-85 study. Klin Padiatr. 1991;203:268–72.
24. Charak BS, et al. Testicular dysfunction after cyclophosphamide-vincristine-procarbazine-prednisolone chemotherapy for advanced Hodgkin's disease. A long-term follow-up study. Cancer. 1990;65:1903–6.
25. Radford JA, et al. Male fertility after VAPEC-B chemotherapy for Hodgkin's disease and non-Hodgkin's lymphoma. Br J Cancer. 1994;69:379–81.
26. Muller U, Stahel RA. Gonadal function after MACOP-B or VACOP-B with or without dose intensification and ABMT in young patients with aggressive non-Hodgkin's lymphoma. Ann Oncol. 1993;4:399–402.
27. Kulkarni SS, et al. Gonadal function following ABVD therapy for Hodgkin's disease. Am J Clin Oncol. 1997;20:354–7.
28. Wallace WH, et al. Male fertility in long-term survivors of childhood acute lymphoblastic leukaemia. Int J Androl. 1991;14:312–9.
29. Kreuser ED, et al. Reproductive and endocrine gonadal functions in adults following multidrug chemotherapy for acute lymphoblastic or undifferentiated leukemia. J Clin Oncol. 1988;6:588–95.
30. Meistrich M, et al. Recovery of sperm production after chemotherapy for osteosarcoma. Cancer. 1989;63:2115–23.
31. Lampe H, et al. Fertility after chemotherapy for testicular germ cell cancers. J Clin Oncol. 1997;15:239–45.
32. Speiser B, Rubin P, Casarett G. Aspermia following lower truncal irradiation in Hodgkin's disease. Cancer. 1973;32:692–8.
33. Hahn EW, Feingold SM, Nisce L. Aspermia and recovery of spermatogenesis in cancer patients following incidental gonadal irradiation during treatment: a progress report. Radiology. 1976;119:223–5.
34. Sandeman TF. The effects of x irradiation on male human fertility. Br J Radiol. 1966;39:901–7.
35. Ash P. The influence of radiation on fertility in man. Br J Radiol. 1980;53:271–8.
36. Kinsella TJ, et al. Long-term follow-up of testicular function following radiation therapy for early-stage Hodgkin's disease. J Clin Oncol. 1989;7:718–24.
37. Shapiro E, et al. Effects of fractionated irradiation of endocrine aspects of testicular function. J Clin Oncol. 1985;3:1232–9.
38. Hahn EW, et al. Recovery from aspermia induced by low-dose radiation in seminoma patients. Cancer. 1982;50:337–40.
39. Sklar CA, et al. Effects of radiation on testicular function in long-term survivors of childhood acute lymphoblastic leukemia: a report from the Children Cancer Study Group. J Clin Oncol.

1990;8:1981–7.

40. Petersen PM, et al. Effect of graded testicular doses of radiotherapy in patients treated for carcinoma-in-situ in the testis. J Clin Oncol. 2002;20:1537–43.

41. Blatt J, et al. Leydig cell function in boys following treatment for testicular relapse of acute lymphoblastic leukemia. J Clin Oncol. 1985;3:1227–31.

42. Shalet SM, et al. Leydig cell damage after testicular irradiation for lymphoblastic leukaemia. Med Pediatr Oncol. 1985;13:65–8.

43. Leiper AD, Grant DB, Chessells JM. Gonadal function after testicular radiation for acute lymphoblastic leukaemia. Arch Dis Child. 1986;61:53–6.

44. Sarafoglou K, et al. Gonadal function after bone marrow transplantation for acute leukemia during childhood. J Pediatr. 1997;130:210–6.

45. Couto-Silva AC, et al. Factors affecting gonadal function after bone marrow transplantation during childhood. Bone Marrow Transpl. 2001;28:67–75.

46. Sanders JE, et al. Growth and development following marrow transplantation for leukemia. Blood. 1986;68:1129–35.

47. van Casteren NJ, et al. Effect of childhood cancer treatment on fertility markers in adult male long-term survivors. Pediatr Blood Cancer. 2009;52:108–12.

48. Redig AJ, et al. Incorporating fertility preservation into the care of young oncology patients. Cancer. 2011;117:4–10.

49. Woodruff TK. The Oncofertility Consortium–addressing fertility in young people with cancer. Nat Rev Clin Oncol. 2010;7:466–75.

50. Howell SJ, Shalet SM. Spermatogenesis after cancer treatment: damage and recovery. J Natl Cancer Inst Monogr. 2005;34:12–7.

第二部分　**生育力保存的方法**

第3章 男性生育力保存

Landon Trost and Robert Brannigan　著

邻艳荣　译　尚鹊　审校

概述

　　儿童期恶性疾病在美国 15～30 岁人群中的患病率为 1/168[1]。在 2004—2008 年间有 175 万人诊断为癌症，其中 9％的年龄在 45 岁以下，1％在 20 岁以下[2]。在癌症发生率相对升高的同时，由于检查和治疗不断进步，年轻癌症患者的生存期也随之延长。绝大多数儿童期癌症患者有较长的生存期，在 50 岁以下的人群中 5 年生存率达 75％～80％[2-6]。这个结果意味着大约 1300 名美国男性中有 1 名是儿童期癌症存活者[7]。在这些患者中约 30％的人接受了对生育力有负面影响的治疗，癌症治疗对生殖功能的长期影响在近年来变得越来越重要[8]。

　　为了说明生育力保存在癌症治疗中的意义，美国生殖医学协会（American Society for Reproductive Medicine，ASRM）和美国临床肿瘤协会（American Society of Clinical Oncology，ASCO）已经建立的恶性肿瘤临床管理指南都包括了儿童期肿瘤[9-10]。这些文件鼓励医生在最早期提及生育力保存的问题并考虑将患者介绍到合格的生殖专家那里[10]。虽然生育力保存是一个重要的生存问题，但是众多因素持续阻止它整合到常规临床实践中。这些障碍包括缺乏知识、时间限制、财务问题、讨论该话题的不适感以及缺乏可利用的生育力保存服务[11-16]（进一步的讨论见本书的第 8、9 和 11 章）。这些因素在一定程度上限制了肿瘤生育学领域的发展[17]。

　　虽然，肿瘤生育学术语仅仅在最近才开始流行，但很长时间以来，已经认识到癌症治疗对男性生育力的影响是临床诊疗的重要方面[18]。作为一个新学科，肿瘤生育学的核心是在保持现有肿瘤治疗效果的同时改善癌症患者近期和远期生殖功能。作为一个新出现的领域，肿瘤生育学为医生和患者提供了更多的网络资源，以保持年轻癌症存活者的数量和生活质量。

考虑到肿瘤生育学的广阔外延，本章将主要聚焦男性生育力保存，重点总结肿瘤引起不育的已知原因和能获得的治疗选择。另外，还将简单总结胚胎学、不育症的生理学、不育的心理影响、伦理相关问题以及在肿瘤治疗中实施生育力保存，并将讨论男性生育力保存技术未来的发展方向。

睾丸发育和精子发生的胚胎学和生理学

睾丸发育

早在妊娠第 7 周开始，定位于 Y 染色体上的性别决定基因（SRY）即诱导生殖腺嵴向睾丸发育。在妊娠第 7～10 周，支持细胞和睾丸间质细胞形成并产生睾酮，睾酮诱导中肾管分化形成附睾、输精管、精囊、射精管等结构[19]。在 5-α 还原酶的作用下睾酮转化为二氢睾酮，这使尿生殖窦和外生殖器进一步向男性结构分化。在其他因素中，支持细胞分泌苗勒管抑制因子 [MIF 或抗苗勒管激素（AMH）]，抑制苗勒管向女性结构分化。在妊娠第 10～15 周，胎儿的睾丸通过几种假定机制开始从肾的内侧向阴囊下降，假定机制包括腹内压、睾酮效应、胰岛素样因子-3 效应和睾丸引带牵引。

精子发生

从青春期开始，生精小管中出现精子发生，即不成熟的生殖细胞向成熟的精子细胞转化。在青春发育期之前，10 岁男孩的睾丸含有 8300 万二倍体生殖细胞[20]。从二倍体的精母细胞向单倍体精子细胞的转化过程包括有丝分裂和两次减数分裂，一个周期大约 74 天。精母细胞可以进一步分型为 A（黑）、A（白）和 B 型三种[21-23]。A（黑）型精原干细胞为二倍体生殖细胞储备池，除了在青春发育期和毒性暴露后精原干细胞耗竭时，其他大部分情况下其有丝分裂处于停滞状态[24-32]。A（白）细胞为祖细胞，在男性具有生精功能的全部时间中，其有丝分裂活跃，在每个精子发生周期中均自我更新[33-34]。由于有丝分裂更活跃，A（白）细胞与 A（黑）细胞相比，对放疗和化疗在内的性腺毒性损害更敏感。

理论上，这些生殖干细胞是永生的，因此也是独一无二的[35-36]。另外，它们是单能性的，是能启动减数分裂产生细胞的唯一细胞型[37]。在附睾中，精子最终成熟，产生活动性并获得使卵子受精的能力。

生殖生理学和内分泌学

成熟精子分化的成功完成高度依赖于睾丸内特殊的微环境和激素环境。在青春期开始时，下丘脑脉冲式分泌促性腺激素释放激素（GnRH），GnRH 随后诱发垂体前叶释放卵泡刺激素（FSH）和黄体生成素（LH）。FSH 主要作用于支持细胞促使精子发生，而 LH 作用于睾丸间质细胞使其产生睾酮。支持细胞产生许多激素，包括 AMH（胎儿期活跃）、抑制素（负反馈调节 FSH 分泌）和雄激素结合蛋白（提高生精小管中的睾酮水平）等[38-39]。同样，睾酮对垂体分泌 LH 提供负反馈调节。

癌症诱发不育的病因学

恶性肿瘤相关的不育继发于许多因素，包括原发性恶性肿瘤本身、手术、放疗、化疗或者综合因素（图 3.1，也可见于本书第 2 章）。在 0～19 岁男性中，最常见的恶性肿瘤有白血病和中枢神经系统（central nervous system，CNS）肿瘤，20～44 岁年龄段睾丸癌、黑色素瘤和非霍奇金淋巴瘤高发，≥45 岁年龄段前列腺癌、肺癌、大肠癌最常见[2,40]。大量治疗方案被用于治疗生育年龄段的不同癌症患者。每一种治疗方案自身均有生殖损害的风险。全面了解恶性肿瘤相关的不育能使医生有效建议患者和安排治疗，以便成功实施生育力保存，达到最好的预期。

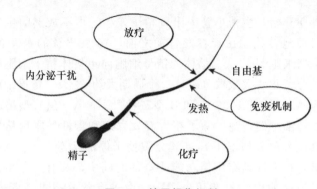

图 3.1　精子损伤机制

原发性恶性肿瘤

尽管某些肿瘤可能本身对生殖有直接的影响，但其潜在机制还未完全清楚。数篇研究提示，白血病、淋巴瘤、睾丸癌患者的精液质量已经受到不良影响[41-44]。Rueffer 等报道 70％的霍奇金淋巴瘤男性患者的精液质量下降[45]。一些癌症患者存在临界性少精子症、无精子症或精子染色体非整倍体。在恶性肿瘤治疗后，一些患者的精液参数有所改善。这些发现提示，患者的原发性恶性肿瘤或对癌症的免疫反应是其生育力受损的促进因子[46-48]。最近一篇研究中，Schover 等检查了 764 名被建议冻存精子的不同恶性肿瘤患者，发现 64％的患者精液参数有异常，12％的患者存在无精子症或仅有不活动精子的少精子症[49]。进一步分析发现，和其他恶性肿瘤相比，睾丸生殖细胞肿瘤患者精液异常的风险最高。

恶性肿瘤引发不育症的可能因素包括以下几个方面：全身性炎症状态伴免疫应答增强、肿瘤和宿主细胞因子释放、发热状态、慢性疾病和营养失调导致多系统受损[50]。这些情况中的任何一种均能导致性腺状态不理想，随着恶性肿瘤的成功治愈，一些生殖损害是可以逆转的。

除了原发性恶性肿瘤产生的直接影响外，全身激素波动也会继发性影响生育力。睾丸生殖细胞肿瘤和造血系统的恶性肿瘤均能通过激素调节机制使生育力受损。例如某些睾丸生殖细胞肿瘤释放高水平的人绒毛膜促性腺激素（human chorionic gonadotropin，hCG），而 hCG 能反馈抑制 LH 的自然分泌，进而影响睾酮的产生。造血系统的恶性肿瘤可通过直接浸润而干扰 CNS，进而导致下丘脑-垂体-睾丸功能下降[51]。因此，癌症患者体内的生殖激素下降可能是由于恶性肿瘤相关的系统应激反应直接导致，或是由恶性肿瘤所致的代谢状况间接导致。

手术

恶性肿瘤的手术治疗是生育力受损的另一个潜在原因。睾丸切除术是目前原发性睾丸生殖细胞肿瘤诊断和初始治疗的标准方案。它也有可能被用于其他恶性肿瘤（如前列腺癌）的治疗中。尽管睾丸切除术直接导致生殖细胞数目减少，但是单侧睾丸的切除并不一定会导致不育症。Herr 等证实了这一发现，他们对实施单侧睾丸切除的原发性睾丸癌患者进行主动调查，发现 65％拥有自己的后代[52]。

手术可通过损伤神经性或功能性精子输送机制改变自然射精授孕的能力。腹膜后淋巴结清扫术（retroperitoneal lymph node dissection，RPLND）、前列腺切除术、膀胱切除术、盆腔清扫术、低位结肠癌切除术或者任何类似的深部盆腔手术都有可能导致输精管、射精管或精囊的损伤，而这些结构集合起来组成了睾丸的精子输送管道系统。手术过程也可能损伤阴茎神经而导致勃起功能障碍，损伤自主神经而导致射精功能障碍，以及导致精子输送通路的生理性中断或梗阻，即出现勃起功能和（或）自主神经功能障碍。

手术技巧的提高，包括改进保留神经手术和模板化腹膜后淋巴结清扫术可分别降低勃起功能障碍和射精功能障碍发生的风险。Foster 等证实在进行保留神经 RPLND 术的睾丸癌患者中有 95％～98％保留了射精的顺行性，76％生育了后代[53]。虽然手术步骤在不断改进，但是手术仍有可能导致自然授孕能力的丧失，因而有必要使用辅助生殖技术（assis-ted reproductive techniques，ARTs）。

放疗和化疗引发不育症的机制

放疗和化疗均可能导致包含有精原细胞和支持细胞的生精小管的损伤，最终对生育力产生有害影响（更多信息见本书第 2 章）。低水平的性腺毒性能引起 A（白）细胞的损伤，不影响 A（黑）生殖干细胞，在后期 A（白）细胞还能在睾丸中再生。高剂量的性腺毒性治疗可引起 A（白）细胞和 A（黑）细胞的全部凋亡，从而导致生殖干细胞的耗竭和永久性不育[54-55]。在高剂量治疗的病例中，生精小管发生玻璃样变性，最终导致唯支持细胞组织类型残存[55-56]。对放疗、化疗的敏感性不仅仅存在于精子发生启动之后，而是贯穿于包括青春期前的各个年龄段[57-58]。

持续性损伤后，生精小管中的生殖干细胞开始增殖，继而分裂形成分化的生殖细胞。恢复的程度取决于数个因素，包括实施治疗的类型、剂量、用药方案[57-58]。与生精小管的上皮相反，睾丸间质细胞对化疗和放疗均相对耐受，临床上很少见到癌症治疗导致性腺功能减退[59]。

放疗

放疗引起的睾丸损伤程度与放疗剂量和潜在的细胞类型均直接相关。生精小管对放疗特别敏感，能量低至 0.1 Gy 时都可以导致精子发生暂时性闭锁[60]。剂量增加至 0.65 Gy 可引起无精子症，剂量<1 Gy、2～3 Gy 和 4～6 Gy 导致的无精子症的持续时间分别为 9～18 个月、30 个月和 5 年至永久[60-63]。另一些研究已表明 1.2 Gy 的治疗剂量就能引起永久性睾丸损伤，这个剂量远远低于睾丸癌常用放疗方案中的剂量 16～18 Gy[64]。

放疗除了对生精小管有损伤外，对其他睾丸细胞类型，包括精子 DNA 碎片也有直接损伤。以前接受过睾丸放疗的患者考虑 ART 时，这一点显得尤为重要。睾丸间质细胞对放疗更耐受，青春期前和青春期后男性在典型的睾丸间质细胞功能受损和性腺功能低下出现之前所需剂量分别为 20 Gy 和 30 Gy[65]。放疗对生殖细胞的影响与碎片的增加直接相关，与患者年龄成负相关。青春期前和青春期后男性在以 24 Gy 剂量放疗睾丸白血病时，就会出现永久性无精子症及需要雄激素替代治疗的性腺功能低下[66-67]。虽然放疗剂量在 20 Gy 以下时，睾酮还在正常水平，但血清 LH 水平已显著升高，提示睾丸间质细胞可能存在亚临床损伤[59,63,68-69]。

放疗对生殖细胞的损伤与放疗阶段的增加成正相关，与患者年龄成负相关。放疗阶段增加、时间延长可以导致精原细胞受损增加，可能是由于重复的持续性损伤和储备的干细胞群无法修复和再生[63,69]。

放疗后精子数量最低点和恢复的时间呈剂量依赖性。通常报道的精子数量的最低值发生在放疗完成后的 6 个月[70]。剂量在 0.2 Gy、1 Gy 和 10 Gy 时，治疗后检测到精原细胞的最早时间点分别为 6 个月、9～18 个月和 4 年[60,62,71]。

化疗

化疗药物对男性生育力有广泛和不同程度的影响。化疗的影响没有年龄依赖性，精母细胞检出染色体异常能持续到最终治疗后的 24 个月[46,72]。考虑到综合治疗的频率，单一药物的特定影响通常难以确定。烷化剂（如环磷酰胺、苯丁酸氮芥、丙卡巴肼、白消安）对男性生育力的损伤最大，抗代谢药物、铂类药物、长春花生物碱类、拓扑异构酶抑制剂也具有性腺毒性[73-75]。

烷化剂导致精子发生受损具有剂量依赖性[76-78]。注射 7.5～9 g/m² 环磷酰胺已显示出生殖损害，剂量超过 10 g/m² 时有性腺受损高风险，剂量超过 20 g/m² 通常导致永久性不育[58,76,79]。和放疗一样，小剂量反复化疗比大剂量低频率化疗对生殖能力整体的影响更大[80]。

类似于烷化剂，铂族药物（如顺铂和卡铂）对生育力的不良影响也具有剂量依赖性[81]。Ohl 和 Sonksen 报道，在接受以顺铂为基础的化疗的睾丸癌患者中，大多数发展为无精子症，最后一次治疗后 4 年才能恢复[82-83]。

联合治疗

许多恶性肿瘤经常采用多种化疗药物联合治疗，同时与放疗合用，所以很难确定某一种治疗对生育力整体的影响。和同类患者相比，接受了烷化剂化疗和放疗的患者有 1/2 在诊断后 5 年或更长时间才能实现妊娠[22]。同样，接受化疗和放疗的急性淋巴细胞白血病患者中，生精小管有精原细胞者不足 40%[84]。

血液系统恶性肿瘤常需要多种药物治疗，同时联合（或不联合）放疗，多伴发不育症。霍奇金淋巴瘤的治疗更新后生殖结局有所改善。先前，治疗采用氮芥、长春新碱、丙卡巴肼、泼尼松（MOPP）方案，包括了 3 个以上疗程，治疗 1 年后 85%～90%的患者发生无精子症，同时合并 LH 升高，睾酮下降，男性乳房女性化发育[10,76,85-86]。进一步的研究揭示，MOPP 或 COPP（以环磷酰胺替代氮芥）方案治疗的患者中，80%～100%发生了永久性不育症[87-88]。改用多柔比星、博来霉素、长春碱、达卡巴嗪（ABVD）方案治疗霍奇金淋巴瘤后，90%的患者在治疗后 12 个月精子数量能回到正常水平[89]。当治疗联合全身 10～13 Gy 放疗时，85%的患者发展为无精子症，其余为少精子症。同样，环磷酰胺或美法仑联合全身放疗（TBI）可导致 83%的患者发生永久性不育症[71,90]。

联合治疗后恢复精子发生的患者常常减少，有时甚至没有。在接受 10～13 Gy TBI 后，10 年内仅有 15%的患者精子发生功能恢复，其中前 4 年内没有一例恢复。

和血液系统恶性肿瘤一样，睾丸癌的成功治疗经常也需要多种方案。睾丸癌的常用化疗方案中包括博来霉素、依托泊苷和顺铂（BEP），通常这些方案存在较小的不育症风险。在接受了以顺铂为基础的化疗的患者中，55%～80%精子恢复，其中 1 年后 63%恢复正常，5 年后 80%恢复正常[91]。与顺铂相比，卡铂对精原细胞的损伤更少，导致无精子症的概率更小[92]。精原细胞瘤腹膜后放疗后，精子数量恢复到临界水平平均需要 2 年[82]，其他报道中，确诊的永久性不育症患者高达 25%[93]。Ⅰ期精原细胞瘤仅进行腹主动脉旁放疗，还没有导致无精子症的报道。

与血液系统恶性肿瘤和睾丸癌的不育机制不同，头颅恶性肿瘤因头颅部位放疗可能会导致继发性性腺功能衰竭。已显示头颅 35～45 Gy 放疗可以降低血浆中促性腺激素水平，能够引起青春期前男性的继发性青春期延迟[94]。这些影响可以通过注射促性腺激素纠正。由于原发性中枢神经系统恶性肿瘤预后相对较差，临床上不常在不育症诊疗中遇到这些患者[95]。

临床评估

患者认知

年轻患者除了要面对与恶性肿瘤相关的挑战外，尤其还要面临将来不能生育的长期压力[96]。生育力的丧失对患者的心理、经济、社会和性生活有着潜在或实际的影响[49,97-99]。这一群体对不育症的关注程度仅次于对死亡率的关注程度。绝大多数被调查的 13～21 岁癌症存活者表达了愿意参与生育力保存的意愿，这进一步凸显了这一事件的重要性[100-101]。

在年轻癌症存活者中广泛存在未来生育的愿望，一项研究显示，73％的 12～28 岁男性和女性患者表达了未来想要一个孩子的愿望[98,102]。Schover 等进一步报道，76％的癌症存活者希望在癌症治疗后能有孩子，尤其希望抚养自己的生物学后代，而不是通过收养或其他方式拥有的孩子[49]。有趣的是，这一群体觉得癌症经历加强了他们对家庭生活的感谢之情，同时提高了作为父母的抚养能力，其原因之一是形成了成熟的应对技巧。

尽管对生育力保存高度关注，但年轻癌症患者常常对癌症相关的不育症并不熟悉。更为特别的是，30％～60％的存活者反馈，从治疗团队那里没有得到有关不育症风险的信息[49,102-104]。另外，年轻癌症存活者经常对自己的生育力有不准确的理解，包括误解他们后代罹患恶性肿瘤的风险增加[49]。

评估前预处理

讨论生育力保存最合适的时机是在癌症诊断的初始阶段，ASRM 和 ASCO 指南均阐述了告知癌症患者恶性肿瘤及其治疗的潜在风险以及可选择的生育力保存方法的重要性[9-10]。图 3.2 详述了男性生育力保存的决策路线图。男性保存生育力的能力取决于就诊时的年龄。在 Tanner Ⅱ 期或更高的男性患者中，有 20％的患者睾丸体积超过 10～12 ml 时获得排精并冻存精子的能力。目前还没有被广泛接受的青春期前男性生育力保存的方法。一些试验性程序（如睾丸组织冷冻）在一些机构的 IRB 允许后可以进行。至关重要的是，患者及其家属理解这些程序的试验性本质[9]，以及目前还没有把青春期前睾丸组织转变为有功能的成熟精子的技术这一事实。

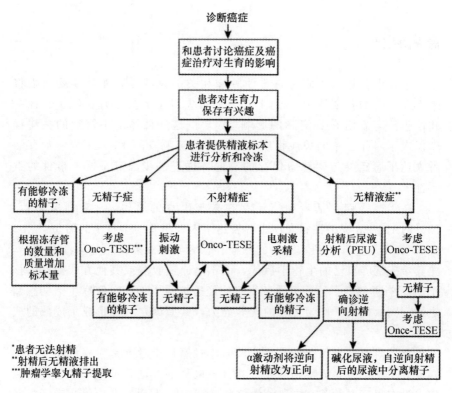

图 3.2 男性生育力保存决策路线图

前期研究已经检验了 GnRH［或 LH 释放激素（LHRH）］激动剂产生医源性精子发生闭锁以期减少生殖干细胞损伤的实用性。虽然早期在啮齿类动物模型中获得了成功，但是在人类的研究中还没有重复出类似结果，这可能是由于生殖细胞持续增殖是通过非促性腺激素依赖途径[105-109]。

精子冷冻

精子冷冻是青春期和青春期后男性生育力保存的最常见技术。随着体外受精技术（IVF）和单精子卵细胞质内注射（ICSI）技术的进步，精子冷冻的潜在价值已经显著提高，因为仅需要一条合适的冷冻精子就能使卵子受精，使患者未来成为父亲[110-111]。除了储备未来生育力之外，许多患者反馈精子库冻存精子还是一个积极应对恶性肿瘤的方法，即使这些标本还没有利用[112-113]。精子库既可以提供安全感又可以提供对未来的保证，因此年轻癌症患者和他们的父母均希望采用这种生育力保存方法[103]。

虽然一些患者很幸运，癌症治疗后精子发生最终能恢复到足以维持正常生育力的水平，但所有患者都应该在癌症治疗前考虑精子冻存[114]。提出该方案的一个原因是初期的癌症治疗要比终末治疗少一些毒性，因此按照初始化疗方案对患者进行分层，可能不会发生实际性腺毒性的完全暴露。根据这些线索，报道的精子库精子的利用率在 10% 到 15% 之间[115]，但要格外注意到这些研究有一个有限的随访期，一些患者可能在研究结束后才使用了他们的精子，从而导致报道的精子利用率低。

获取精子的方式依赖于生殖系统的潜在完整性。没有解剖结构和神经损伤的情况下，通过禁欲 48 h 后射精获得精子[116]。由于癌症患者的精液质量常常降低，故常规收集 2～3 份标本，而且为了保证理想的 DNA 完整性和精子质量，标本必须在癌症治疗前获取[10]。

在青少年和正常射精生理机制有所改变的患者等特定群体中，成功采集精子具有挑战性[117]。逆向射精的患者可以在射精前于膀胱内置入导尿管，导尿后用精子洗涤液冲洗膀胱。然后将等量的精子洗涤液逐渐灌输到膀胱中，撤出导尿管，再要求患者射精。射精后再植入导尿管，导空膀胱内液体，离心分离射出的精子。在冷冻前精子再重新悬浮于含有冷冻保护剂的新鲜液体中。

对于神经损伤导致无精子症的患者，如果骶反射弧完整，可以进行振动刺激取精。脊髓通路不完整的患者可以进行电刺激射精，但是脊髓没有完全损伤的患者运用此方法需要麻醉。尽管不常在青少年中运用电刺激射精，但 Hovav 等报道在 6 名 15～18 岁的青少年中应用该方法均成功获得精子[118]。

结构梗阻的病例（输精管缺如、前列腺切除、输精管切除术史、附睾阻塞等）能通过多种技术获得精子，包括显微外科附睾精子抽吸（microsurgical epididymal sperm aspiration，MESA）、附睾精子穿刺抽吸（percutaneous epididymal sperm aspiration，PESA）、睾丸精子取出（testicular sperm extraction，TESE）或睾丸精子抽吸（testicular sperm aspiration，TESA）。睾丸显微取精（micro-TESE）应用于一部分采用上述方法取精时精子获取较差的患者。通过这些方法获取的精子既能冻存以供将来使用，也可以立即使用（彩图3.3）。

运用癌症患者冻存的精子行ART的生育率为33%～56%[115]。尽管冷冻复苏后精液参数会下降，但随着IVF/ICSI技术的进步，获得受精、妊娠、活婴出生仅需要少量活动精子[5,56,103,119]。冷冻精子保持活力的最长时限尚不明确，但已有使用冷冻保存28年的精子成功当上父亲的报道[120-122]。

虽然ART技术获得进步，但一项研究发现，在新诊断为恶性肿瘤并有不育风险的男性中，冷冻精子的比例仅为27%[49]。没有选择冷冻的男性给出的最常见原因是缺乏这方面的信息。这一研究结果与其他研究报道的青春期男孩精子冷冻率67%～83%的结果出入很大，凸显了实际治疗中冷冻精子的能力和临床常规工作的差别[58,123]。

睾丸组织冷冻

青春期前的患者还没有开始形成精子，研究者正在检验通过冷冻细胞悬液或整个组织来冷冻睾丸组织是否是生育力保存的一个可能选择。组织可以通过前面描述的TESE、MESA和睾丸活检等技术获得。尽管青春期前的生殖细胞不含有成熟精子，但已证实有精原性二倍体干细胞的存在，这些干细胞保有合适的微环境下分化为成熟精子的能力。希望有一天技术能发展到冷冻的不成熟睾丸组织可以成功应用到ART技术中。

通过机械和（或）酶消化睾丸组织获取睾丸组织细胞悬液后保存在含有乙二醇、DMSO、丙二醇等的液体中[124-128]。同样，对组织的操作和冷冻导致了细胞存活率下降，仅为60%[129-130]。用类似冷冻细胞悬液的方式来直接冷冻睾丸组织有未来用于组织自体移植的潜在可能性。

来自费城儿童医院的研究者最近发表了一篇文章，报道24名青春期前男性在外科手术中心手术时进行睾丸活检，同时冻存了睾丸组织进行生育力保存[5]。虽然这篇文章和其他类似的试验性方案报道了青春期前

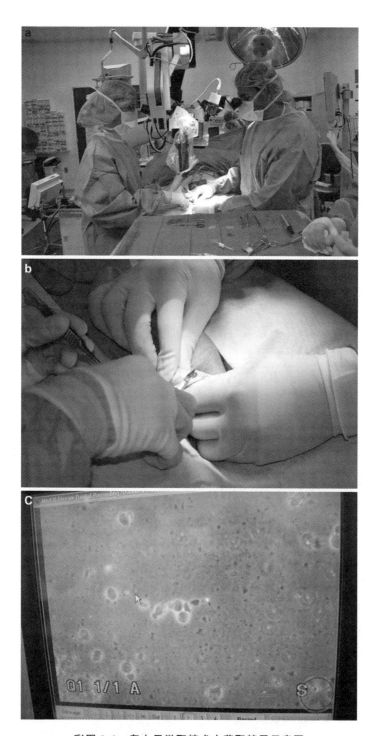

彩图 3.3　睾丸显微取精术中获取精子示意图

睾丸组织的保存，但目前尚无研究证实有技术能将冷冻的不成熟睾丸组织在体内或体外转化为有功能的配子。鉴于目前还没有临床证据证明这样的组织能在将来用于生育，睾丸组织冷冻要严格按照 IRB 允许的试验方案进行。

除了将冷冻的精原细胞转化为成熟精子的技术的限制外，还存在与保存组织相关的理论风险。如果睾丸组织提取物中有潜在的恶性肿瘤，那么就存在当冷冻组织再次移植到自然宿主时可能再次种植肿瘤的顾虑[131]。大鼠中进行的研究表明，仅仅 20 个白血病细胞引入既往治疗过的动物即可造成白血病复发[132]。白血病患者进行外伤性腰椎穿刺会增加 CNS 复发的风险，这一发现进一步支持了上述研究结果[133]。这一顾虑和技术因素限制了当前睾丸组织冷冻的运用。

治疗后评估

恶性肿瘤治疗后，患者可能面对暂时性或永久性生殖损害。治疗后对患者的临床评估包括既往史、体格检查、精液分析及实验室检查，以评估患者当前的生育力水平。检查不育患者时可能发现生精小管减少导致的睾丸体积减小[134]。实验室检查必须包括精液分析，以提供患者目前生育潜力的相关信息，同时还要包括 FSH 和睾酮的测定。FSH 升高提示睾丸生殖细胞受损或缺失，可采用 FSH 水平评估生殖细胞功能的恢复情况[83,135]。同样，支持细胞分泌的糖蛋白抑制素 B 具有负反馈调节 FSH 和精子发生的功能，一些研究者将其作为评价性腺毒性的一个潜在指标。Wallace 等已检测到化疗后抑制素 B 下降，并提出抑制素 B 具有作为精子发生降低的指标的潜在作用[136]。

除了实验室检查，最佳生殖行为和生殖健康的相关咨询和反馈对优化患者满意度和教育至关重要。尽管已经显示化疗可导致染色体非整倍性，并因此假定化疗对宿主生殖细胞有基因突变效应，但多篇报道表明，接受过化疗的恶性肿瘤患者的后代出生缺陷并没有增加[137-142]。除了家族性遗传性癌症外，先前治疗过恶性肿瘤的男性患者后代没有显示原发性恶性肿瘤和先天畸形的风险增加[143-145]。同样，儿童期接受过恶性肿瘤治疗的患者的精液中，精子 DNA 损伤比例与对照组相同，整个生育期精子未减少[146-147]。尽管有这些令人心安的发现，但还缺乏使用治疗过恶性肿瘤的患者的精子进行 ART 所得后代的研究。至少理论上来说，使用生育力损伤的患者储存的精子行 IVF/ICSI 可能导致损伤精子的引入，从而摆脱了自然选择这一法则。

已完成化疗和放疗的男性后续的精子发生恢复期差异很大。然而，目前尚没有治疗后避孕时限的正式指南，大多数临床医生推荐治疗后避孕一段时间，以便通过时间来恢复治疗诱发的精子 DNA 损伤并提高精子参数[148-149]。完成化疗和放疗后的避孕时间一般为 6～48 个月。对于那些在恶性肿瘤治疗后没有射出新鲜精子或者事先冷冻精子的男性，进行评估和治疗的方式与未患恶性肿瘤的患者类似。不育的评估与治疗的全面讨论不在本章范畴，在关于不育男性恰当评估的 AUA 最佳实践指南进行了更加全面的阐述[40]。

特殊注意事项

心理影响

恶性肿瘤治疗后的男性因素不育症可导致长时间的抑郁与沮丧[150-151]。将男性的生育力与男性气概和力量相关联的文化观念导致了治疗后男性阳刚之气下降这一感受[152]。一些作者建议，临床常规应为选择冻精的夫妇提供与父亲的显性特征相匹配的供精，以试图避免从子代外观显示出不育[153-154]。另外，医学领域探索男性和女性不育症的思路可能存在不一致性。这些性别准则和观点对患者和医生均有潜在影响，一项转诊模式的研究发现，女性肿瘤科医生转诊的去做生殖评估的患者比例比男性肿瘤科医生高[155]。与文化和性别观念相反，80％被调查的癌症生存者对将来为人父母态度积极，在拥有孩子的渴望和不能妊娠的苦恼方面没有性别差异。同样，还发现生育对个性、幸福感、人生规划的影响在男性和女性程度相同，无论男性还是女性，都渴望有生育能力[99,156]。

伦理问题

临床医生在处理恶性肿瘤相关的生育力保存问题时，经常会遇到伦理问题（本书第 9 章会进行更详细的讨论）。必须注意区别常规生育力保存程序和试验性干预，任何试验性技术都必须在 IRB 允许后进行[10,157]。年轻患者存在更多的伦理问题，包括知情同意的年龄、程序以及保留的标本的所有权等。其他的挑战包括冷冻可能延迟癌症治疗、患者去世后精子的处置和保存的睾丸组织的归属权。每一个问题都必须在恰当的时候考虑和解决,最好是在进行首次生育力保存咨询时就讨论。

生育力储备的阻碍

肿瘤科医生对不育高危患者常规实施保存生育力的措施时会遇到几种常见的障碍:强烈要求避免延误癌症治疗、担忧生育储备的相关费用以及保险不能覆盖等因素导致转诊进行生育力保存的癌症患者人数较少[158-160],其他的阻碍包括缺乏充足的设施、不了解转诊的机构、缺少了解生育力保护技术的肿瘤科医生、青少年不能到精子库这一错误认知、潜在的不良预后以及缺乏讨论该话题的时间[158,161-163]。

除了正式推荐的、在诊断恶性肿瘤初期即与患者讨论的生育力保存方法外[9-10],实际提供的生育力保存的实施模式多种多样。一项对 249 名治疗女性癌症的肿瘤科医生的调查报告显示,医生与 95% 的患者进行了关于治疗对生育力影响的讨论[164];而对患者的调查报告则显示,在治疗前有 57%~60% 的患者接受了有关生育力保存的医疗保健专业性讨论,51%~57% 的男性报告在治疗前医生提供了冷冻精子这一选择[4,49]。这些数据强调了刚刚诊断癌症就及时进行潜在不育和生育力保存讨论的挑战性(本书第 8 章会讨论该主题)。然而,男性癌症存活者给出的没有冻存精子的最常见原因是缺乏冷冻精子的信息[49]。没有及时告知患者生育力保存的相关信息会给患者留下遗憾,医生还可能承担法律责任[112]。

未来的发展方向

目前可接受的男性生育力保存方案仅限于精子或睾丸组织冻存。青春期前的男性没有可以冻存的成熟精子,获取和冷冻睾丸组织尚处于试验阶段。尽管将不成熟的生殖细胞转化为成熟的、有功能的精子是一个活跃的研究领域,但目前还没有的可靠方法。

在小鼠中进行的研究报道过生殖细胞移植,在生殖细胞提取、冷冻和再注射后,生殖功能得以恢复[165-167]。在 1999 年的一篇报道中,实体器官肿瘤男性患者进行睾丸活检,在肿瘤治疗成功后,12 名患者中的 7 名进行了生殖细胞移植,其生殖结局还在等待[168-169]。由于无法进行 100% 准确的细胞分类,故存在宿主再次引入恶性细胞的可能性,这正是目前细胞移植技术受限制的原因[132]。由此,在不久的将来,这项技术很可能仅限于在实体肿瘤患者中应用。

生育力保存的一个可替代的技术选择是获取睾丸组织，以供后期移回。动物研究为这一理论提供了证据，目前已经证实，供体动物的睾丸组织移植到免疫抑制的裸鼠后，生精小管成功生长[91,165-166,170-171]。其他研究也显示，异种移植后数月精子能够成熟[172]。供体患者向动物宿主受体进行异种移植的可行性可以用来在允许生殖细胞系成熟和分化的合适的睾丸微环境中探测残余癌细胞的浸润。虽然睾丸组织移植起初在动物模型上获得成功，但人的睾丸组织移植后仅仅有少量成活，成人的睾丸组织尤其容易退化[173-174]。据作者所知，目前还没有检测人类自体移植结果的研究。

精子体外发生提供了产生成熟精子的可能性，避免了再次引入恶性细胞的风险，是可替代组织重移植的一种方案。精子在体外成熟至精子发生的后期阶段已经获得了一些成功，但是还没有从祖干细胞成功生成精子的报道[175]。体外精子发生受阻的原因在于再创造精子成熟所需的睾丸复杂微环境这一步骤的挑战性和促进减数分裂的困难性。

结论

肿瘤生育学是一个近年来快速发展的领域。患者和医生的教育、生育力保存方案的实施和技术的进展均促使该领域向前发展。临床医生在治疗刚确诊为恶性肿瘤的生育年龄的男性患者时，应该讨论精子冷冻等生育力保存的方法。其他技术，如保存睾丸组织（尤其是青春期前的睾丸组织），应该被视为试验性技术，需在 IRB 允许的方案的指导下进行。

致谢：本工作由肿瘤生育学联盟（Oncofertility Consortium）NIH/NICHD 5UL1DE019587 支持。

参考文献

1. Bleyer A. Young adult oncology: the patients and their survival challenges. CA Cancer J Clin. 2007;57:242–55.
2. Howlader N, et al. SEER cancer statistics review, 1975–2008. Bethesda: National Cancer Institute; 2011.
3. Oeffinger KC, et al. Chronic health conditions in adult survivors of childhood cancer. N Engl J Med. 2006;355:1572–82.
4. Schover LR. Motivation for parenthood after cancer: a review. J Natl Cancer Inst Monogr. 2005:34:2–5.

5. Ginsberg JP, et al. An experimental protocol for fertility preservation in prepubertal boys recently diagnosed with cancer: a report of acceptability and safety. Hum Reprod. 2010;25:37–41.
6. Mertens AC, et al. Late mortality experience in five-year survivors of childhood and adolescent cancer: the Childhood Cancer Survivor Study. J Clin Oncol. 2001;19:3163–72.
7. Hewitt M, Rowland JH, Yancik R. Cancer survivors in the United States: age, health, and disability. J Gerontol A Biol Sci Med Sci. 2003;58:82–91.
8. Green DM, et al. Fertility of male survivors of childhood cancer: a report from the Childhood Cancer Survivor Study. J Clin Oncol. 2010;28:332–9.
9. Ethics Committee of the American Society for Reproductive Medicine. Fertility preservation and reproduction in cancer patients. Fertil Steril. 2005;83:1622–8.
10. Lee SJ, et al. American Society of Clinical Oncology recommendations on fertility preservation in cancer patients. J Clin Oncol. 2006;24:2917–31.
11. Johnson J, et al. Germline stem cells and follicular renewal in the postnatal mammalian ovary. Nature. 2004;428:145–50.
12. Johnston RJ, Wallace WH. Normal ovarian function and assessment of ovarian reserve in the survivor of childhood cancer. Pediatr Blood Cancer. 2009;53:296–302.
13. Meirow D. Ovarian injury and modern options to preserve fertility in female cancer patients treated with high dose radio-chemotherapy for hemato-oncological neoplasias and other cancers. Leuk Lymphoma. 1999;33:65–76.
14. Sklar CA, et al. Premature menopause in survivors of childhood cancer: a report from the childhood cancer survivor study. J Natl Cancer Inst. 2006;98:890–6.
15. Petrek JA, et al. Incidence, time course, and determinants of menstrual bleeding after breast cancer treatment: a prospective study. J Clin Oncol. 2006;24:1045–51.
16. Bines J, Oleske DM, Cobleigh MA. Ovarian function in premenopausal women treated with adjuvant chemotherapy for breast cancer. J Clin Oncol. 1996;14:1718–29.
17. Woodruff TK. The Oncofertility Consortium–addressing fertility in young people with cancer. Nat Rev Clin Oncol. 2010;7:466–75.
18. Woodruff TK. The emergence of a new interdiscipline: oncofertility. Cancer Treat Res. 2007;138:3–11.
19. Heyn R, Makabe S, Motta PM. Ultrastructural morphodynamics of human Sertoli cells during testicular differentiation. Ital J Anat Embryol. 2001;106:163–71.
20. Muller J, Skakkebaek NE. Quantification of germ cells and seminiferous tubules by stereological examination of testicles from 50 boys who suffered from sudden death. Int J Androl. 1983;6:143–56.
21. Clermont Y. The cycle of the seminiferous epithelium in man. Am J Anat. 1963;112:35–51.
22. Clermont Y. Renewal of spermatogonia in man. Am J Anat. 1966;118:509–24.
23. Clermont Y. Spermatogenesis in man. A study of the spermatogonial population. Fertil Steril. 1966;17:705–21.
24. Ehmcke J, et al. Spermatogonia: origin, physiology and prospects for conservation and manipulation of the male germ line. Reprod Fertil Dev. 2006;18:7–12.
25. Ehmcke J, Wistuba J, Schlatt S. Spermatogonial stem cells: questions, models and perspectives. Hum Reprod Update. 2006;12:275–82.
26. Meachem S, von Schonfeldt V, Schlatt S. Spermatogonia: stem cells with a great perspective. Reproduction. 2001;121:825–34.
27. de Rooij DG, Russell LD. All you wanted to know about spermatogonia but were afraid to ask. J Androl. 2000;21:776–98.
28. Clermont Y, Leblond CP. Differentiation and renewal of spermatogonia in the monkey, Macacus rhesus. Amer J Anat. 1959;104:237–73.
29. Clermont Y. Two classes of spermatogonial stem cells in the monkey (Cercopithecus aethiops). Am J Anat. 1969;126:57–71.
30. Simorangkir DR, et al. Prepubertal expansion of dark and pale type A spermatogonia in the rhesus monkey (Macaca mulatta) results from proliferation during infantile and juvenile

development in a relatively gonadotropin independent manner. Biol Reprod. 2005;73:1109–15.

31. van Alphen MM, van de Kant HJ, de Rooij DG. Repopulation of the seminiferous epithelium of the rhesus monkey after X irradiation. Radiat Res. 1988;113:487–500.

32. van Alphen MM, et al. Dose-response studies on the spermatogonial stem cells of the rhesus monkey (*Macaca mulatta*) after X irradiation. Radiat Res. 1989;119:443–51.

33. Ehmcke J, Luetjens CM, Schlatt S. Clonal organization of proliferating spermatogonial stem cells in adult males of two species of non-human primates, *Macaca mulatta* and *Callithrix jacchus*. Biol Reprod. 2005;72:293–300.

34. Ehmcke J, Simorangkir DR, Schlatt S. Identification of the starting point for spermatogenesis and characterization of the testicular stem cell in adult male rhesus monkeys. Hum Reprod. 2005;20:1185–93.

35. Kanatsu-Shinohara M, et al. Functional assessment of self-renewal activity of male germline stem cells following cytotoxic damage and serial transplantation. Biol Reprod. 2003;68:1801–7.

36. Ogawa T, et al. Expansion of murine spermatogonial stem cells through serial transplantation. Biol Reprod. 2003;68:316–22.

37. Schlatt S, Ehmcke J, Jahnukainen K. Testicular stem cells for fertility preservation: preclinical studies on male germ cell transplantation and testicular grafting. Pediatr Blood Cancer. 2009;53:274–80.

38. Watt FM, Hogan BL. Out of Eden: stem cells and their niches. Science. 2000;287:1427–30.

39. Li L, Xie T. Stem cell niche: structure and function. Ann Rev Cell Dev Biol. 2005;21:605–31.

40. Hayat MJ, et al. Cancer statistics, trends, and multiple primary cancer analyses from the Surveillance, Epidemiology, and End Results (SEER) Program. Oncologist. 2007;12:20–37.

41. Lass A, et al. A programme of semen cryopreservation for patients with malignant disease in a tertiary infertility centre: lessons from 8 years' experience. Hum Reprod. 1998;13:3256–61.

42. Hallak J, et al. Sperm cryopreservation in patients with testicular cancer. Urology. 1999;54:894–8.

43. Hallak J, et al. Cryopreservation of sperm from patients with leukemia: is it worth the effort? Cancer. 1999;85:1973–8.

44. Berthelsen JG, Skakkebaek NE. Gonadal function in men with testis cancer. Fertil Steril. 1983;39:68–75.

45. Rueffer U, et al. Male gonadal dysfunction in patients with Hodgkin's disease prior to treatment. Ann Oncol. 2001;12:1307–11.

46. Tempest HG, et al. Sperm aneuploidy frequencies analysed before and after chemotherapy in testicular cancer and Hodgkin's lymphoma patients. Hum Reprod. 2008;23:251–8.

47. Vigersky RA, et al. Testicular dysfunction in untreated Hodgkin's disease. Am J Med. 1982;73:482–6.

48. Petersen PM, et al. Semen quality and reproductive hormones before orchiectomy in men with testicular cancer. J Clin Oncol. 1999;17:941–7.

49. Schover LR, et al. Knowledge and experience regarding cancer, infertility, and sperm banking in younger male survivors. J Clin Oncol. 2002;20:1880–9.

50. Dohle GR. Male infertility in cancer patients: review of the literature. Int J Urol. 2010;17:327–31.

51. Sabanegh Jr ES, Ragheb AM. Male fertility after cancer. Urology. 2009;73:225–31.

52. Herr HW, et al. Paternity in men with stage I testis tumors on surveillance. J Clin Oncol. 1998;16:733–4.

53. Foster RS, et al. The fertility of patients with clinical stage I testis cancer managed by nerve sparing retroperitoneal lymph node dissection. J Urol. 1994;152:1139–42.

54. van Alphen MM, van de Kant HJ, de Rooij DG. Depletion of the spermatogonia from the seminiferous epithelium of the rhesus monkey after X irradiation. Radiat Res. 1988;113:473–86.

55. de Rooij DG, et al. Long-term effects of irradiation before adulthood on reproductive function in the male rhesus monkey. Biol Reprod. 2002;66:486–94.

56. Meseguer M, et al. Testicular sperm extraction (TESE) and ICSI in patients with permanent azoospermia after chemotherapy. Hum Reprod. 2003;18:1281–5.

57. Kenney LB, et al. High risk of infertility and long term gonadal damage in males treated with high dose cyclophosphamide for sarcoma during childhood. Cancer. 2001;91:613–21.

58. van Casteren NJ, et al. Effect of childhood cancer treatment on fertility markers in adult male long-term survivors. Pediatr Blood Cancer. 2009;52:108–12.

59. Sklar C. Reproductive physiology and treatment-related loss of sex hormone production. Med Pediatr Oncol. 1999;33:2–8.

60. Pryant RM, et al. Long-term reduction in sperm count after chemotherapy with and without radiation for non-Hodgkin's lymphomas. J Clin Oncol. 1993;11:239–47.

61. Sandeman TF. The effects of x irradiation on male human fertility. Br J Radiol. 1969;39:901–7.

62. Hahn EW, et al. Recovery from aspermia induced by low-dose radiation in seminoma patients. Cancer. 1982;50:337–40.

63. Centola GM, et al. Effect of low-dose testicular irradiation on sperm count and fertility in patients with testicular seminoma. J Androl. 1994;15:608–13.

64. Howell S, Shalet S. Gonadal damage from chemotherapy and radiotherapy. Endocrinol Metab Clin North Am. 1998;27:927–43.

65. Shalet SM, ct al. Vulncrability of the human Leydig cell to radiation damage is dependent upon age. J Endocrinol. 1989;120:161–5.

66. Brauner R, et al. Leydig-cell function in children after direct testicular irradiation for acute lymphoblastic leukemia. N Engl J Med. 1983;309:25–8.

67. Sklar CA, et al. Effects of radiation on testicular function in long-term survivors of childhood acute lymphoblastic leukemia: a report from the Children Cancer Study Group. J Clin Oncol. 1990;8:1981–7.

68. Sarafoglou K, et al. Gonadal function after bone marrow transplantation for acute leukemia during childhood. J Pediatr. 1997;130:210–6.

69. Ash P. The influence of radiation on fertility in man. Br J Radiol. 1980;53:271–8.

70. Hart R. Preservation of fertility in adults and children diagnosed with cancer. BMJ. 2008;337:a2045.

71. Anserini P, et al. Semen analysis following allogeneic bone marrow transplantation. Additional data for evidence-based counselling. Bone Marrow Transpl. 2002;30:447–51.

72. Chemes HE. Infancy is not a quiescent period of testicular development. Int J Androl. 2001;24:2–7.

73. Waxman J. Chemotherapy and the adult gonad: a review. J Royal Soc Med. 1983;76:144–8.

74. Waxman J, et al. Gonadal function in men treated for acute leukaemia. BMJ. 1983;287:1093–4.

75. Waxman JH, et al. Gonadal function in Hodgkin's disease: long-term follow-up of chemo-therapy. BMJ. 1982;285:1612–3.

76. Meistrich ML, et al. Impact of cyclophosphamide on long-term reduction in sperm count in men treated with combination chemotherapy for Ewing and soft tissue sarcomas. Cancer. 1992;70:2703–12.

77. Gurgan T, Salman C, Demirol A. Pregnancy and assisted reproduction techniques in men and women after cancer treatment. Placenta. 2008;29(Suppl B):152–9.

78. Bokemeyer C, et al. Long-term gonadal toxicity after therapy for Hodgkin's and non-Hodgkin's lymphoma. Ann Hematol. 1994;68:105–10.

79. Ridola V, et al. Testicular function of survivors of childhood cancer: a comparative study between ifosfamide- and cyclophosphamide-based regimens. Eur J Cancer. 2009;45:814–8.

80. Nurmio M, et al. Effect of childhood acute lymphoblastic leukemia therapy on spermatogo-nia populations and future fertility. J Clin Endocrinol Metab. 2009;94:2119–22.

81. Pont J, Albrecht W. Fertility after chemotherapy for testicular germ cell cancer. Fertil Steril. 1997;68:1–5.

82. Ohl DA, Sonksen J. What are the chances of infertility and should sperm be banked? Semin Urol Oncol. 1996;14:36–44.

83. Brennemann W, et al. Gonadal function of patients treated with cisplatin based chemotherapy for germ cell cancer. J Urol. 1997;158:844–50.
84. Lendon M, et al. Testicular histology after combination chemotherapy in childhood for acute lymphoblastic leukaemia. Lancet. 1978;2:439–41.
85. Heikens J, et al. Irreversible gonadal damage in male survivors of pediatric Hodgkin's disease. Cancer. 1996;78:2020–4.
86. Bramswig JH, et al. The effects of different cumulative doses of chemotherapy on testicular function. Results in 75 patients treated for Hodgkin's disease during childhood or adolescence. Cancer. 1990;65:1298–302.
87. Roeser HP, Stocks AE, Smith AJ. Testicular damage due to cytotoxic drugs and recovery after cessation of therapy. Aust N Z J Med. 1978;8:250–4.
88. Kreuser ED, et al. Reproductive and endocrine gonadal capacity in patients treated with COPP chemotherapy for Hodgkin's disease. J Cancer Res Clin Oncol. 1987;113:260–6.
89. Tal R, et al. Follow-up of sperm concentration and motility in patients with lymphoma. Hum Reprod. 2000;15:1985–8.
90. Jacob A, et al. Recovery of spermatogenesis following bone marrow transplantation. Bone Marrow Transpl. 1998;22:277–9.
91. Wallace WH, Anderson RA, Irvine DS. Fertility preservation for young patients with cancer: who is at risk and what can be offered? Lancet Oncol. 2005;6:209–18.
92. Trottmann M, et al. Semen quality in men with malignant diseases before and after therapy and the role of cryopreservation. Eur Urol. 2007;52:355–67.
93. Fossa SD, et al. Optimal planning target volume for stage I testicular seminoma: A Medical Research Council randomized trial. Medical Research Council Testicular Tumor Working Group. J Clin Oncol. 1999;17:1146.
94. Littley MD, et al. Radiation-induced hypopituitarism is dose–dependent. Clin Endocrinol. 1989;31:363–73.
95. Sklar CA. Growth and neuroendocrine dysfunction following therapy for childhood cancer. Pediatr Clin North Am. 1997;44:489–503.
96. de Groot JM, et al. The psychosocial impact of cervical cancer among affected women and their partners. Int J Gynecol Cancer. 2005;15:918–25.
97. Reebals JF, Brown R, Buckner EB. Nurse practice issues regarding sperm banking in adolescent male cancer patients. J Pediatr Oncol Nurs. 2006;23:182–8.
98. Schover LR, et al. Having children after cancer. A pilot survey of survivors' attitudes and experiences. Cancer. 1999;86:697–709.
99. Zebrack BJ, et al. Fertility issues for young adult survivors of childhood cancer. Psychooncology. 2004;13:689–99.
100. Loscalzo MJ, Clark KL. The psychosocial context of cancer-related infertility. Cancer Treat Res. 2007;138:180–90.
101. Nieman CL, et al. Fertility preservation and adolescent cancer patients: lessons from adult survivors of childhood cancer and their parents. Cancer Treat Res. 2007;138:201–17.
102. Schover LR. Psychosocial aspects of infertility and decisions about reproduction in young cancer survivors: a review. Med Pediatr Oncol. 1999;33:53–9.
103. Ginsberg JP, et al. Sperm banking for adolescent and young adult cancer patients: sperm quality, patient, and parent perspectives. Pediatr Blood Cancer. 2008;50:594–8.
104. Burns KC, Boudreau C, Panepinto JA. Attitudes regarding fertility preservation in female adolescent cancer patients. J Pediatr Hematol Oncol. 2006;28:350–4.
105. Kurdoglu B, et al. Protection from radiation-induced damage to spermatogenesis by hormone treatment. Radiat Res. 1994;139:97–102.
106. Waxman JH, et al. Failure to preserve fertility in patients with Hodgkin's disease. Cancer Chemother Pharmacol. 1987;19:159–62.
107. Thomson AB, et al. Investigation of suppression of the hypothalamic-pituitary-gonadal axis to restore spermatogenesis in azoospermic men treated for childhood cancer. Hum Reprod. 2002;17:1715–23.

108. Kelnar CJ, et al. Testicular changes during infantile 'quiescence' in the marmoset and their gonadotrophin dependence: a model for investigating susceptibility of the prepubertal human testis to cancer therapy? Hum Reprod. 2002;17:1367–78.

109. Shetty G, Meistrich ML. Hormonal approaches to preservation and restoration of male fertility after cancer treatment. J Natl Cancer Inst Monogr. 2005;34:36–9.

110. Hourvitz A, et al. Intracytoplasmic sperm injection (ICSI) using cryopreserved sperm from men with malignant neoplasm yields high pregnancy rates. Fertil Steril. 2008;90:557–63.

111. Hallak J, et al. Investigation of fertilizing capacity of cryopreserved spermatozoa from patients with cancer. J Urol. 1998;159:1217–20.

112. Bahadur G. Fertility issues for cancer patients. Mol Cell Endocrinol. 2000;169:117–22.

113. Saito K, et al. Sperm cryopreservation before cancer chemotherapy helps in the emotional battle against cancer. Cancer. 2005;104:521–4.

114. Fossa SD, et al. DNA flow cytometry in sperm cells from unilaterally orchiectomized patients with testicular cancer before further treatment. Cytometry. 1989;10:345–50.

115. van Casteren NJ, et al. Use rate and assisted reproduction technologies outcome of cryopreserved semen from 629 cancer patients. Fertil Steril. 2008;90:2245–50.

116. Shin D, Lo KC, Lipshultz LI. Treatment options for the infertile male with cancer. J Natl Cancer Inst Monogr. 2005;34:48–50.

117. Muller J, et al. Cryopreservation of semen from pubertal boys with cancer. Med Pediatr Oncol. 2000;34:191–4.

118. Hovav Y, et al. Electroejaculation before chemotherapy in adolescents and young men with cancer. Fertil Steril. 2001;75:811–3.

119. Grischenko VI, Dunaevskaya AV, Babenko VI. Cryopreservation of human sperm using rapid cooling rates. Cryo Lett. 2003;24:67–76.

120. Feldschuh J, et al. Successful sperm storage for 28 years. Fertil Steril. 2005;84:1017.

121. Horne G, et al. Live birth with sperm cryopreserved for 21 years prior to cancer treatment: case report. Hum Reprod. 2004;19:1448–9.

122. Sanger WG, Olson JH, Sherman JK. Semen cryobanking for men with cancer–criteria change. Fertil Steril. 1992;58:1024–7.

123. Edge B, Holmes D, Makin G. Sperm banking in adolescent cancer patients. Arch Dis Child. 2006;91:149–52.

124. Kvist K, et al. Cryopreservation of intact testicular tissue from boys with cryptorchidism. Hum Reprod. 2006;21:484–91.

125. Keros V, et al. Methods of cryopreservation of testicular tissue with viable spermatogonia in pre-pubertal boys undergoing gonadotoxic cancer treatment. Hum Reprod. 2007;22:1384–95.

126. Keros V, et al. Optimizing cryopreservation of human testicular tissue: comparison of protocols with glycerol, propanediol and dimethylsulphoxide as cryoprotectants. Hum Reprod. 2005;20:1676–87.

127. Goossens E, et al. Cryosurvival and spermatogenesis after allografting prepubertal mouse tissue: comparison of two cryopreservation protocols. Fertil Steril. 2008;89:725–7.

128. Wyns C, et al. Options for fertility preservation in prepubertal boys. Hum Reprod Update. 2010;16:312–28.

129. Brook PF, et al. Isolation of germ cells from human testicular tissue for low temperature storage and autotransplantation. Fertil Steril. 2001;75:269–74.

130. Hovatta O. Cryopreservation of testicular tissue in young cancer patients. Hum Reprod Update. 2001;7:378–83.

131. Franck P, et al. Testicular relapse after 13 years of complete remission of acute lymphoblastic leukemia. Urol Int. 1998;60:239–41.

132. Jahnukainen K, et al. Intratesticular transplantation of testicular cells from leukemic rats causes transmission of leukemia. Cancer Res. 2001;61:706–10.

133. Rech A, et al. The influence of traumatic lumbar puncture and timing of intrathecal therapy on outcome of pediatric acute lymphoblastic leukemia. Pediatr Hematol Oncol. 2005;22:483–8.

134. Siimes MA, Rautonen J. Small testicles with impaired production of sperm in adult male survivors of childhood malignancies. Cancer. 1990;65:1303–6.
135. Kader HA, Rostom AY. Follicle stimulating hormone levels as a predictor of recovery of spermatogenesis following cancer therapy. Clin Oncol. 1991;3:37–40.
136. Wallace EM, et al. Effects of chemotherapy-induced testicular damage on inhibin, gonadotropin, and testosterone secretion: a prospective longitudinal study. J Clin Endocrinol Metab. 1997;82:3111–5.
137. Senturia YD, Peckham CS, Peckham MJ. Children fathered by men treated for testicular cancer. Lancet. 1985;2:766–9.
138. Byrne J. Fertility and pregnancy after malignancy. Semin Perinatol. 1990;14:423–9.
139. Hartmann JT, et al. Long-term effects on sexual function and fertility after treatment of testicular cancer. Br J Cancer. 1999;80:801–7.
140. Li FP, et al. Offspring of patients treated for cancer in childhood. J Natl Cancer Inst. 1979;62:1193–7.
141. Meistrich ML, Byrne J. Genetic disease in offspring of long-term survivors of childhood and adolescent cancer treated with potentially mutagenic therapies. Am J Hum Genet. 2002;70:1069–71.
142. Robbins WA, et al. Chemotherapy induces transient sex chromosomal and autosomal aneuploidy in human sperm. Nat Genet. 1997;16:74–8.
143. Hawkins MM, Draper GJ, Smith RA. Cancer among 1,348 offspring of survivors of childhood cancer. Int J Cancer. 1989;43:975–8.
144. Chow EJ, et al. Reproductive outcomes in male childhood cancer survivors: a linked cancer-birth registry analysis. Arch Pediatr Adolesc Med. 2009;163:887–94.
145. Madanat-Harjuoja LM, et al. Risk of cancer among children of cancer patients – a nationwide study in Finland. Int J Cancer. 2010;126:1196–205.
146. Fujita K, et al. Transplantation of spermatogonial stem cells isolated from leukemic mice restores fertility without inducing leukemia. J Clin Invest. 2005;115:1855–61.
147. Madanat LM, et al. Probability of parenthood after early onset cancer: a population-based study. Int J Cancer. 2008;123:2891–8.
148. Marmor D, Duyck F. Male reproductive potential after MOPP therapy for Hodgkin's disease: a long-term survey. Andrologia. 1995;27:99–106.
149. Bath LE, et al. Spontaneous conception in a young woman who had ovarian cortical tissue cryopreserved before chemotherapy and radiotherapy for a Ewing's sarcoma of the pelvis: case report. Hum Reprod. 2004;19:2569–72.
150. Rieker PP, Fitzgerald EM, Kalish LA. Adaptive behavioral responses to potential infertility among survivors of testis cancer. J Clin Oncol. 1990;8:347–55.
151. Green D, Galvin H, Horne B. The psycho-social impact of infertility on young male cancer survivors: a qualitative investigation. Psychooncology. 2003;12:141–52.
152. Gurevich M, et al. (Dis)embodying gender and sexuality in testicular cancer. Soc Sci Med. 2004;58:1597–607.
153. Daniels C. Exposing men: the science and politics of male reproduction. London: Oxford University Press; 2006.
154. Becker G, et al. Infertility among low-income Latinos. Fertil Steril. 2006;85:882–7.
155. Quinn GP, et al. Physician referral for fertility preservation in oncology patients: a national study of practice behaviors. J Clin Oncol. 2009;27:5952–7.
156. Crawshaw MA, Sloper P. 'Swimming against the tide'–the influence of fertility matters on the transition to adulthood or survivorship following adolescent cancer. Eur J Cancer Care. 2010;19:610–20.
157. Kim SS. Fertility preservation in female cancer patients: current developments and future directions. Fertil Steril. 2006;85:1–11.
158. Schover LR, et al. Oncologists' attitudes and practices regarding banking sperm before cancer treatment. J Clin Oncol. 2002;20:1890–7.

159. Vadaparampil S, et al. Barriers to fertility preservation among pediatric oncologists. Patient Educ Couns. 2008;72:402–10.

160. Quinn GP, et al. Patient-physician communication barriers regarding fertility preservation among newly diagnosed cancer patients. Soc Sci Med. 2008;66:784–9.

161. Goodwin T, et al. Attitudes and practices of pediatric oncology providers regarding fertility issues. Pediatr Blood Cancer. 2007;48:80–5.

162. Blumenfeld Z, et al. Preservation of fertility and ovarian function and minimizing chemotherapy-induced gonadotoxicity in young women. J Soc Gynecol Invest. 1999;6:229–39.

163. Quinn GP, et al. Discussion of fertility preservation with newly diagnosed patients: oncologists' views. J Cancer Surviv Res Pract. 2007;1:146–55.

164. Forman EJ, Anders CK, Behera MA. A nationwide survey of oncologists regarding treatment-related infertility and fertility preservation in female cancer patients. Fertil Steril. 2010;94:1652–6.

165. Brinster RL, Zimmermann JW. Spermatogenesis following male germ-cell transplantation. Proc Natl Acad Sci USA. 1994;91:11298–302.

166. Brinster RL, Avarbock MR. Germline transmission of donor haplotype following spermatogonial transplantation. Proc Natl Acad Sci USA. 1994;91:11303–7.

167. Frederickx V, et al. Recovery, survival and functional evaluation by transplantation of frozen-thawed mouse germ cells. Hum Reprod. 2004;19:948–53.

168. Radford J. Restoration of fertility after treatment for cancer. Horm Res. 2003;59(Suppl 1):21–3.

169. Radford J, Shalet S, Lieberman B. Fertility after treatment for cancer. Questions remain over ways of preserving ovarian and testicular tissue. BMJ. 1999;319:935–6.

170. Ohta H, Wakayama T. Generation of normal progeny by intracytoplasmic sperm injection following grafting of testicular tissue from cloned mice that died postnatally. Biol Reprod. 2005;73:390–5.

171. Bahadur G, Chatterjee R, Ralph D. Testicular tissue cryopreservation in boys. Ethical and legal issues: case report. Hum Reprod. 2000;15:1416–20.

172. Honaramooz A, et al. Accelerated maturation of primate testis by xenografting into mice. Biol Reprod. 2004;70:1500–3.

173. Schlatt S, et al. Limited survival of adult human testicular tissue as ectopic xenograft. Hum Reprod. 2006;21:384–9.

174. Geens M, et al. Spermatogonial survival after grafting human testicular tissue to immunodeficient mice. Hum Reprod. 2006;21:390–6.

175. Tesarik J, et al. Restoration of fertility by in-vitro spermatogenesis. Lancet. 1999;353:555–6.

第4章　胚胎库和卵母细胞库

Lynn M. Westphal and Jamie A. M. Massie　著

杨秀丽　译　张岩　审校

概述

　　由于在癌症治疗方面取得的显著进展，肿瘤患者可以拥有更长、更充实的生活。因此，生育年龄罹患癌症的女性的生育潜能逐渐成为治疗或者接受这些患者咨询的医生遇到的新问题。现在生殖医学领域的进步为生育年龄被诊断为癌症的女性接受各种保留生育功能的技术提供了可能，从而使她们保留了癌症成功治疗后生育后代的能力[1-3]。此外，卵母细胞冷冻保存等保存生育力的方法可以为那些由于受到伦理、宗教或其他社会因素限制而不能产生及存储胚胎的患者保存生育力提供了可能。

　　本章我们将重点阐述胚胎库和卵母细胞库在保存生育力方面的应用。卵巢组织库和移植，以及药物抑制和卵巢移位在保存生育力中的作用将在其他章节进行阐述（见本书第5章和第6章）。

保存生育功能的人群

　　育龄女性在接受可能导致卵巢功能早衰的治疗之前，应该进行关于卵母细胞或胚胎冷冻保存可能性方面的咨询[2,4]。在开始对渴望保存生育功能的患者治疗前，应该进行一次详细的检查来确定该患者是否适合保留生育功能。生育能力的基本评估，如窦卵泡计数、抗苗勒管激素以及月经第3天时卵泡刺激素（FSH）水平都应该包括其中。除此以外，肿瘤的类型、期别、化疗的时间及其性腺毒性以及患者的全身状态等都应该在开始生殖方面的治疗之前考虑到。基本的评估信息不但有助于医生选择合适的药物剂量，还有助于进行相关方面成功率的咨询。

　　标准的卵母细胞和胚胎的冷冻过程需要控制性超促排卵和取卵，这个过程大约需要 12～14 天，如果患者不能接受因为这段时间的治疗推迟化疗而可能影响其目前或者远期的治疗效果，那就应该采取其他的保存生育力措施（这些方法将在本书的第 5、6、7 章进行详述）。

患者应该就其自身的特殊情况进行生育力保存方法的咨询[5-6]。理想上，这一咨询应该是由从事生殖内分泌方面工作且有治疗肿瘤患者经验的医生进行。在咨询过程中，这些治疗可能带来的潜在风险，如卵巢过度刺激综合征和腹腔内出血等都应该进行详细的探讨。尽管这些并发症发生率很低，每个周期大约为 5%，但这些并发症对患者的身体状态和（或）将来的肿瘤方面的治疗计划有深远影响[7-8]。

胚胎库

从 1983 年报道的首例试管婴儿出生后，现在已经有数百万个经过冷冻胚胎移植周期的体外受精（in vitro fertilization，IVF）-胚胎移植的孩子诞生。在开始化疗前的胚胎冷冻是目前应用最多也是非常可行的一种保存生育力的方法[9-11]。这项技术包括卵母细胞的采集、实验室条件下进行受精并将可用的胚胎进行冻存。

流程

胚胎保存流程始于使用注射用促性腺激素进行控制性超促排卵。这通常于月经周期的第 2 天或第 3 天开始。标准的 GnRH 拮抗剂方案最常用，因为它完成时间快，且卵巢过度刺激综合征发生风险低[12]。一个典型的周期如下所示：

- 月经第 2 天或第 3 天开始每天注射促性腺激素，平均需要 10～12 天。
- 经阴道超声测量卵巢中最大的卵泡直径大于 14 mm 后开始在治疗方案中加用 GnRH 拮抗剂。
- 单次注射人绒毛膜促性腺激素（hCG）来诱导排卵。
- 在注射 hCG 后 34～36 h 进行取卵。
- 取出的卵母细胞在实验室条件下进行受精。推荐即使在精液分析正常时也采用单精子卵细胞质内注射，以降低受精失败的风险[13]。
- 取卵后的第 1 天评估是否成功受精，在冻存之前胚胎都在实验室进行培养。

- 胚胎可以在 2PN 期（即前合子期）、第 3 天（即 8 细胞期）或第 5 天（即胚泡期）进行冻存。胚胎的冻存时间应该个体化，要依据患者的意愿和治疗医生的推荐进行选择。

当刺激周期开始后，也可以采用改良的 GnRH 拮抗剂方案，如下所示[4]：

- GnRH 拮抗剂可以在月经的 5～7 天 3 mg 单次应用，也可以每天 0.25 mg 用 2～3 天来减少经量，在这一时期卵巢刺激即可以开始[4]。
- 另外，重组 FSH 和 GnRH 拮抗剂可以在周期中同时开始使用，并持续整个周期。
- 诱发排卵、受精和胚胎冻存等过程与标准 GnRH 拮抗剂方案相同。

可以在使用 hCG 诱发排卵的同时使用醋酸亮丙瑞林［单次 0.4 ml（2 mg）注射］诱导排卵，以降低有高危因素的患者卵巢过度刺激综合征发生的风险[14]。

花费

每个周期胚胎冻存（即 IVF）的平均花费为 9286～1 2513 美元[15-16]。除此以外，开始的冷冻及后续的保存费用需要在此基础上加上几百美元，对胚胎进行解冻和转运时还会产生一些额外费用。各个中心的花费不等，有关费用方面的详情要咨询治疗的医生。保险是否负担生育力保存方面的治疗也差异很大，关于生育福利方面的问题要直接与患者的保险公司联系。

有一些非盈利性组织可以为进行对生育力有影响的治疗的患者提供资金支持。这些组织［如"生育希望（Fertile Hope®）"——一个国际生命支持（LIVESTRONG）倡议，以及生育活动计划（Fertile Action Program）］可以帮助那些在经济上有困难而又需要进行生育力保存手术的患者。关于这些组织的信息可以在网上或提供治疗的医生那里获得。

时间

治疗的时间从开始卵巢刺激到取卵，大概 14 天时间。化疗可以在取卵后 1～2 天开始进行。在一项研究中发现，卵巢刺激后未完全恢复时就开始化疗并不增加卵巢损伤的风险[17]。

风险

卵巢刺激及取卵是一个相对低风险的过程，但一小部分患者会出现并发症，如轻度到中度的卵巢过度刺激综合征或腹腔内出血。除此以外，这个过程可能有取卵失败、没有可用以移植的胚胎、不能妊娠或没有存活婴儿的可能。

成功率

公布的数据表明，在癌症治疗前选择进行胚胎冻存的患者与那些因为男性因素而行 IVF 的患者的妊娠率相近[18-19]。定义成功率的参数，如卵母细胞数目、冻存的胚胎数、妊娠率及活产率与患者的年龄和生育力的基础评估有密切关系。表 4.1 为根据年龄划分的解冻胚胎周期的成功率。

表 4.1　解冻胚胎的成功率

年龄（岁）	<35	35～37	38～40	41～42
活产/胚胎移植（%）	35.6	30.9	26.1	22.1
平均移植次数	2.0	2.0	2.1	2.3

Data from 2009 SART statistics（21，646 thawed non-donor cycles），SART Society for Assisted Reproductive Technology

卵母细胞库

最近在卵母细胞冻存技术方面取得的进展使更多的女性能够寻求生育力保存，因为在卵母细胞冻存时不需要精子，故对于没有男性伴侣的女性来说是一个很好的选择。除此以外，卵母细胞冻存技术使受到伦理或宗教限制而不能保存胚胎的患者有了一个新的选择。

在 20 世纪 80 年代刚刚开始这项技术时，经过冻存的卵母细胞的受精能力和产出活婴的能力较低，这是由于被冻存的卵母细胞的存活率和受精率低[20-24]。随着冻存技术的进步，选择这种方法的患者的结局有了明显改观[25-27]。目前，美国超过 50% 的生殖中心都可以为癌症患者提供卵母细胞冻存服务[28]。

值得注意的是，目前美国生殖医学协会（American Society for Reproductive Medicine，ASRM）仍认为选择性的卵母细胞冻存技术是一项试验性技术[29]（译者注：至 2013 年，ASRM 已不再将卵母细胞冻存列为试验性技术）。大多数已发表的文章描述的结局是从健康的年轻供卵人群中得出的，这使得明确接受咨询的癌症患者的确切年龄段很困难。然而，ASRM 确实支持应用卵母细胞冻存技术作为癌症或者其他需要治疗的对生育能力有严重威胁的疾病患者保存生育力的一项措施[30]。

流程

卵母细胞库操作中的卵巢刺激方案与上面提到的胚胎库是类似的。与胚胎冻存患者一样，卵巢刺激的第一天开始时间通常是根据末次月经第一天的时间而定。

在取卵以后，卵母细胞立即准备进行冻存。目前常用的是两种卵母细胞冻存技术——慢速冷冻和玻璃化冷冻[31]。慢速冷冻法中，卵母细胞被置于低浓度的冷冻保护液中，这种液体可以作为抗冻剂来干扰水分子间的氢键，接着卵母细胞在冻存剂中被缓慢有序冷冻。在玻璃化冷冻中，卵母细胞被放在高浓度的冷冻保护剂中，接着使用液氮快速进行冷冻。解冻的过程也是快速进行，以避免细胞核冰晶化。

目前证据表明，玻璃化冷冻在存活率、受精率、移植率及妊娠率方面要高于慢速冷冻。所以，尽管目前也有不少应用慢速冷冻技术方法后妊娠的报道[31-34]，但玻璃化技术在卵母细胞冻存中被普遍采用。

花费

每个卵母细胞冻存周期的平均花费约为 7791 美元[15]。除此以外，开始时的冷冻及后续的保存费用需要在此基础上加几百美元，在卵母细胞进行解冻和转运时还会产生一些额外费用。各个中心的花费不等，有关费用方面的详情要咨询治疗的医生。与胚胎冻存技术一样，保险是否负担生育力保存方面的治疗也是差异很大，关于生育福利方面的问题要直接与患者的保险公司联系。与上面提到的内容类似，患者可以向一些非营利组织寻求癌症存活者的资金支持。

时间

治疗的时间从开始卵巢刺激到取卵，大概 14 天时间。化疗可以在取卵后 1～2 天开始进行。一项研究发现，卵巢刺激后未完全恢复时就开始化疗并不增加卵巢损伤的风险[17]。

风险

医疗风险与胚胎冻存类似。此外还存在一种风险，就是卵母细胞可能无法存活、不能受精或在将来不能成功妊娠。

成功率

到目前为止，有超过 1000 例的冷冻卵母细胞后活产的报道[35]。一些中心还报道妊娠率与 IVF 新鲜周期的妊娠率相近[36-37]。这些研究是基于一些年轻的卵母细胞供者，临床妊娠率高达 83％，但关于 35 岁以上女性的研究数据有限。一个成功的卵母细胞冻存周期（即卵母细胞产量）高度依赖于患者的年龄和其基础生育力评估结果。

肿瘤相关考虑

乳腺癌

乳腺癌是在生育年龄最常被诊断的恶性肿瘤，每年有超过 15％的新发肿瘤患者为 40 岁以下女性[38-40]。对浸润性乳腺癌的治疗通常包括性腺毒性药物。因此，有相当大比例的乳腺癌存活者存在卵巢功能不足，这部分人群是生育力保存和治疗的一个重要部分。

以前患有乳腺癌的女性并没有用胚胎或卵母细胞冻存技术来保留其生育能力，这是由于理论上卵巢刺激过程中的大剂量雌激素会有导致肿瘤进展的风险。然而标准的卵巢刺激方案可以进行改变，如将选择性的雌激素调节剂他莫昔芬或芳香酶抑制剂来曲唑等包括进来。在一个方案中，每天应用促性腺激素的同时应用来曲唑（5 mg/d），并在取卵后持续 7 天。最近的一项研究表明，芳香酶抑制剂的应用使得卵巢刺激时雌激素水平没有明显升高[41]。因此，更多的乳腺癌患者接受了胚胎或卵母细胞冻存技术。

卵巢刺激的时间在浸润性乳腺癌患者中尤为重要。总体来说，在手术切除前开始卵巢刺激是不鼓励的，尤其是在那些激素受体阳性的患者中。卵巢刺激最好在手术切除和化疗之间的这段时间进行。在大多数病例中，手术切除早于化疗开始 6～8 周，这就给保存生育力的卵巢刺激留下了足够的时间[42-43]。而且，激素受体阳性和激素受体阴性的患者进行卵巢刺激后的无瘤生存率及总体生存率与那些没有进行生育力保存的患者相比没有明显差异[44]。

卵巢癌

在过去，这样的患者进行生育力保存受到严格的限制，因为在对卵巢癌这样的恶性肿瘤患者进行治疗时要进行广泛的手术切除。大多数患者的标准治疗包括全子宫＋双附件切除和全面的分期手术。然而保守性的手术治疗，如单侧附件切除可以在谨慎选择的病例中采用[45]。研究表明，早期卵巢癌患者的 5 年生存率在那些保存生育力和没有保存生育力的患者中没有明显差异[46]。总体来说，早期卵巢癌患者有可能进行保存生育力操作，如胚胎或卵母细胞冻存。

血液系统恶性肿瘤

血液系统恶性肿瘤的治疗经常涉及一些性腺毒性药物，使得生育力保存的咨询与治疗在这部分人群中尤为重要[47-48]。与此伴随的是这样的患者在经过诊断后要尽早开始肿瘤方面的相关治疗。马上要进行肿瘤治疗的患者不适宜进行胚胎或卵母细胞冻存，而是应该采用其他的保存生育功能手段。而对于那些能接受推迟治疗 2 周的患者来说，可以用常规方案进行胚胎或和卵母细胞的冻存。由于患者经常在取卵后马上就开始化疗，应用醋酸亮丙瑞林来诱导排卵，以缩短取卵到下次月经来潮的间隔时间，并且可以减轻卵巢刺激的症状。

子宫内膜癌

在生育年龄的女性中，子宫内膜癌与单一雌激素的长期作用相关。这可以是肥胖、无排卵和（或）多囊卵巢综合征的结果。由于这些情况通常与不孕相关，故接近 15％的年轻内膜癌患者是在不孕症的治疗过程中发现的[49]。

传统上，子宫内膜癌的治疗包括全子宫切除和双附件切除。可供选择的治疗方法使得那些能够满足某些标准的患者的生育力保存变得可能。早期内膜癌患者可以选择使用激素而非手术来治疗疾病。在这些患者中，口服孕激素制剂可以用来逆转子宫内膜病变到良性阶段[50-52]。保留卵巢的保守性手术治疗对那些准备接受代孕技术的患者也是一个选择。

对于那些不适宜接受保守治疗的患者，可以在根治性手术前进行卵巢刺激以及胚胎或卵母细胞冻存。在刺激的过程中可以在子宫腔内放置一个含有孕激素的节育器[53]。值得注意的是，在对子宫内膜癌患者进行保守治疗时，患者要冒着很大的肿瘤复发和进展的风险[54]。这样的治疗操作只有在有经验的妇科肿瘤医生的推荐及指导下才能进行。

宫颈癌

宫颈癌是生育年龄最常被诊断的肿瘤，并且经常累及一些还没有生育的女性。宫颈癌的传统治疗方法是广泛子宫切除，术后做或不做放疗和化疗。然而早期宫颈癌患者（1A2 和 1B1）可以接受保守性手术治疗。经过慎重选择的接受广泛子宫颈切除（手术切除子宫颈）而保存生育力的患者与那些行广泛子宫切除的患者生存率方面没有明显区别[55-56]。

在接受子宫切除的患者中，卵巢刺激可以在手术前或手术后进行。如在手术后进行胚胎或卵母细胞冻存，开始进行刺激的时间必须通过血清激素水平来判定，因为月经已不能被用作开始的标志。此外，如果在子宫切除的同时进行卵巢固定术，需经腹进行排卵监测和取卵，而且，对卵巢的处理可能影响到卵巢的血供，从而降低其对刺激的反应。

结论

由于早期诊断和治疗使癌症患者有了更长、更充实的生活，故这些女性进行及时而全面的生育力保存相关方面的咨询成为了其生活质量的一个重要问题。幸运的是，大多数生育年龄被诊断为恶性肿瘤的女性适宜进行生育力保存，可以通过胚胎或卵母细胞冻存来保存生育力。所有女性都应该清楚她们可以采取的生育力保存方法，从而使其能够完成自己的生育目标。

致谢：本工作由肿瘤生育学联盟（Oncofertility Consortium）NIH/NICHD 5UL1DE019587 支持。

参考文献

1. Lee SJ, et al, American Society of Clinical Oncology. American Society of Clinical Oncology recommendations on fertility preservation in cancer patients. J Clin Oncol. 2006;24:2917–31.
2. von Wolff M, et al. Fertility preservation in women-a practical guide to preservation techniques and therapeutic strategies in breast cancer, Hodgkin's lymphoma and borderline ovarian tumours by the fertility preservation network FertiPROTEKT. Arch Gynecol Obstet. 2011;284:427–35.
3. Wright J, et al. Fertility preservation in young women with epithelial ovarian cancer. Cancer. 2009;115:4118–26.
4. Noyes N, et al. Oocyte cryopreservation as a fertility preservation measure for cancer patients. Reprod Biomed Online. 2011;23:323–33.
5. Kesic V, et al. Fertility preserving management in gynecologic cancer patients: the need for centralization. Int J Gynecol Cancer. 2010;20:1613–9.
6. Patel A, et al. Reproductive health assessment for women with cancer: a pilot study. Reproductive health assessment for women with cancer: a pilot study. Am J Obstet Gynecol. 2009;201:191.e1–e4.
7. Forman RG, et al. Severe ovarian hyperstimulation syndrome using agonists of gonadotrophin releasing hormone for in vitro fertilization: a European series and a proposal for prevention. Fertil Steril. 1990;53:502–9.
8. MacDougall MJ, Tan SL, Jacobs HS. In vitro fertilization and the ovarian hyperstimulation syndrome. Hum Reprod. 1992;7:579–600.
9. Diedrich K, Fauser BC, Devroey P, Evian Annual Reproduction (EVAR) Workshop Group 2009. Cancer and fertility: strategies to preserve fertility. Reprod Biomed Online. 2011;22:232–48.
10. Maltaris T, et al. The effect of cancer treatment on female fertility and strategies for preserving fertility. Eur J Obstet Gynecol Reprod Biol. 2007;130:148–55.
11. Roberts JE, Oktay K. Fertility preservation: a comprehensive approach to the young woman with cancer. J Natl Cancer Inst Monogr. 2005;34:57–9.
12. Al-Inany HG, Abou-Setta AM, Aboulghar M. Gonadotrophin-releasing hormone antagonists for assisted conception: a Cochrane review. Reprod Biomed Online. 2007;14:640–9.
13. Gook D, et al. Intracytoplasmic sperm injection and embryo development of human oocytes cryopreserved using 1, 2-propanediol. Hum Reprod. 1995;10:2637–41.
14. Bodri D, et al. Triggering with human chorionic gonadotropin or a gonadotropin-releasing hormone agonist in gonadotropin-releasing hormone antagonist-treated oocyte donor cycles: findings of a large retrospective cohort study. Fertil Steril. 2009;91:365–71.
15. Beck LN. The average cost of fertility preservation for female cancer patients. Poster presented at 66th annual meeting of the American Society for Reproductive Medicine (ASRM), Denver, 2010. 15–19 Oct 2010.
16. Chambers GM, et al. The economic impact of assisted reproductive technology: a review of selected developed countries. Fertil Steril. 2009;91:2281–94.
17. Maman E, et al. Does controlled ovarian stimulation prior to chemotherapy increase primordial follicle loss and diminish ovarian reserve? An animal study. Hum Reprod. 2009;24:206–10.
18. Robertson AD, Missmer SA, Ginsburg ES. Embryo yield after in vitro fertilization in women undergoing embryo banking for fertility preservation before chemotherapy. Fertil Steril. 2011;95:588–91.
19. Knopman JM, et al. Women with cancer undergoing ART for fertility preservation: a cohort study of their response to exogenous gonadotropins. Fertil Steril. 2009;91:1476–8.
20. Chen C. Pregnancy after human oocyte cryopreservation. Lancet. 1986;1:884–6.
21. Sonmezer M, Oktay K. Fertility preservation in female patients. Hum Reprod Update. 2004;10:251–66.
22. Porcu E. Oocyte freezing. Semin Reprod Med. 2001;19:221–30.
23. Van der Elst J. Oocyte freezing: here to stay? Hum Reprod Update. 2003;9:463–70.

24. Oktay K, Cil AP, Bang H. Efficiency of oocyte cryopreservation: a meta-analysis. Fertil Steril. 2006;86:70–80.

25. Grifo JA, Noyes N. Delivery rate using cryopreserved oocytes is comparable to conventional in vitro fertilization using fresh oocytes: potential fertility preservation for female cancer patients. Fertil Steril. 2010;93:391–6.

26. Barritt J, et al. Report of four donor-recipient oocyte cryopreservation cycles resulting in high pregnancy and implantation rates. Fertil Steril. 2007;87:189.e13–e17.

27. Cobo A, et al. Comparison of concomitant outcome achieved with fresh and cryopreserved donor oocytes vitrified by the Cryotop method. Fertil Steril. 2008;89:1657–64.

28. Rudick B, et al. The status of oocyte cryopreservation in the United States. Fertil Steril. 2010;94:2642–6.

29. The Practice Committee of the American Society for Reproductive Medicine and the Practice Committee of the Society for Assisted Reproductive Technology. Ovarian tissue and oocyte cryopreservation. Fertil Steril. 2008;90:S241–6.

30. American Society of Reproductive Medicine. Practice Committee response to Rybak and Lieman: elective self-donation of oocytes. Fertil Steril. 2009;92:1513–4.

31. Fadini R, et al. Human oocyte cryopreservation: comparison between slow and ultrarapid methods. Reprod Biomed Online. 2009;19:171–80.

32. Smith GD, et al. Prospective randomized comparison of human oocyte cryopreservation with slow-rate freezing or vitrification. Fertil Steril. 2010;94:2088–95.

33. Cao YX, et al. Comparison of survival and embryonic development in human oocytes cryopreserved by slow-freezing and vitrification. Fertil Steril. 2009;92:1306–11.

34. Martínez-Burgos M, et al. Vitrification versus slow freezing of oocytes: effects on morphologic appearance, meiotic spindle configuration, and DNA damage. Fertil Steril. 2011;95:374–7.

35. Noyes N, Porcu E, Borini A. Over 900 oocyte cryopreservation babies born with no apparent increase in congenital anomalies. Reprod Biomed Online. 2009;18:769–76.

36. Cobo A, et al. Use of cryo-banked oocytes in an ovum donation programme: a prospective, randomized, controlled, clinical trial. Hum Reprod. 2010;25:2239–46.

37. Nagy ZP, et al. Clinical evaluation of the efficiency of an oocyte donation program using egg cryo-banking. Fertil Steril. 2009;92:520–6.

38. Hankey BF, et al. Trends in breast cancer in younger women in contrast to older women. J Natl Cancer Inst Monogr. 1994;16:7–14.

39. Higgins S, Haffty BG. Pregnancy and lactation after breast-conserving therapy for early stage breast cancer. Cancer. 1994;73:2175–80.

40. Goodwin PJ, et al. Risk of menopause during the first year after breast cancer diagnosis. J Clin Oncol. 1999;17:2365–70.

41. Oktay K, et al. Letrozole reduces estrogen and gonadotropin exposure in women with breast cancer undergoing ovarian stimulation before chemotherapy. J Clin Endocrinol Metab. 2006;91:3885–90.

42. Baynosa J, et al. Timing of breast cancer treatments with oocyte retrieval and embryo cryopreservation. J Am Coll Surg. 2009;5:603–7.

43. Madrigrano A, Westphal L, Wapnir I. Egg retrieval with cryopreservation does not delay breast cancer treatment. Am J Surg. 2007;194:477–81.

44. Azim A, Constantini-Ferando M, Oktay K. Safety of fertility preservation by ovarian stimulation with letrozole and gonadotropins in patients with breast cancer: a prospective controlled study. J Clin Oncol. 2008;26:2630–5.

45. Morice P, et al. Recommendations of the fertility task force of the European society of gynecologic oncology about the conservative management of ovarian malignant tumors. Int J Gynecol Cancer. 2011;21:951–63.

46. Wright JD, et al. Fertility preservation in young women with epithelial ovarian cancer. Cancer. 2009;1(15):4118–26.

47. Grigg AP, et al. Reproductive status in long-term bone marrow transplant survivors receiving busulfan-cyclophosphamide (120 mg/kg). Bone Marrow Transplant. 2000;26:1089–95.

48. Meirow D, et al. Searching for evidence of disease and malignant cell contamination in ovarian tissue stored from hematologic cancer patients. Hum Reprod. 2008;23:1007–13.

49. Kempson R, Pokorny G. Adenocarcinoma of the endometrium in women aged forty and younger. Cancer. 1968;21:650–62.

50. Ramirez PT, et al. Hormonal therapy for the management of grade 1 endometrial adenocarcinoma: a literature review. Gynecol Oncol. 2004;95:133–8.

51. Randall TC, Kurman RJ. Progestin treatment of atypical hyperplasia and well-differentiated carcinoma of the endometrium in women under age 40. Obstet Gynecol. 1997;90:434–40.

52. Yang YC, et al. Reevaluating the safety of fertility-sparing hormonal therapy for early endometrial cancer. Gynecol Oncol. 2005;99:287–93.

53. Juretzka MM, et al. Embryo cryopreservation after diagnosis of stage IIB endometrial cancer and subsequent pregnancy in a gestational carrier. Fertil Steril. 2005;83:1041.

54. Chiya L, et al. Sparing fertility in young patients with endometrial cancer. Gynecol Oncol. 2008;111:S101–4.

55. Diaz JP, et al. Oncologic outcome of fertility-sparing radical trachelectomy versus radical hysterectomy for stage IB1 cervical carcinoma. Gynecol Oncol. 2008;111:255–60.

56. Plante M, et al. Vaginal radical trachelectomy: an oncologically safe fertility-preserving surgery. An updated series of 72 cases and review of the literature. Gynecol Oncol. 2004;94:614–23.

第5章 卵巢组织的冻存和移植

Laxmi A. Kondapalli 著

尚鹄 译 张岩 审校

概述

2010 年美国估计有 730 000 例女性新发癌症患者，大约 270 000 例患者死亡[1]。尽管恶性肿瘤仍然严重危害健康，但是在癌症检测和治疗方面已经取得巨大进步，提高了癌症患者的生存率。为治疗恶性肿瘤进行的具有性腺毒性的化疗和放疗可能改变卵巢的功能，这种改变既包括激素的产生，也包括生育潜能（本书第1章进行了详细讨论）。其中最严重的并发症是卵巢功能早衰和不孕，这两项也是患者认为最影响生活质量的问题[2-3]。恢复卵巢功能不仅能够生育，还具有内分泌功能，将极大地改善癌症治疗后存活的生育年龄女性患者的生活质量[4]。

卵巢组织冻存：可选择的方案

美国生殖医学协会认为胚胎冷冻（该操作在 IVF 治疗中常规进行）是已证实有效的保留女性生育功能的唯一"标准"方法[5]。但在某些情况下，这一方法并不适合每名患者：

1. 需要时间　通常，具有性腺毒性的治疗要在患者诊断癌症后立即开始，留给患者考虑或实施生育力保存措施的时间极其有限。胚胎或卵母细胞冻存所需的促排卵治疗通常要在取卵前进行 2～3 周的外源性激素刺激。肿瘤科医生和患者可能不能接受这种延迟癌症治疗的方案。

2. 缺少伴侣　为保存胚胎，女性癌症患者需要有可提供精子的伴侣或愿意使用供精。有些患者可能没有伴侣，或发现确定合适供精的流程非常繁琐，难以承受。

3. 激素敏感的肿瘤　浸润性乳腺癌是生育年龄女性最常见的恶性肿

瘤，2009 年，美国大约有 190 000 例新发病例[6]。由于诊断时患者年轻，且通常需要接受烷化剂环磷酰胺（详细内容见本书第 1 章）等高性腺毒性药物治疗，这些患者卵巢功能衰竭的风险很高。传统的控制性卵巢刺激方案产生超过生理剂量的雌激素，可能造成乳腺癌细胞增殖和疾病进展[7-8]，因此这类患者应谨慎应用传统的控制性卵巢刺激方案。目前已经出现能够降低升高的雌激素影响的新的方案，如使用芳香酶抑制剂（aromatase inhibitors，AIs）。然而无论是否使用 AIs，仍有一些患者和肿瘤科医生不愿意运用需要控制性卵巢刺激进行生育力保存的方案。

4. 低龄癌症患者　为青少年患者提供胚胎冻存在伦理上难以抉择。事实上，很多诱导排卵和胚胎冻存的方案都有最低年龄限制。当计划为未成年人进行生育力保存时，需要在未成年患者充分理解他们的选择的前提下获得其许可，同时还需要其父母同意。而且诱导排卵不适用于未进入青春期、性征未发育成熟的女孩。儿童期罹患恶性肿瘤的人群数目庞大，如果改变保存生育力方案，如改为卵巢组织冻存（或卵巢组织库），青春期前的女孩子们将是最重要的受益人群。

5. 哲学困扰　产生和冻存受精的胚胎可能让一些夫妇产生复杂的感觉。尽管患者渴望具有未来生儿育女的能力，但应用辅助生殖技术达到这一目的让很多患者纠结不已。很多患者从信仰上抵触冻存胚胎，还有些患者所在的国家将以储备为目的的胚胎冻存视为违法行为。例如德国，以任何目的进行卵裂期胚胎储存都是违法的[9]。

成熟卵母细胞冻存克服了需要伴侣或使用精子库的缺点。但治疗过程中仍需要进行卵巢刺激，可能延误癌症的治疗，也不适用于青春期前女性（详细内容见本书第 4 章）。卵巢组织冻存既不需要外源激素刺激，也不需要精子，为那些希望与未来的男性伴侣共同生育和希望迅速开始癌症治疗的患者提供了另一个可行的选择。此外，卵巢组织冻存是唯一能够保存青春期前女性癌症患者生育力的方法。因此，尽管胚胎冻存成功的可能性最大，但对一些特定患者，卵巢组织冻存是最好的，甚至是唯一的选择，在任何关于生育力保存的研讨中均应包括此方面内容。注意卵巢组织冻存仍在研究阶段，实施时应获得规定的伦理审查委员会（institutional review board，IRB）的许可[5]。

卵巢组织冻存的依据

卵巢包括两个主要部分：薄薄（～1 mm）的覆盖卵巢表面没有血管

的皮质和位于中央、血运丰富的髓质。皮质包括了大部分卵泡，这些卵泡处于不同成熟阶段，其中还包括构成卵巢储备的原始卵泡池，这些卵泡处于等待继续分化信号的阶段。将皮质层自下方的髓质剥离就能够冻存卵巢中的卵泡，以便将来使用。和一个一个冻存卵母细胞和胚胎不同，卵巢组织冻存是一种一次性冻存数千个早期卵泡（原始卵泡）的有效方法。此外，原始卵泡可能比成熟卵母细胞更能耐受冷冻保护液的毒性和冷冻过程。原始卵泡表现出的这种相对的冷冻损伤耐受性，可能与其体积小、代谢率慢和没有透明带有关[10]。

一旦患者癌症治愈并完成治疗，解冻的卵巢组织可以用于未成熟卵泡的体外成熟受精，或组织移植（图 5.1）。尽管人类卵泡体外成熟还没有成功，但已经有一些卵巢皮质冷冻复苏移植后成功生育的病例报告。在本章中将主要探讨卵巢组织移植的方法和结局。

卵巢组织切除和冻存

仅单次剂量化疗就会造成卵泡坏死，消耗卵巢储备功能，因此，为获得最好的结果，应在癌症治疗前获取卵巢组织[11-12]。卵巢皮质组织切除通常在腹腔镜下进行，这种微创手术需要全身麻醉，大约需要进行1 h。通常腹腔镜切除卵巢组织可以和其他手术操作合并进行，这样可以简化手术安排，避免额外麻醉，同时降低费用。

表面的卵巢皮质必须与下方的髓质组织锐性分离[13]。皮质应削成大约1 mm厚，以利于解冻后移植时的血管能够尽早再生[14]。如果卵巢全切或大部分切除，可以将皮质进一步切成5 mm×5 mm的切片，运用慢速冷冻方法进行冷冻。新的玻璃化冷冻方案，即快速冷冻卵巢组织切片的方案还在研究中[15]。

卵巢组织移植

由于卵巢移植组织寿命有限，卵巢移植应推迟到患者做好妊娠准备或已经出现卵巢功能减退时进行。患者应已康复，并获得肿瘤科医生对移植和妊娠的支持。患者应和围产期医生或高危妊娠专家沟通，讨论癌症治愈患者特有的围产期可能出现的潜在并发症。这种咨询能使患者从中获益。

卵巢组织可以原位移植回盆腔[16-17]，或者异位移植到前臂或腹部皮下[18-19]。这些移植部位都有卵巢功能恢复的报道。由于能够改善移植组

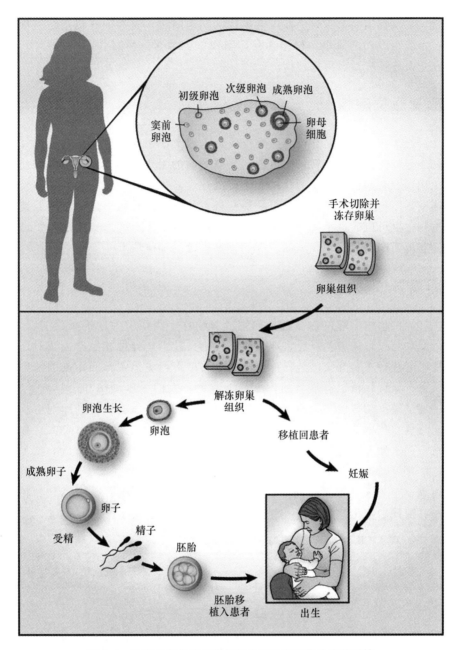

图 5.1　冻存的卵巢组织移植和未成熟卵泡体外成熟受精

织血管再生、移植后原始卵泡损伤数量少，腹膜组织比皮下组织更适合作为移植地点[20-21]。无论哪个移植部位，卵巢移植物都要经历缺血的过程，以及移植后血管再生前可能出现的卵泡闭锁，这些问题仍然是这项技术能否成功的挑战。根据冻存卵巢组织的数量，可以保存部分组织，在初次移植失败后再次移植。

卵巢原位移植

原位移植是将要移植的卵巢皮质植入卵巢原供血血管（包含在骨盆漏斗韧带内的卵巢血管）附近或者裸露髓质的去皮质卵巢。原位移植使用卵巢原有的血供系统为移植物恢复灌注和功能。理论上，如果输卵管通畅，原位移植自身卵巢组织能够获得自然妊娠。移植可以通过腹腔镜进行，也可以通过小切口剖腹术进行。移植自体冻存的卵巢皮质组织已经获得活产婴儿（表 5.1），这是目前最有效的移植技术。

卵巢异位移植

异位移植的部位通常选择前臂或腹壁皮下组织。为保护卵巢功能，接受盆腔放疗的患者需要将卵巢组织移出放疗野，异位移植的方法对这些患者具有现实意义。尽管不同于原位移植将卵巢组织移回正确的解剖位置，异位移植也有显著的优点：①避免了大的手术创伤和全身麻醉；②通过经皮超声监测到卵泡的生长很容易，甚至可以肉眼看到卵泡生长时移植部位的扩张；③必要时，移植组织可以很容易地去除或重新移植[2]。这种方法的缺点是从移植物中获取的卵母细胞需要通过 IVF 技术才能妊娠。迄今为止，已经有卵巢异位移植后灵长类动物活产的报道[22]，还没有人类活产的报道，但已经有卵巢异位移植后通过 IVF 和胚胎移植技术生化妊娠的报道[23-24]。

表 5.1　自体移植冷冻−解冻卵巢组织后活产情况总结

诊断	冷冻年龄（岁）	前期化疗	手术方法	移植部位	妊娠情况	参考文献
霍奇金淋巴瘤	25	否	卵巢活检	原位	自然妊娠，单胎	[32]
非霍奇金淋巴瘤	28	是	卵巢活检	原位	IVF，单胎	[31]
霍奇金淋巴瘤	24	是	单侧卵巢切除	原位	自然妊娠，单胎	[33-34]
				异位（腹壁）	自然妊娠，单胎	

表 5.1　自体移植冷冻-解冻卵巢组织后活产情况总结（续表）

诊断	冷冻年龄（岁）	前期化疗	手术方法	移植部位	妊娠情况	参考文献
霍奇金淋巴瘤	26	是	单侧卵巢切除	原位	IVF，单胎	[35]
尤因肉瘤	27	否	卵巢活检	原位	IVF，单胎	[35-36]
					自然妊娠，单胎	
镰状细胞贫血	20	否	单侧卵巢切除	原位	自然妊娠，单胎	[37]
乳腺癌	36	否	卵巢活检	原位	IVF，双胎	[38]
转移性神经外胚层肿瘤	17	否	卵巢活检	原位	自然妊娠，单胎	[39]
霍奇金淋巴瘤	20	否	卵巢活检	原位	自然妊娠，单胎	[40]
显微镜下多血管炎	27	是	单侧卵巢切除	原位	IVF，单胎	[40]

卵巢整体移植

为努力减少卵巢移植后早期缺血造成的卵泡损失，一些学者致力于研究整个卵巢连同其供血血管同时冷冻并移植，但是仅取得了有限的成绩[25-26]。由于移植组织的血管蒂必须与原位的卵巢血管连接，卵巢整体移植需要外科显微手术和血管重接等专门技术。目前还没有使用这项技术妊娠的报道。由于没有保存整个卵巢及其血管蒂的有效技术手段，移植卵巢皮质组织仍是理想的选择。而且，皮质移植创伤更小，手术风险低更易接受，恢复时间较短[27]。

异种移植

异种移植指将人类卵巢组织移植入自身免疫缺陷小鼠体内。严重联合自身免疫缺陷（severe combined immunodeficiency disease，SCID）小鼠可以接受异种来源组织，且不发生移植物-宿主反应[28]，因此可以作为理想的卵巢移植研究模型。卵巢组织可以植入皮下、肌间、肾被膜以促进血管生成[2]。目前的研究中，异种移植是降低移植物残余的癌细胞引起的癌症复发和转移风险的方法，还可能用于罹患激素敏感恶性肿瘤的女性患者。此外，这一方法可以很容易地监测卵泡的生长情况，取卵时容易接近卵巢组织。遗憾的是，这种方法存在动物传染病通过卵巢组织传染到人类的可能性，这一问题必须要严肃对待[10]。到目前为止，异种移植仍然是实验台上的科研工作，在确定其安全性之前，不能转化为临床工作。

卵巢移植结局

新鲜或冷冻卵巢组织自身移植都具有促使出现卵巢功能早衰的癌症患者暂时恢复内分泌功能的潜能[19]。Donnez 等报道了遗传学不一致的姐妹间进行新鲜卵巢组织移植后恢复卵巢功能的病例[29]。同样，在卵巢功能衰竭后移植冷冻组织，卵巢功能得到恢复[30-31]。

在人类已经有数个卵巢组织自体移植后生育能力恢复的病例报告（表 5.1）[2,31-40]。2004 年，Donnez 等报道了第一例卵巢组织片断原位移植后活产的病例。该病例是一名因 Ⅳ 期霍奇金淋巴瘤接受化疗和放疗后 3 年的女性患者[32]。这次自然妊娠是一大突破，也鼓舞了肿瘤生育学领域的研究。这次妊娠的卵母细胞是来自卵巢残留的卵泡还是来源于自体移植组织，这一问题引发了大量争论[41]。Meirow 等描述了一位 28 岁女性患者因非霍奇金淋巴瘤接受了大剂量的化疗，出现了卵巢功能早衰[31]。在化疗的中间，患者冻存了卵巢组织，在其月经停止后 2 年移回组织。此后，该患者卵巢激素再次分泌，恢复了正常月经，并通过 IVF 技术获得了一名活婴。

Bedaiwy 对早期出现卵巢功能不全的高危女性的病例报告进行系统回顾，并总结了新鲜和冷冻卵巢组织移植的妊娠结局[42]。该综述纳入了移植时卵泡刺激素水平超过 30U/L 的患者 23 例，这些患者卵巢功能恢复的时间是 60～244 天，中位时间是 120 天，其中 4 例患者在移植后 6 个月内卵巢功能再次衰退。多因素分析显示，新鲜组织比冷冻组织更容易出现卵巢功能衰退复发，HR 修正值为 0.47（95％CI 0.18～1.12，$P=0.09$）。

临床关注点和注意事项

移植物的持续时间

汇总临床经验提示，移植的卵巢皮质激素分泌功能持续时间较短，为 9 个月到 3 年[43]。Oktay 等观察发现，一位 37 岁因卵巢良性疾病切除双侧卵巢的患者在前臂移植入新鲜卵巢组织后，3 个月恢复月经和自然排卵[19]。遗憾的是，移植组织在 3 年后失去了功能。似乎患者的年龄和移植卵巢组织的大小决定了移植组织功能持续的时间。

在卵巢组织的冷冻和解冻过程中，卵泡丢失较少。至少有 2/3 的卵泡是在移植后缺血阶段损失的，导致卵泡池缩小，卵巢储备功能下降[2]。有些患者可能需要进行卵巢组织的再次移植来维持卵巢功能[44]。由于移植物功能持续时间有限，卵巢组织移植不能作为长期激素替代治疗。

肿瘤细胞的播散

理论上，原发性恶性肿瘤的细胞具有重新种植到已经战胜肿瘤、处于癌症缓解期的女性体内的可能性。这种理论上的可能性是卵巢移植重要且合理的关注点。临床上，肿瘤细胞播散的风险由癌症的类型、分期、活性以及转入的癌症细胞体积决定[45]。幸运的是，除了部分白血病、伯基特淋巴瘤、神经母细胞瘤、一些类型的晚期乳腺癌和结肠癌，育龄女性常见的恶性肿瘤不会向卵巢转移[13,46]。卵巢组织移植是否会导致白血病细胞再种植受到格外关注。最近的一项包括 18 例慢性髓细胞性白血病（chronic myelogenous leukemia，CML）或急性淋巴细胞白血病患者的研究显示，将这些患者的卵巢皮质解冻后移植到小鼠体内，4 例出现了白血病细胞[47]。尽管淋巴瘤患者卵巢组织移植到免疫缺陷小鼠体内没有出现上述现象[48]，但这种风险在人类尚不清楚，因此，在与患者进行相关咨询时应考虑这一情况。

可以采用一些措施减少储存和移植的卵巢组织携带转移性疾病的潜在风险。首先，对卵巢组织片段进行审慎的组织学评估，特别是卵巢标本来源于卵巢的不同部位时更要如此。此外，在卵巢组织进行冷冻和移植前与肿瘤科医生协商沟通永远是恰当的步骤。最后，建议和病理科医生讨论这种特殊情况的病理分析。应避免对有卵巢转移高危因素的患者进行卵巢移植。尽管还在试验阶段，但体外卵泡生长和卵细胞成熟技术是这类患者进行生育力储备的首选方案。

卵母细胞和胚胎质量

癌症治疗对卵母细胞和胚胎质量影响的相关数据有限。已经知道化疗药物可以引起遗传突变、结构断裂、DNA 加合以及细胞和生殖细胞的氧化损伤[13]。此外，已经观察到妊娠期环磷酰胺暴露的小鼠出现高流产率和高畸形率[49]。然而，在接受化疗后数年妊娠的癌症患者的相关研究中，没有发现其子女先天畸形率、遗传异常率及恶性肿瘤发生率增高[50-51]。目前还不清楚在获取卵巢组织进行冷冻前癌症治疗对卵巢组织移植的影响。理论上，化疗和放疗会减少能观察到的卵泡数目，因此，应在开始癌症治疗之前采取各种方法获得卵巢组织。

妊娠结局

向考虑进行卵巢移植的患者提供的咨询中，很重要的一项内容是讨论采用这种技术后妊娠的机会。由于文献报道的卵巢移植后妊娠的病例非常少，故这些患者妊娠结局的数据极为有限。在一项汇总了 25 例女性妊娠结局的研究中，有 9 名女性共获得了 11 次妊娠[42]。1 名患者有 2 次自然妊娠，但均为异位妊娠，因此被排除。在 5 项报道中，8 名女性共获得 9 次妊娠。其中一半女性（4/8）使用了冷冻卵巢皮质组织进行自体移植，其余一半使用其单卵双胞胎姐妹提供的新鲜组织进行异体移植。12 个月内的累积妊娠率为 37%（95%CI 19%～60%），获得首次妊娠的平均时间是移植后 9 个月。9 次妊娠中，6 次为自然妊娠，其余 3 次通过 IVF 获得。值得注意的是，在化疗开始后进行卵巢组织冷冻的患者得到了 5 次活产。遗憾的是，尚没有通过这种方法获得的婴儿的近期和远期结局的报道。

结论

癌症治疗前冻存卵巢组织，癌症治愈后移植回体内是一项还在研究中的令人兴奋的生育力保存方法。尽管卵巢移植最早开始于 19 世纪末期，但如何进行患者选择、技术的安全性以及哪种方法为最佳技术路线等问题仍没有解决。因此，卵巢冻存和移植应作为一种试验性方法，在医疗中心 IRB 许可后仅用于特殊患者。由于卵巢功能恢复程度有限，临床医生应审慎评估患者在癌症治疗后的卵巢衰竭风险。包括肿瘤科医生和生殖内分泌科医生在内的多学科团队能够得到最好的评估结果。尽管某一特定化疗方案对卵巢功能的影响还不确切，仍应该以能获得的最好证据来合理评估患者可能面临的风险，从而使患者在选择生育力保存和（或）生理功能保存的这些尚在研究中的方法时，能够做出合理的决定。

除了要改进目前卵巢组织冷冻复苏流程外，还需要深入的研究证实移植的理想部位，开发减少卵泡损伤的策略，发展增强移植组织血管再生的方法。令人欢欣鼓舞的领域是由 Woodruff 和其他研究者引领的使用新鲜或冷冻卵巢皮质组织样本的未成熟卵泡进行的卵泡体外生长和卵母细胞成熟技术[52]。这种技术可以去除肿瘤细胞再种植的风险，适合禁用控制性促排卵的患者。文献已经报道采用这种方法在老鼠模型中获得了活产，但后代的情况还知之甚少。由于没有哪个单独的中心具有能够评价体外卵泡生长/卵母细胞成熟技术妊娠结局的足够的患者群，故建立一个国际的结果登记处分享这一领域先锋的数据和经验对这项工作将大有裨益。收集到的证据可以进行严格的科学评估，从而可以为患者提供成功率和结局的可靠的期待值。无论如何，保留未来成为父母的可能性向年轻的癌症患者传达了重要的希望，研究者则在积极地寻找保留生育力的新方法。

致谢：本工作由肿瘤生育学联盟（Oncofertility Consortium）NIH/NICHD 5UL1DE019587 支持。

参考文献

1. National Center for Health Statistics. 2010. http://www.cancer.org/acs/groups/content/@epidemiologysurveilance/documents/document/acspc-026210.pdf. Accessed 10 Nov 2011.
2. Sonmezer M, Oktay K. Fertility preservation in female patients. Hum Reprod Update. 2004;10:251–66.
3. Partridge AH, et al. Web-based survey of fertility issues in young women with breast cancer. J Clin Oncol. 2004;22:4174–83.
4. Zeltzer L. Cancer in adolescents and young adults psychosocial aspects. Long-term survivors. Cancer. 1993;71:3463–8.
5. Ethics Committee of the American Society for Reproductive Medicine. Fertility preservation and reproduction in cancer patients. Fertil Steril. 2005;83:1622–8.
6. Jemal A, et al. Cancer statistics, 2009. CA Cancer J Clin. 2009;59:225–49.

7. Prest SJ, May FE, Westley BR. The estrogen-regulated protein, TFF-1, stimulates migration of human breast cancer cells. FASEB J. 2002;1(6):592–4.

8. Allerd CD, et al. Soy diets containing varying amounts of genistein stimulate growth of estrogen-dependent (MCF-7) tumors in a dose-dependent manner. Cancer Res. 2001;61:5045–50.

9. Embryo Bank. 2011. http://www.ivf-worldwide.com/Education/embryo-bank.html. Accessed 10 Nov 2011.

10. Seli E, Tangir J. Fertility preservation options for female patients with malignancies. Curr Opin Obstet Gynecol. 2005;17:299–308.

11. Fauser B. Follicle pool depletion: factors involved and implications. Fertil Steril. 2000;74:629–30.

12. Oktem O, Oktay K. A novel ovarian xenografting model to characterize the impact of chemotherapy agent on human primordial follicle reserve. Cancer Res. 2007;67:10159–62.

13. Practice Committee of American Society for Reproductive Medicine; Practice Committee of Society for Assisted Reproductive Technology. Ovarian tissue and oocyte cryopreservation. Fertil Steril. 2008;90:S241–6.

14. Silber S, Gosden RG. Ovarian transplantation in a series of monozygotic twins discordant for ovarian failure. N Engl J Med. 2007;356:1382–4.

15. Silber S, et al. Duration of fertility after fresh and frozen ovary transplantation. Fertil Steril. 2010;94:2191–6.

16. Radford JA, et al. Orthotopic reimplantation of cryopreserved ovarian cortical strips after high-dose chemotherapy for Hodgkin's lymphoma. Lancet. 2001;357:1172–5.

17. Tryde Schmidt KL, et al. Orthotopic autotransplantation of cryopreserved ovarian tissue to a woman cured of cancer—follicular growth, steroid production and oocyte retrieval. Reprod Biomed Online. 2004;8:448–53.

18. Oktay K, et al. A technique for transplantation of ovarian cortical strips to the forearm. Fertil Steril. 2003;80:193–8.

19. Oktay K, et al. Endocrine function and oocyte retrieval after autologous transplantation of ovarian cortical strips to the forearm. JAMA. 2001;286:1490–3.

20. Donnez J. Laparascopic ovarian tissue transplantation in humans. Gunaikeia. 2003;8:168.

21. Marhhom E, Cohen I. Fertility preservation options for women with malignancies. Obstet Gynecol Surv. 2006;62:58–72.

22. Lee DM, et al. Live birth after ovarian tissue transplant. Nature. 2004;428:137–8.

23. Rosendahl M, et al. Biochemical pregnancy after fertilization of an oocyte aspirated from a heterotopic autotransplant of cryopreserved ovarian tissue: a case report. Hum Reprod. 2006;21:2006–9.

24. Oktay K. Spontaneous conceptions and live birth after heterotopic ovarian transplantation: is there a germline cell connection? Hum Reprod. 2006;21:1345–8.

25. Imhof M, et al. Cryopreservation of a whole ovary as a strategy for restoring ovarian function. J Assist Reprod Gen. 2004;21:459–65.

26. Bedaiwy MA, et al. Cryopreservation of intact human ovary with its vascular pedicle. Hum Reprod. 2006;21:3258–69.

27. Silber SJ, et al. A series of monozygotic twins discordant for ovarian failure: ovary transplantation (cortical versus microvascular) and cryopreservation. Hum Reprod. 2008;23:1531–7.

28. Bosma GC, Custer RP, Bosma MJ. A severe combined immunodeficiency mutation in the mouse. Nature. 1983;301:527–30.

29. Donnez J, et al. Restoration of ovarian function after allografting of ovarian cortex between genetically non-identical sisters. Hum Reprod. 2010;25:2489–95.

30. Oktay K, Karlikaya G. Ovarian function after transplantation of frozen, banked autologous ovarian tissue. N Engl J Med. 2000;342:1919.

31. Meirow D, et al. Pregnancy after transplantation of cryopreserved ovarian tissue in a patient with ovarian failure after chemotherapy. N Engl J Med. 2005;353:318–21.

32. Donnez J, et al. Livebirth after orthotopic transplantation of cryopreserved ovarian tissue. Lancet. 2004;364:1405–10.

33. Demeestere I, et al. Fertility preservation: successful transplantation of cryopreserved ovarian tissue in a young patient previously treated for Hodgkin's disease. Oncologist. 2007;12: 1437–42.

34. Demeestere I, et al. Birth of a second healthy girl more than 3 years after cryopreserved ovarian graft. Hum Reprod. 2010;25:1590–1.

35. Andersen CY, et al. Two successful pregnancies following autotransplantation of frozen/thawed ovarian tissue. Hum Reprod. 2008;23:2266–72.

36. Ernst E, et al. The first woman to give birth to two children following transplantation of frozen/thawed ovarian tissue. Hum Reprod. 2010;25:1280–1.

37. Roux C, et al. Live birth after ovarian tissue autograft in a patient with sickle cell disease treated by allogeneic bone marrow transplantation. Fertil Steril. 2008;93:2413.e15–e19.

38. Sánchez-Serrano M, et al. Twins born after transplantation of ovarian cortical tissue and oocyte vitrification. Hum Reprod. 2010;93:e11–3.

39. Donnez J, et al. Pregnancy and live birth after autotransplantation of frozen-thawed ovarian tissue in a patient with metastatic disease undergoing chemotherapy and hematopoietic stem cell transplantation. Fertil Steril. 2011;95:e1–4.

40. Donnez J, et al. Children born after autotransplantation of cryopreserved ovarian tissue. A review of 13 live births. Ann Med. 2011;43:437–50.

41. Oktay K, Tilly J. Livebirth after cryopreserved ovarian tissue autotransplantation. Lancet. 2004;364:2091–2. author reply 2092–2093.

42. Bedaiwy MA, et al. Reproductive outcome after transplantation of ovarian tissue: a systematic review. Hum Reprod. 2008;23:2709–17.

43. Oktay K, Sonmezer M. Ovarian tissue banking for cancer patients: fertility preservation, not just ovarian cryopreservation. Hum Reprod. 2004;19:477–80.

44. Kim S, et al. Long-term ovarian function and fertility after heterotopic autotransplantation of cryobanked human ovarian tissue: 8-year experience in cancer patients. Fertil Steril. 2009;91:2349–54.

45. Donnez J, et al. The role of cryopreservation for women prior to treatment of malignancy. Curr Opin Obstet Gynecol. 2005;17:333–8.

46. Yada-Hashimoto N, et al. Metastatic ovarian tumors: a review of 64 cases. Gynecol Oncol. 2003;89:314–7.

47. Dolmans MM, et al. Reimplantation of cryopreserved ovarian tissue from patients with acute lymphoblastic leukemia is potentially unsafe. Blood. 2010;116:2908–14.

48. Kim SS, et al. Ovarian tissue harvested from lymphoma patients to preserve fertility may be safe for autotransplantation. Hum Reprod. 2001;16:2056–60.

49. Meirow D, et al. Administration of cyclophosphamide at different stages of follicular maturation in mice: effects on reproductive performance and fetal malformations. Hum Reprod. 2001;16:632–7.

50. Hawkins MM. Pregnancy outcome and offspring after childhood cancer. BMJ. 1994;309:1034.

51. Sanders JE, et al. Pregnancies following high-dose cyclophosphamide with or without high-dose busulfan or total-body irradiation and bone marrow transplantation. Blood. 1996;87: 3045–52.

52. Smitz J, et al. Current achievements and future research directions in ovarian culture, in vitro follicle development and transplantation: implications for fertility preservation. Hum Reprod Update. 2010;16:395–414.

第6章 卵母细胞体外成熟在生育力保存中的角色

Peter S. Uzelac，Greg L. Christensen，and Steven T. Nakajima 著

张阳阳 译 张岩 审校

概述

卵母细胞体外成熟（in vitro maturation，IVM）技术是胚胎实验室的一项先进技术，即将体内未成熟卵母细胞取出，在体外将其从生发泡（germinal vesicle，GV）期培养至成熟卵母细胞（metaphase II，MII）期。在体外培养成熟后，进行受精，然后将按照传统体外受精（in vitro fertilization，IVF）技术培养出的胚胎进行移植或冷冻。

IVM 不仅是一项经验性的技术，也是一项需要细致实验技巧的劳动密集型、实验型技术，以期达到胚胎潜能的最大化。IVM 在辅助生殖技术中的地位存在争议。但是，IVM 的特点使其在生育力保存技术中富于独特的吸引力。尤其值得一提的是，IVM 在治疗时间上极其灵活，而且在取卵前无需激素进行卵巢刺激。在面对迫切的肿瘤治疗时，IVM 是一项快速的生育力保存技术。在雌激素敏感肿瘤中，IVM 可避免卵巢刺激引起的血清雌激素水平升高（表 6.1）。

表 6.1　IVM 与 IVF 在生育力保存中的比较

	IVM	IVF
等待取卵的最短时间	1～2 天	10～14 天
注射药物	单次注射	10～14 天多次注射
就诊、彩超及采血次数	1～2 次	4～6 次

表 6.1 IVM 与 IVF 在生育力保存中的比较（续表）

	IVM	IVF
等待取卵的最短时间	1～2 天	10～14 天
雌激素水平升高	否	是
周期内任何时间进行取卵	是	否
与其他生育力保存技术相结合	是	否

IVM，体外成熟；IVF，体外受精

　　本章中的概念代表了 Louisville 大学生殖内分泌与生殖医学中心科室现今的观念。作者所在的实验室在患者中进行了研究，形成了保存生育力的 IVM 治疗流程。

IVM 的历史背景

　　20 世纪 30 年代，Gregory Pincus 首次提出了 IVM 的生理学概念，他从家兔卵巢中取出未成熟卵母细胞，并记录了其进行自发减数分裂到 M2 期的过程[1]。继 1978 年成功实施第一例 IVF 后，Cha 等在 10 年后报道了第一例通过 IVM 技术获得的活产婴儿[2]。此例从围产期卵巢获取未成熟卵母细胞，强调了 IVM 众多具有吸引力的临床特征之一：辅助生殖技术的实施不必完全依赖于促性腺激素刺激及周期时间。

　　IVM 零散的成功案例和较低的妊娠率使其最初在临床推广上受到限制。1999 年，Chian 等[3] 阐述了如下概念，即在取卵前 36 h 单次注射人绒毛膜促性腺激素（human chorionic gonadotropin，hCG）进行临床 IVM 可提高卵母细胞成熟率和受精率。为探讨促性腺激素的应用是否能提高 IVM 的成功率，Fadini 等[4] 进行了一项前瞻性随机试验：纳入 400 名女性，并将其随机分为 4 组，A 组为空白对照组，B 组在取卵前 36～38 h 肌内注射 10 000 IU hCG，C 组进行 FSH 刺激，D 组先进行 FSH 刺激，取卵前进行 hCG 注射（表 6.2）。这 4 组分别被命名为空白组、hCG 周期组、FSH 周期组和 FSH-hCG 周期组。FSH 周期组为在周期开始的 3 天内每日应用 FSH 150 IU。纳入的女性年龄为 24～38 岁，排卵周期为 24～35 天，早卵泡期 FSH 低于 12 IU/L。通过经阴道超声对卵泡生长进行监测，直至优势卵泡直径接近 13 mm，子宫内膜厚度大于 4 mm。空白组在 24 h 内进行取卵。FSH 组在 36～72 h 后进行取卵。FSH-hCG 组在进行最后一次 FSH 注射后 24～48 h 进行 hCG 注射，36～38 h 后进行取卵。只有接受了 hCG 注射的两组在取卵时获得了成熟的 MⅡ期卵母细胞。FSH-hCG 组临床妊娠率（clinical pregnancy rate，CPR）为 29.9%，远高于空白组的 15.3%（$P=0.023$）。FSH 组和 hCG 组在临床结局上没有明显差异。

这些试验促进了 IVM 流程的发展，同时胚胎实验室的技术也得到了发展[5]。虽然促排卵治疗和胚胎实验室流程得到了发展，IVM 的种植率仍低于传统 IVF，因此，IVM 仍然是二线治疗方案。

表 6.2　不同促性腺激素启动方案对正常卵巢卵母细胞的 IVM 的影响

	A 组	B 组	C 组	D 组	
	空白组	hCG 组	FSH 组	FSH+hCG 组	总计
体内成熟的 MⅡ期卵母细胞（%）	0	28（5.7）	0	109（20.3）	137（6.9）
30 h 后体外成熟的 MⅡ期卵母细胞（%）	231/477（48.4）	284/470（57.9）	234/461（50.8）	431/525（82.1）	1180/1933（61.0）
每胚胎移植的临床妊娠率（%）	15.3	7.6	17.3	29.9	18.3

IVM，体外成熟；hCG，人绒毛膜促性腺激素；FSH，卵泡刺激素；MⅡ，减数分裂Ⅱ期。

Composite table from Fadini et al.[4]

患者选择

面对肿瘤治疗导致不孕的风险，女性想要保存生育力时会遇到各种障碍。在制订医学治疗方案前需要思考两个问题：①暴露在外源性促性腺激素中是否安全？②为进行传统促排卵治疗而延误肿瘤治疗是否安全？由于传统促排卵治疗中，卵母细胞或胚胎冷冻有较高的成功率，通常只要安全，就推荐患者接受传统促排卵治疗。而在应用传统促排卵方案不安全的患者中，可选择 IVM。

虽然缺少对雌激素敏感性肿瘤患者暴露于控制性超促排卵（controlled ovarian hyperstimulation，COH）的远期结局研究的数据，但大家担心在肿瘤治疗前暴露在超生理水平的雌激素可刺激肿瘤的生长[6]。因为 IVM 不会增加血清雌激素水平，故雌激素敏感性肿瘤患者保存生育力可选择 IVM。当然，IVM 适用于雌激素受体（estrogen receptor，

ER）阳性的乳腺癌患者，但是这个基本原理也适用于 ER 状态不明的乳腺癌患者中，这种 ER 状态不明的情况并不少见。COH 一般禁忌证中的其他恶性肿瘤，如早期子宫和卵巢肿瘤也适用 IVM。

IVM 最有价值也是最独特的一个特点是能在非常短的时间内实施。传统的 IVF 最短也需要 10～14 天才能取卵，而 IVM 理论上只需要 1～2 天。Rao 等[7]报道了在患者最初要求生育力保存的 2 天后，也就是周期的第 12 天取得了 17 枚未成熟卵母细胞。由于在生育力保存的咨询中常常要考虑到时间的问题，故 IVM 的核心特点使得它成为一些临床病例中值得考虑的方案。

IVM 的支持者还强调了另一个优点，即可避免使用过多促性腺激素导致的常见但较少危及生命的副作用——卵巢过度刺激综合征（ovarian hyperstimulationsyndrome，OHSS）的发生。甚至在面对一些减少 OHSS 发生的新的治疗方案时，我们相信，即使轻度或中度的过度刺激也会对肿瘤患者造成严重的影响，因此，我们应该为这些处于危险中的患者努力[8]。IVM 其他的适应证包括需要进行影响生育力的手术的一些良性疾病、需要性腺毒性治疗的内科疾病，或者推迟生育年龄的女性[9-11]。

IVM 治疗方案的流程

在保存生育力的过程中，IVM 较 IVF 的关键优点之一是 IVM 可在月经周期的任何时间实施。这一特点可使我们对需要立即开始化疗的患者采取快速干预。Oktay 等[12]在他们的病例报告中强调了 IVM 的作用：一名乳腺癌患者因提前出现黄体生成素（Luteinizing hormone，LH）峰而不能完成传统的促排卵治疗和胚胎冷冻，尽管成熟卵泡出现了排卵，研究者仍然在黄体期获得了未成熟卵母细胞，最终在体外培养成熟并进行了受精。

反对黄体期取卵的学者认为排卵后的激素环境会降低卵母细胞的潜能。但是，最近一项回顾性研究对 IVM 的取卵时间进行了比较，结果表明在卵泡期和黄体期取卵的取卵数、卵母细胞成熟率、受精率或冷冻的卵母细胞总数和胚胎数没有明显差异[13]。

利用 IVM 时间灵活性保存生育力的另一个策略是连续取卵。在一个系列报道中，Demirtas 等[14]报道了 2 名患者采用短至 16 天的时间间隔进行了连续取卵。这个方法使得在有限的时间窗里可取得更多的卵母细胞。

取卵方法

经阴道取卵

对于操作者来说，经阴道取卵（transvaginal oocyte aspiration，TVOA）具有一定的挑战性，主要是因为卵巢的活动度过大、卵巢组织较致密。与经过促排卵治疗的患者增大、相对固定、位置稳定的卵巢相比，未经促排卵治疗的卵巢体积小、被覆较厚的被膜，极易从进行穿刺的取卵针针尖滑脱。一旦针尖进入卵巢被膜，进一步的操作会被致密的卵巢皮质和未扩张的卵泡壁所阻碍。通常，需要更有力量的取卵针，但这也增加了损伤盆腔血管和卵巢周围组织的风险。

对于任何一个操作，操作者个人的技巧随着时间而提高，他/她会采用更擅长的技术和设备来克服这些困难。在最初经阴道取卵技术的经验上，许多对传统取卵技术的改变被建议用来改善这项技术，包括改变取卵针的规格、斜面的角度、抽吸的压力以及使用单腔还是双腔的取卵针[15]。随着IVM技术的发展，不可避免地出现了很多的调整，但这也导致了该技术的进一步发展缺乏统一规范。

作者所在的实验组发现了在获取未成熟卵母细胞过程中采用卵泡冲洗的优点[16]。该方法在未应用hCG的周期中非常有用，这是因为未扩张的密集的细胞使得从卵泡壁取下卵母细胞复合体非常困难。作者使用了双腔取卵针（Ref 97109，1.6×350 mm，管600/600 mm；Swemed V-tip™，Vitrolife Sweden AB，Kungsbacka，Sweden）并进行反复的冲洗，直到证实出现卵母细胞或者未出现卵泡细胞（颗粒细胞）。这项技术也减少了阴道壁穿刺点的数量，减少了操作引起的阴道壁出血。

整体或部分卵巢组织样本

虽然常规不孕症人群的IVM治疗方案基本上都是超声引导下经阴道取卵，但是作者也报道过在手术切除的整体和部分卵巢标本中获得未成熟卵母细胞的病例[17]。这项技术至今没有活产婴儿报道。但是，在不确定卵巢的病理类型是否有恶性潜能的情况下，不可在手术前进行卵巢刺激，也不宜进行简单的囊肿切除术，此时可选择IVM——一个有价值的"雪中送炭"的干预措施。具有生育能力的卵巢组织在手术室一旦从卵巢中分离出来，需立即送到胚胎实验室进行取卵、培养、冷冻或受精。

IVM 可与其他生育力保存技术联合应用。对于进行卵巢切除术行卵巢组织冷冻的患者，在组织处理前，作者通常在体外获取未成熟卵母细胞进行 IVM。与一些冷冻-复苏组织方法（如体外卵泡成熟，该方法试图使所有从冷冻-复苏卵巢组织中取出的窦前卵泡成熟）相比，这种序贯性治疗方法可为成功妊娠提供更快的机会，而前者已不适用于临床应用了。

从手术切除的整体或部分卵巢组织中取出未成熟卵母细胞有许多不同的方法。最简单的方法是用 18 号取卵针连接 5 ml 注射器。在取卵之前，注射器内装入少量配置的人输卵管液体介质（modified human tubal fluid，mHTF）。利用穿刺针和注射器，穿刺所有可见的卵泡并进行轻柔的吸取。将介质预装载于注射器内，吸取出的任何液体或组织都需要冲洗入无菌盘进行检查。

作者也曾使用过更复杂的吸引装置。将 IVF 穿刺针进行修剪，利用一个小型适配器连接到一个 18 号 Terumo 蝴蝶型输液针上（Terumo Medical Corporation，Elkton，MD21921）。经过改装后的吸引穿刺针可连接到常规的 IVF 真空泵上，并进行常规操作。这一装置的简易图及吸引穿刺针的使用见图 6.1 和图 6.2。蝴蝶型穿刺针易于操作，符合人体解剖学特点。吸引装置压力需设置在 60～65 mmHg，可为吸取卵泡液提供持续的、可控制的真空压力。无菌盘中的介质应保持密闭，并将其放于手边，以在必要时冲洗穿刺针。作者报道过一例连续使用此改装后的吸引穿刺针获取未成熟卵母细胞的病例[18]。

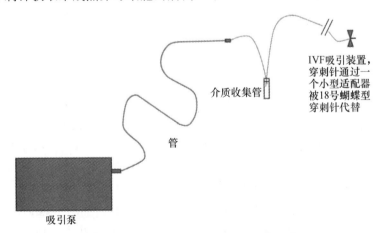

图 6.1 未成熟卵母细胞吸引装置简易图，包括吸引泵、介质收集管、带有蝴蝶型穿刺针的 IVF 吸引装置

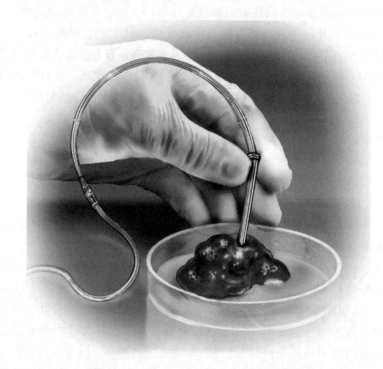

图 6.2　使用吸引穿刺针获取未成熟卵母细胞

　　无论使用何种装置，将卵巢组织放在干净的培养皿中，并将其置于光源的上方，通过第一次穿刺识别小卵泡是最容易的。光源透过组织可帮助发现更小以及不太明显的卵泡。

实验室技术

　　同 IVF 一样，IVM 成功的很大一部分应归功于细致的实验室技术。第一步需要确认未成熟卵母细胞。减数分裂 I 期前期的卵母细胞被未扩张的卵丘细胞紧紧包绕，不像成熟卵母细胞那样容易辨认。即使是有经验的人员，也需要相当多的实践才能更有效率地辨认未成熟卵母细胞。在确认吸引针完整后，可使用过滤装置重新回收卵母细胞（BD Falcon，网眼直径为 70 μm 的尼龙过滤器；编号 352350，www. bd. com/labware）。

　　同时，还需要使用确认卵母细胞核状态这一特殊技术。在一些周期内，在取卵时可发现一个或更多 MII 期的卵母细胞，这些卵母细胞也可在同一天受精。通过单精子卵细胞质内注射（intracytoplasmic sperm injection，ICSI；IVM 中更倾向于采用的受精方式），卵母细胞完成减数分裂后，识别 M I 期卵母细胞也非常重要[19]。"滑动技术"可帮助阐明减数分裂状态，即通过倾斜培养皿来瞬间移动覆盖物，使卵母细胞变平，更好地显现细胞核。

未成熟卵母细胞通常需要培养 48 h 以上完成减数分裂。IVM 周期的这一部分非常耗费人力，因为卵母细胞成熟任何时候都可能完成。通常，在取卵后 24 h 和 48 h 对卵母细胞进行观察，成熟的时间与卵母细胞的潜能相关[20]。M II 期卵母细胞在多个时间点需要多次 ICSI，因此对于胚胎学家来说，这是一个持久的过程。

最佳的 IVM 培养液现在还不清楚。现今有三种常规的 IVM 液（Cook、Medicult 和 Sage-Cooper）。这些培养液单独用来培养未成熟卵母细胞复合体中的体细胞和卵母细胞，富含常规胚胎培养液中缺少的一些成分，其中最关键的一点是添加了促性腺激素——FSH 和 LH。

IVM 周期胚胎和卵母细胞的冷冻保存

20 世纪 90 年代后期，随着 IVM 新鲜周期妊娠率的提高，Chian 等[21]报道了使用体外成熟卵母细胞受精形成的合子期胚胎进行冷冻-复苏后得到的第一例活产婴儿。很快又有了使用未成熟卵母细胞受精形成的胚泡期胚胎进行玻璃化冷冻-复苏后成功妊娠的报道[22]。Son 等[23]报道了一例使用体外成熟卵母细胞受精形成的胚泡期胚胎进行反复玻璃化冷冻及复苏后仍得到活产婴儿的病例，这充分证明了 IVM 胚胎的潜能。

不幸的是，要求保存生育力的女性患者要面对的一个普遍的困难是缺乏男性伴侣，唯一的选择是只能使用供精进行胚胎冷冻保存。对于幼年及未成年肿瘤患者，基本不会提前考虑到将来的生育选择，因此难以想象使用供精进行生育力保存。另外，罹患严重疾病时，女性被伴侣抛弃的概率是男性被抛弃的 6 倍[24]。综上所述，卵母细胞冷冻保存是现今生殖医学领域的热点（详见本书第 4 章）。

IVM 周期中，对于促排卵后获得的卵母细胞，玻璃化冷冻（快速冷冻形成玻璃样状态避免冰晶的形成）比慢速冷冻更可取[25]。Chian 等[26]报道了第一例卵母细胞体外成熟并进行玻璃化冷冻后获得成功妊娠的病例。同时，他们也注意到，相较于体外成熟，体内成熟的卵母细胞有更高的复苏率和受精率[27]。

IVM 过程中，卵母细胞在完成减数分裂前或后都可进行冻存。理论上，冻存 GV 期的卵母细胞可减少减数分裂错误的发生，至少在慢速冷冻中，卵母细胞的复苏率更高。但是总体上来说，未成熟慢速冷冻效率较低[28-29]。与将卵母细胞在减数分裂I期前期进行冷冻相比，成熟卵母细胞进行玻璃化冷冻具有更高的冷冻-复苏成熟率，能获得高质量的胚胎[25]。

胚胎移植

新鲜 IVM 周期中妊娠率不太理想的影响因素（详见下一部分的讨论）可能是卵巢和子宫内膜之间的不同步。卵泡中期进行未成熟卵母细胞的获取时，子宫内膜还没有做好接受胚胎种植的准备。关于如何更好地克服这一难题，目前有很多争议，包括使用添加的微粒化雌激素或少量的外源性促性腺激素[30-31]。在生育力保存的过程中，IVM 遵循了"冷冻所有"的方案，不需要立即对子宫内膜进行同步化。随着 IVM 技术的发展，关于子宫内膜同步化因素是否会提高妊娠率的研究将是一个有趣的方向。

IVM 的妊娠结局

目前没有关于 IVM 中胚胎或卵母细胞冷冻保存的已发表的大规模研究数据，在需要保存生育力的人群中尤其如此。报道中 IVM 的妊娠率和分娩率相差很大，可能有以下几个方面的因素：患者选择的异质性、促排卵方案的差异、胚胎学实验室的多样化以及不同的胚胎学家。Fadini 等[4]最近报道，有自然月经周期的女性进行 FSH 刺激，当优势卵母细胞将达到 13 mm 时给予 10 000 IU hCG，临床妊娠率为 29.9％（表 6.2）。这项前瞻性随机对照研究证实了 FSH-LH 周期组比对照组、FSH 组及 hCG 组更有优势。对于月经周期不规律和多囊卵巢的女性来说，以上数据可能会发生变化[5]。在最近一项规模最大的研究中，Benkhalifa 等[32]报道了在多囊卵巢综合征（polycystic ovary syndrome，PCOS）患者中进行 hCG 处理后，每胚胎移植的临床妊娠率为 19.7％。

IVM 中关于孕妇和新生儿健康的可用数据普遍令人放心。Buckett 等[33]比较了 IVM、IVF 和 ICSI 中的产科结局和先天畸形发生率，发现与传统的辅助生殖技术相比，IVM 并没有更大的风险。他们在接下来的研究中发现，IVM 的自然流产率更高[34]。研究者认为，这可能是由于进行 IVM 治疗的大多数是 PCOS 患者。为了支持这一理论，Cha 等[35]对接受 IVM 和 IVF 的 PCOS 患者进行研究，发现两组流产率、出生体重以及产科合并症并无差异。

　　Chian 等[27] 比较了卵母细胞玻璃化冷冻后进行体外成熟和体内成熟两组病例的产科结局，发现 IVM 组平均出生体重更高，这也可归咎于接受 IVM 治疗的患者中大部分罹患 PCOS。随着越来越多的非 PCOS 女性接受 IVM 治疗，这项生育力保存方法的咨询效果得到提高将成为可能。

　　对自然妊娠出生的孩子与接受 IVM 出生的孩子进行 2 年随访观察发现，体重和发育并无差异[36-37]。

前景

　　卵母细胞在卵巢内自然成熟前取卵似乎限制了活产率，但随着卵巢预处理、穿刺针和实验技术的改善，毫无疑问将提高 IVM 技术的妊娠率。一项保存生育力的相关技术——体外卵泡成熟尝试使所有从冷冻-复苏卵巢组织中获取的窦前卵泡成熟。这项技术在啮齿类动物中已经获得了活产，但在人类中的应用还处于早期发展阶段[38]。

结论

　　IVM 独有的特点使其在生育力保存技术中扮演着一个特殊的角色。其关键优势在于不进行或限制性进行激素刺激，因此可在周期中的任何时间完成。严谨的实验技术和高超的手术技能是成功的必要条件。虽然 IVF 的妊娠率稍高，但是 IVM 应在生育力保存治疗中占有一席之地。其适用于大多数临床病例，也可作为二线治疗方案，甚至对某些患者来说，可作为首选治疗方案。

　　致谢：本工作由肿瘤生育学联盟（Oncofertility Consortium）NIH/NICHD 5UL1DE019587 支持。

参考文献

1. Pincus G, Enzmann EV. The comparative behavior of mammalian eggs in vivo and in vitro: I. The activation of ovarian eggs. J Exp Med. 1935;62:665–75.
2. Cha KY, et al. Pregnancy after in vitro fertilization of human follicular oocytes collected from nonstimulated cycles, their culture in vitro and their transfer in a donor oocyte program. Fertil Steril. 1991;55:109–13.

3. Chian RC, et al. Pregnancies resulting from in vitro matured oocytes retrieved from patients with polycystic ovary syndrome after priming with human chorionic gonadotropin. Fertil Steril. 1999;72:639–42.

4. Fadini R, et al. Effect of different gonadotrophin priming on IVM of oocytes from women with normal ovaries: a prospective randomized study. Reprod Biomed Online. 2009;19:343–51.

5. Son WY, Tan SL. Laboratory and embryological aspects of hCG-primed in vitro maturation cycles for patients with polycystic ovaries. Hum Reprod Update. 2010;16:675–89.

6. Rodriguez-Wallberg KA, Oktay K. Fertility preservation in women with breast cancer. Clin Obstet Gynecol. 2010;53:753–62.

7. Rao GD, et al. Fertility preservation in women undergoing cancer treatment. Lancet. 2004;363:1829–30.

8. Humaidan P, Quartarolo J, Papanikolaou EG. Preventing ovarian hyperstimulation syndrome: guidance for the clinician. Fertil Steril. 2010;94:389–400.

9. Uzelac PS, et al. Extracorporeal oocyte retrieval, in vitro maturation and embryo banking following oophorectomy for benign ovarian disease. Reprod Sci. 2009;16:274A.

10. Uzelac PS, et al. In vitro maturation of oocytes as a fertility preservation option. Fertil Steril. 2008;89:S10.

11. Elizur SE, et al. Fertility preservation treatment for young women with autoimmune diseases facing treatment with gonadotoxic agents. Rheumatology (Oxford). 2008;47:1506–9.

12. Oktay K, et al. In vitro maturation of germinal vesicle oocytes recovered after premature luteinizing hormone surge: description of a novel approach to fertility preservation. Fertil Steril. 2008;89(228):e19–22.

13. Maman E, et al. Luteal phase oocyte retrieval and in vitro maturation is an optional procedure for urgent fertility preservation. Fertil Steril. 2011;95:64–7.

14. Demirtas E, et al. Immature oocyte retrieval in the luteal phase to preserve fertility in cancer patients. Reprod Biomed Online. 2008;17:520–3.

15. Trounson A, Wood C, Kausche A. In vitro maturation and the fertilization and developmental competence of oocytes recovered from untreated polycystic ovarian patients. Fertil Steril. 1994;62:353–62.

16. Uzelac PS, Christenesen GL, Nakajima ST. Follicular flushing avoids multiple vaginal punctures and may aid in oocyte recovery in in vitro maturation (IVM). Fertil Steril. 2009;91:S5.

17. Uzelac PS, et al. In vitro maturation of oocytes retrieved from unstimulated whole ovary specimens in the mid-follicular phase as a fertility-preserving measure. J Soc Gynecol Invest. 2008;15(suppl):237A.

18. Uzelac PS, et al. A simple and effective fertility preservation laboratory technique: retrieval of germinal vesicle oocytes from whole ovary tissue followed by in vitro maturation. Fertil Steril. 2008;90:S273.

19. Hyun CS, et al. Optimal ICSI timing after the first polar body extrusion in in vitro matured human oocytes. Hum Reprod. 2007;22:1991–5.

20. Son WY, et al. Comparison of in-vitro maturation cycles with and without in-vivo matured oocytes retrieved. Reprod Biomed Online. 2008;17:59–67.

21. Chian RC, et al. Pregnancy and delivery after cryopreservation of zygotes produced by in-vitro matured oocytes retrieved from a woman with polycystic ovarian syndrome. Hum Reprod. 2001;16:1700–2.

22. Son WY, et al. Ongoing twin pregnancy after vitrification of blastocysts produced by in-vitro matured oocytes retrieved from a woman with polycystic ovary syndrome: case report. Hum Reprod. 2002;17:2963–6.

23. Son WY, et al. Pregnancy resulting from transfer of repeat vitrified blastocysts produced by in-vitro matured oocytes in patient with polycystic ovary syndrome. Reprod Biomed Online. 2005;10:398–401.

24. Glantz MJ, et al. Gender disparity in the rate of partner abandonment in patients with serious medical illness. Cancer. 2009;115:5237–42.

25. Cao YX, Chian RC. Fertility preservation with immature and in vitro matured oocytes. Semin Reprod Med. 2009;27:456–64.

26. Chian RC, et al. Live birth after vitrification of in vitro matured human oocytes. Fertil Steril. 2009;91:372–6.
27. Chian RC, et al. Obstetric outcomes following vitrification of in vitro and in vivo matured oocytes. Fertil Steril. 2009;91:2391–8.
28. Toth TL, et al. Fertilization and in vitro development of cryopreserved human prophase I oocytes. Fertil Steril. 1994;61:891–4.
29. Toth TL, et al. Cryopreservation of human prophase I oocytes collected from unstimulated follicles. Fertil Steril. 1994;61:1077–82.
30. Elizur SE, et al. Comparison of low-dose human menopausal gonadotropin and micronized 17beta-estradiol supplementation in in vitro maturation cycles with thin endometrial lining. Fertil Steril. 2009;92:907–12.
31. Martins Wde P, et al. Endometrial preparation for in vitro oocyte maturation: early use of estrogen increases endometrial tissue and requires lower daily dosage: a cross over trial in 'mock' cycles. J Assist Reprod Genet. 2006;23:241–6.
32. Benkhalifa M, et al. Natural cycle IVF and oocyte in-vitro maturation in polycystic ovary syndrome: a collaborative prospective study. Reprod Biomed Online. 2009;18:29–36.
33. Buckett WM, et al. Obstetric outcomes and congenital abnormalities after in vitro maturation, in vitro fertilization, and intracytoplasmic sperm injection. Obstet Gynecol. 2007;110: 885–91.
34. Buckett WM, et al. Pregnancy loss in pregnancies conceived after in vitro oocyte maturation, conventional in vitro fertilization, and intracytoplasmic sperm injection. Fertil Steril. 2008;90:546–50.
35. Cha KY, et al. Obstetric outcome of patients with polycystic ovary syndrome treated by in vitro maturation and in vitro fertilization-embryo transfer. Fertil Steril. 2005;83:1461–5.
36. Soderstrom-Anttila V, et al. Obstetric and perinatal outcome and preliminary results of development of children born after in vitro maturation of oocytes. Hum Reprod. 2006;21:1508–13.
37. Shu-Chi M, et al. Growth and development of children conceived by in-vitro maturation of human oocytes. Early Hum Dev. 2006;82:677–82.
38. Wang X, et al. Successful in vitro culture of pre-antral follicles derived from vitrified murine ovarian tissue: oocyte maturation, fertilization, and live births. Reproduction. 2011;141: 183–91.

第7章　降低风险：卵巢移位术和药物抑制的作用

Jaime M. Knopman and Nicole Noyes　著

徐万东　译　张岩　审校

概述

在过去的 25 年中，生殖医学的进步促进了新技术的发展，给面临生育能力丧失的癌症患者提供了生育后代的机会。然而，一些保存生育力的方法的实用性和费用限制了它们的推广和应用。相比之下，放疗前卵巢移位术和性腺毒性化疗的同时使用促性腺激素释放激素激动剂（gonadotropin-releasing hormone agonists，GnRHa）更加简单、廉价、易得。虽然这两种技术更容易获得，但不稳定的成功率限制了其广泛应用。在本章中，我们将介绍这两类可能保存生育力的方法的最新信息。

卵巢移位术

卵巢移位术（ovarian transposition，OT）又称为卵巢固定术，是一种大约 50 年前提出的保存生育力的方法[1]。内科医师提出，把卵巢移出放射区域能有效地减少射线辐射到卵巢上，使卵巢储备的损失最小化[2-3]。在此之前的研究已经证明，作用于卵巢的放射剂量小于 1.5 Gy 并不会严重减弱卵巢的生理功能，更高的放射剂量会导致不同程度的卵巢损害，与辐射时间成反比[4-5]（详见本书第 1 章）。研究表明，30 Gy 的放射剂量作用于 26 岁以下女性，20 Gy 的放射剂量作用于 26～40 岁的女性，5～6 Gy 的放射剂量作用于 40 岁以上的女性，大多能导致完全不可逆的卵巢功能衰竭[5-7]。盆腔肿瘤的常用放射剂量通常都超过了这些阈值，给患有盆腔肿瘤的女性带来相当大的生育风险。

　　卵巢移位术在宫颈癌开腹根治性手术中首次报道，现在卵巢移位术应用于包括要求盆腔照射的育龄期女性的各种临床情况。整个过程相对简单易行（彩图 7.1），切断卵巢固有韧带，打开骨盆漏斗韧带附近的

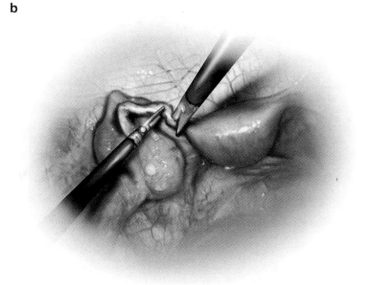

a

卵巢
输卵管
圆韧带
子宫卵巢韧带
子宫

b

彩图 7.1　卵巢移位术。(a) 解剖示意图展示了女性盆腔生殖器官正常的组织解剖学位置。进行卵巢移位术时。(b) 将卵巢在卵巢固有韧带水平从子宫上分离，分离骨盆漏斗韧带毗邻的腹膜。根据卵巢最终的移位位置，必要时可以断开输卵管。

C

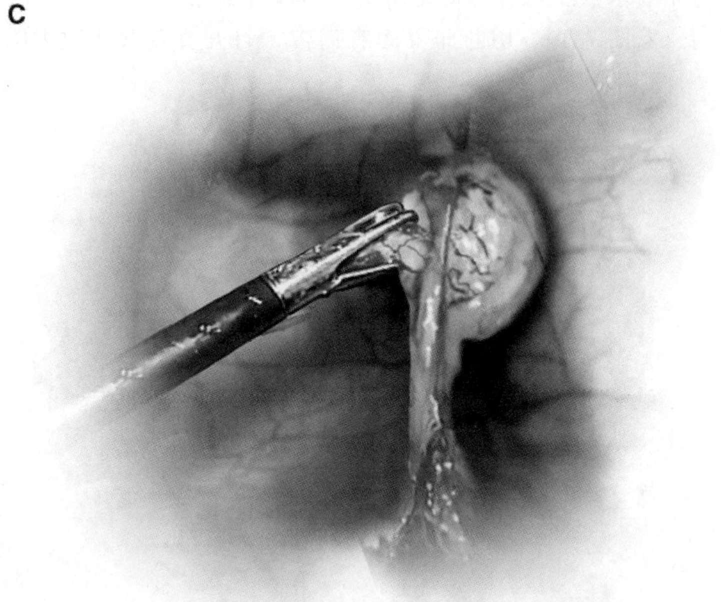

d

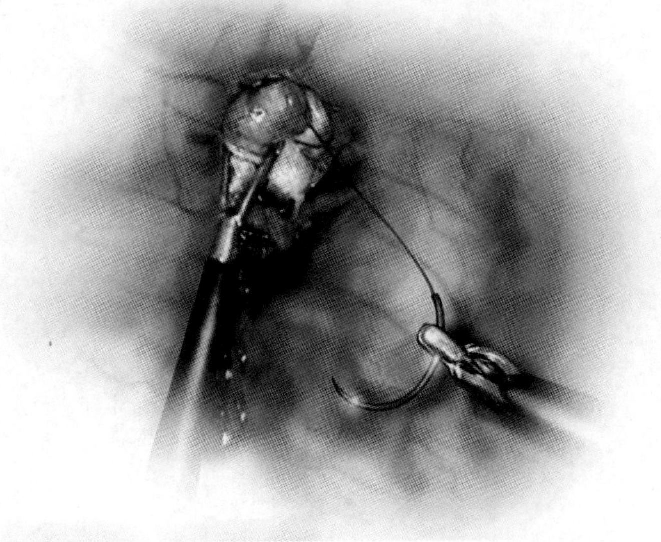

彩图 7.1（续）　(c) 游离卵巢。(d) 将其附着于远离既定放射区域的腹膜表面

腹膜，使卵巢可附着到放射野以外相对较远的腹膜表面。根据移位位置的需求，也可以断开输卵管。通常，在移位的卵巢上安放 1～2 个夹子有

助于日后放射定位识别。卵巢的移位位置包括盆腔的侧壁、结肠旁沟及腰大肌前方（彩图 7.2）[8]。理想情况下，卵巢应该被移位至原始放射野外 3 cm 及以上。由于手术的进步，卵巢移位术不再需要进行探查性大手术，使用微创的方式（腹腔镜或机器人辅助）就能完成[9-12]。近期，出现了一种新腹腔镜改良术式：通过一个直径 2 mm 的腹部切口，外科医师用直针 Prolene 线将卵巢缝合到前腹壁移位的部位上，然后在皮下打结[13]。这种术式可以在放疗结束后将卵巢轻易地移回其盆腔的原位置，我们只需在局部麻醉下剪掉患者皮下的线结。尽管这是个有意思的方法，但我们并不了解把卵巢放回盆腔对于以后生育的必要性，因为大多数放疗后的患者在没有卵巢复位的情况下成功受孕。卵巢移位术的并发症包括出血、术后盆腔不适感（偶尔需要过早的卵巢复位）[14]、局部缺血以及更加罕见的卵巢转移（如果是宫颈腺癌）[15-16]。

卵巢移位的常见位置：
● 腹腔内结肠旁沟
● 腰大肌前方
● 结肠旁沟下部

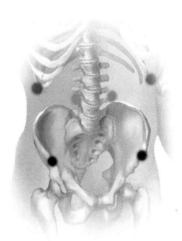

彩图 7.2 卵巢移位的位置示意图：结肠旁沟下部（紫点）、腰大肌前方（绿点），以及较少见的、高位的腹腔内结肠旁沟（粉红点）

虽然目前缺乏每年卵巢移位术确切的手术例数，但数据显示其呈上升趋势。保存生育力意识和宫颈癌筛查水平的提高促成了这种增长[17]，超过 40% 的宫颈癌发生于育龄期女性。因此卵巢移位术最常见的适应证是子宫颈的恶性肿瘤，占卵巢移位术的 2/3 以上[18]。令人困惑的是，确诊宫颈癌的处于首次生育年龄的女性有大幅增长，全球平均为 28 岁[19]。因此，很大一部分确诊宫颈癌的女性并没有生育计划（或完成生育），这使得卵巢移位术以及其他保存生育力的方法成为恶性肿瘤治疗中不可或缺的一部分。生育年龄适合行卵巢移位术的需要放疗的其他肿瘤包括发生于直肠、外阴、阴道、平滑肌和中枢神经系统的肿瘤以及霍奇金淋巴瘤。例如，在西方，结直肠癌是最常见的胃肠道恶性肿瘤，3％～6％的结直肠癌在 40 岁之前确诊（其中几乎一半是女性）[20]。

选择适合卵巢移位术的人选相当困难。尽管卵巢内分泌功能的维持对于精神、身体健康非常重要，但卵巢移位术作为一种独特的保存生育力的方法实施起来很复杂，尤其是鉴于成功率的不确定性。如果卵巢移位术需要损伤或切断输卵管，患者可能会被建议行体外受精（IVF）来达到妊娠的目的。而且，当确定卵巢移位术的适合患者时，需要认真考虑子宫是否位于放射区域（阴道、宫颈及结直肠的恶性肿瘤），因为高放射剂量（14～30 Gy）会显著损害子宫功能[21]。举例来说，结直肠癌治疗常规需要 45～50 Gy 的放射剂量（经 5～6 周），这个剂量不仅导致完全的卵巢功能衰竭，而且造成严重的内膜损伤，这使得以后的移植非常可能失败。尽管如此，放疗对子宫的影响仍是不可预知的，一些散在的病例报告显示，接受卵巢移位术的患者在高剂量放疗后成功受孕[22]。即使卵巢功能可以通过卵巢移位术得到保护，也一定要告知接受高剂量子宫放疗的患者在未来考虑妊娠时可能需要代孕。这个额外的障碍可能阻碍一些恶性肿瘤患者追求"亲生骨肉"。我们应该在整个保存生育力程序开始前和恶性肿瘤患者讨论第三方生育的可能性。

卵巢移位术减少卵巢功能衰竭

大量的调查表明在放疗前进行卵巢移位术有各种各样的结果[5,9,12,15,23-26]。总体来说，研究证明，卵巢移位术使卵巢受到辐射的概率减少 50％～90％。然而，由于患者特征、诊断以及手术方法的异质性，我们很难把各项研究拿来互相比较。Feeney 等报道了 122 例行卵巢移位术的女性，其中 28 例（21％）接受术后放疗。尽管实施了卵巢移位术，接受术后放疗的患者中仍有 50％的患者早绝经（RR 17.3，95％CI 5.4～56.1)[15]。Al-Badawi 等报道了 23 例接受腹腔镜卵巢移位术的患者（宫颈癌 15 例、结肠癌 4 例、尤因肉瘤 3 例、霍奇金淋巴瘤 1 例），65％的患者保留了卵巢功能，不幸的是，在试验中以卵泡刺激素（FSH）水平≤25 IU/L 定义卵巢功能，而这个值远高于临床实践中判断生育功能的数值[12]。Cutillo 等在 4 例接受卵巢移位术后化疗的阴道癌患者中以月经恢复评估卵巢功能，4 例患者在治疗后月经规律[25]。Clough 等评估了

20 例接受腹腔镜卵巢移位术的肿瘤患者（平均年龄 32.8±6.2 岁，17 例宫颈癌、1 例中枢神经系统肿瘤和 2 例霍奇金淋巴瘤），术后接受的放疗最大剂量达 2.2 Gy（平均 1.55 Gy），作者报道 20 例患者中无一例 40 岁前绝经[9]。此外，Gareer 等报道了 15 例卵巢移位术中用前文介绍的 Prolene 进行皮下缝合的恶性肿瘤患者（10 例直肠癌、5 例霍奇金淋巴瘤），其中 11 例成功保留了卵巢功能[27]。不幸的是，以上研究的主要评价标准是月经功能（妊娠和生育未被评估）。虽然月经的保留确实提示保留了一些卵巢功能，但这种评估并不能为女性的生育能力提供参考信息。实际上，妇科肿瘤医师一致认为，卵巢移位术保留卵巢功能的成功率有时可降至 30%～50%。因此，即使卵巢移位术是一种保留月经功能的方法，也并不能因此就认为卵巢移位术是一种保存生育力的方法。

卵巢移位术在保存生育力方面的成功率

对于那些卵巢移位术后妊娠的女性，来自产科的数据显示，术后患者妊娠结局不尽相同，但令人欣慰。Morice 等报道了 37 例年轻女性（平均年龄 20.7±5.7 岁）在盆腔照射前成功行卵巢移位术并保护子宫[27]。诊断包括阴道或宫颈透明细胞腺癌（$n=27$）、卵巢无性细胞瘤（$n=9$）以及软组织肉瘤（$n=1$）。由于肿瘤类型/部位不同，成功率多样：15% 的透明细胞瘤患者和 80% 的无性细胞瘤/软组织肉瘤患者成功妊娠。初看之下这种差异令人震惊，但这种差异可被解释为达到治愈所需的放疗剂量导致。例如，对于透明细胞肿瘤，放射剂量要求高，因此即使是移位后的卵巢也会被严重损害；此外，位于放射区域的子宫同样受到了严重的功能损害。有趣的是，67% 成功妊娠的患者没有要求卵巢复位，尽管有 17% 的患者接受了体外受精。

卵巢移位术的实际应用

最近的文献证实，卵巢移位术是一种未被充分利用的生育力保存的方法[18]。韩国首尔大学附属医院的一项研究表明，2524 位接受盆腔照射的女性中，108 位（12～40 岁）可以行卵巢移位术，其中只有 31 例（28.7%，29 例宫颈癌和 2 例直肠癌）在盆腔照射前进行了卵巢移位术。其余的一些生殖专家质疑卵巢移位术的益处并推荐要求保存生育力的女性在恶性肿瘤放疗前做出替代的选择（例如卵母细胞或胚胎的冻存）。

设计一个包括保存生育力在内的合适的治疗方案需要肿瘤外科专家和生殖内分泌学专家进行一个开放的讨论（见本书第 12、13 章）。各方频繁的沟通和深思熟虑能依据患者意愿及条件选择一个正确的、最合适的生育力保存方法。事实上，多种途径［包括卵母细胞和（或）胚胎和（或）组织的冻存］相结合往往能达到最佳效果。例如，作者的经验表明，需要接受术后放疗的宫颈癌或结直肠癌患者术前接受卵母细胞和（或）胚胎冻存能达到保存生育力的最佳结果，与卵巢移位术无关。如果需要卵巢移位术联合卵母细胞和（或）胚胎冻存，作者建议在获取卵母细胞后进行卵巢移位术。另外，通过经腹（相对于常规经阴道）途径获取卵子通常是很有必要的。尽管卵巢移位术的选择需要在决定开腹探查术的同时确定，尤其对于宫颈癌患者，但术前（有时加上术中）咨询生殖内分泌学专家能周全地获得可能的保存生育力的方法。简要地说，不管肿瘤的诊断如何，通过医生和患者不断的交流，一个多学科的处理能为患者带来最大的生育可能（此话题在本书第 11 章进行深入讨论）。

药物抑制防止生育损失

对于化疗患者，GnRHa 早已成为通过抑制来保护卵巢功能的一种简单有效的方法。理论上讲，GnRHa 通过抑制内源性垂体促性腺激素的分泌使卵巢处于"青春期前"的静止状态，从而避免卵巢受到损害。近期提出几个关于 GnRHa 如何保留卵巢功能的假说，然而，这些假说在人体上的验证结果差异很大[28]。此外，数据显示 GnRHa 对卵巢功能的保护作用是不一致的，因此，临床医生很少用这种方法来保存患者的生育力。

药物抑制的历史

20 世纪 80 年代，Glode 首次提出利用 GnRHa 来保存生育力[29]。尽管临床医生很早之前就已给化疗中的女性癌症患者使用这类药物，但其目的在于防止月经过多及其导致的贫血。Glode 利用小鼠模型表明，Gn-RH 的竞争性类似物能保护雄性小鼠的性腺不受化疗药物环磷酰胺造成的损伤。随后在大鼠上的研究验证了 Glode 的发现并证实 GnRHa 可以减少化疗所致的卵巢卵泡损耗[30]。先前的研究工作已经证实化疗对青春期前的儿童性腺损伤较小[31-33]。这些数据结合分裂细胞比休眠细胞对化疗药物更敏感的证据提示，静止期的原始卵泡相对活化的分裂细胞对性腺毒性化疗更有耐受力。因此，我们可以假设，GnRHa 通过延缓原始卵泡进入生长卵泡池来保护卵巢[34-35]。进一步的动物研究表明，GnRHa 通过以下三种途径使性腺损伤最小化：通过减少卵巢血流灌注使卵巢吸收的化疗药物剂量处于较低水平，GnRH 受体的活化能减少细胞凋亡，上调抗凋亡因子磷酸鞘氨醇（sphingosine-1-phosphate，S1P)[30,35-41]。尽管在动物实验中发现 GnRHa 可通过以上机制减少卵巢受损，但人体研究数据依然差异显著[41-46]。目前尚不清楚在人体试验中成功率不同的具体原因，一些专家推测是因为人体内 GnRH 受体较少，达不到在大鼠实验中相同的反应[34-35,47]。此外，原始卵泡缺乏 FSH 或 LH 的受体，而且从原始卵泡到窦前卵泡的过渡期相对独立，这都让人质疑使用 GnRHa 抑制 FSH 和 LH 是否真能降低化疗的细胞毒性。不论如何解释，前后矛盾的结果困扰着临床医生，并限制了 GnRHa 这种保存生育力的方法在癌症患者中的应用。

口服避孕药

口服避孕药（oral contraceptive pills，OCPs）早已成为化疗女性保存生育力的重要方法之一。口服避孕药的作用机制与 GnRHa 类似：抑制垂体分泌 FSH 和 LH，形成青春期前性腺功能减退的内分泌环境[28]。理论上说，进入活动期的卵巢卵泡细胞减少，卵巢功能得到保留。与 GnRHa 的研究结果类似，尽管支持口服避孕药抑制性腺损伤的数据有限且前后矛盾，但一些研究者表明，处于静止期的卵巢更能耐受化疗[44,48-49]。在化疗期间连续使用口服避孕药的确能减少月经来潮、贫血、血小板减少及各类血细胞减少症的发生率。当然，在日常生活管理中，与 GnRHa 相比，口服避孕药的副作用更少并且易耐受，而 GnRHa 往往会导致非预期的假绝经状态。

药物抑制的临床研究

目前尚缺乏关于性腺毒性化疗中应用 GnRHa 保存生育力的安全性和有效性的人体随机对照试验研究[44-45]。在已经报道的文献中，肿瘤类型、患者年龄、治疗方案、化疗药物以及截点多种多样。在大多数试验中，截点不是妊娠能力，而是自然月经的恢复，因此限制了这些数据应用于渴望保存生育力的患者（月经并不等于生育潜能）。尽管一些观察研究更坚定地证明了 GnRHa 对卵巢功能的保护作用，但不幸的是，这些报道的试验结果都以恢复月经来判定卵巢功能[50-52]。有一些研究同样检测并评估了激素水平来量化卵巢储备功能，但也只是随机的检测，可用性不大，或者是判定卵巢功能"良好"的标准（例如血清 FSH 水平超过 24 pg/ml，甚至达到 40 pg/ml）远高于临床工作中预测女性具有妊娠能力的数值。类似地，仅仅将记录到排卵作为试验结果并不能保证或预示妊娠，我们都清楚，由于残留的卵泡质量较差，接近 40 岁的中年女性通常有排卵但不能受孕。

近期 Bedaiwy 的 meta 分析纳入了 6 项随机对照试验。在所有的 6 项研究中，把只接受化疗的研究结果和化疗联合 GnRHa 的研究结果随机对照分析[45]。结果显示，自然月经和排卵的发生率在接受 GnRHa 治疗的女性中发生率更高（OR 3.64，95% CI 1.13～10.57 以及 OR 5.70，95% CI 2.29～14.20），尽管后面一个结果仅来自于 2 项研究[42-43]。只有 3 项研究分析了化疗联合 GnRHa 治疗后自然妊娠的发生率[42,46,53]。对上述结果的分析显示，联合 GnRHa 和未联合 GnRHa 的患者自然妊娠率无统计学差异（OR 0.26，95% CI 0.003～2.52）。

就 GnRHa 对卵巢功能的保护作用来说，这篇 meta 分析的结论令人欣慰，但其中的一些个例让人质疑这篇分析的结论。例如，最大的一组试验分析了 80 例患者（每组 40 人），随访至治疗后 8 个月[43]；其较小的样本量和较短的随访期受到了质疑，不仅是该试验，其他得出类似结论（即联合 GnRHa 是有益的）的试验也受到质疑。此外，在此试验中，尽管研究者认为恢复自然月经的患者人数有明显差异（分别为 69.2% 和 25.6%），但也有一些值得商榷的地方，在审阅过患者的特征后发现似乎并没有做到准确的随机分配，这对作者结论的准确性和可重复性提出了质疑[43]。此外，调查者并没有就研究中他莫昔芬的潜在保护作用做出相关合理的解释。

该 meta 分析中最大的随机对照试验以妊娠作为试验截点（每组 30 人）[46]。其中 2 例受孕成功（每组各 1 例），说明 GnRHa 对生育能力并没有益处。随机对照试验研究者最近发布了最终的有效性分析，结果显示，不仅两组妊娠率没有差异，其月经复潮和恢复月经的时间也没有显著差异。此外，在他们的讨论中，作者透露了试验中两个临床相关混杂因素有可能夸大 GnRHa 的疗效：①GnRHa 组患者相对更加年轻；②化疗疗程相对较少。尽管有一项观察性研究[52]报道 10 位接受治疗的女性患者中 8 位受孕成功，但对照组的缺乏使结论缺乏说服力。而且，此项研究中的患者远比其他研究中的患者年轻，这或许说明获得令人欣慰的研究结论更大程度是因为患者的年龄，而不是因为 GnRHa 的保护作用。

Ben-Aharon 等近期发表了一篇关于 GnRHa 保护癌症患者生育力的综合性 meta 分析[44]。作者通过评估 12 组临床试验推断 GnRHa 治疗减少闭经率（RR 0.26，95％CI 0.14～0.49）。这个结论仅在观察性研究中出现，而随机对照试验并未得出此结论。而且，在他们的研究中，预测 2 组试验中卵巢储备功能的生物标志物太过于类似。

总而言之，在性腺毒性化疗的同时联合 GnRHa 治疗可以保留卵巢激素功能及恢复月经。然而，即使联合 GnRHa 治疗，卵母细胞的质量和数量仍然被削弱了，说明其对妊娠没有益处。更长期的随访和更大样本量的随机对照试验可能会为 GnRHa 治疗保存生育力提供额外的支持，但目前仍然缺乏此类相关证据。

由于月经初潮前不能实施卵巢刺激促排卵，故青春期前的女性在保存生育力方面受到了额外的挑战。因此，这类人群不能选择胚胎或卵母细胞的冷冻保存。保存生育力方法的短缺导致了 GnRHa 联合治疗受试者的缺乏。证明 GnRHa 治疗对以后的妊娠有积极效果的可靠数据的缺乏[54]也很难让青春期前的女孩赞成这种方式。

目前的推荐

目前，化疗中的育龄期女性联合 GnRHa/OCP 治疗最引人瞩目的适应证是减少（或停止）月经出血，尤其是化疗导致血小板减少和贫血的患者。利用药物抑制来保存生育力仍然值得进一步讨论。尽管一些研究证明接受 GnRHa 治疗能够很大程度提高自然月经的恢复率和排卵率，但不能说明其对妊娠率的提高。维持卵巢的激素功能很重要，但保存生育力的基本评价标准应该是成功妊娠。因此，在没有足够证据证明 GnRHa 能够提高患者妊娠率之前，GnRHa 联合化疗保存生育力应当被谨慎建议。

结论

辅助生殖技术，尤其是保存生育力技术的进步为尚未生育后代的癌症患者提供了一种革命性的方法。经过几十年的成功和创新，辅助生殖技术在未来拥有巨大的潜力。多学科之间的合作，尤其是肿瘤学专家和生殖内分泌学专家之间的合作是保存生育力技术进步的基础。此外，多学科的努力能够减少知识的不足并保证所有潜在可保存生育力的患者拥有生育的机会。这个话题将在第 12、13、14 章重点讨论。

致谢：作者感谢 NYU Langone 医学中心妇科肿瘤学家 Dr. Bhavana Pothuri 进行的关于癌症患者卵巢移位和 GnRHa 治疗的研究。本工作由肿瘤生育学联盟（Oncofertility Consortium）NIH/NICHD 5UL1DE019587 支持。

参考文献

1. McCall M, Keaty E, Thompson J. Conservation of ovarian tissue in the treatment of the carcinoma of the cervix with radical surgery. Am J Obstet Gynecol. 1958;75:590–600.
2. Nahhas W, et al. Lateral ovarian transposition: ovarian relocation in patients with Hodgkin's disease. Obstet Gynecol. 1971;38:785–8.
3. Baker J, et al. Preservation of ovarian function in patients requiring radiotherapy for para-aortic and pelvic Hodgkin's disease. Lancet. 1972;1:1307–8.
4. Stillman R, Schinfeld J, Schiff I. Ovarian failure in long-term survivors of childhood malignancy. Am J Obstet Gynecol. 1981;139:62–6.
5. Wo J, Viswanathan A. Impact of radiotherapy on fertility, pregnancy, and neonatal outcomes in female cancer patients. Int J Radiat Oncol Biol Phys. 2009;5:1304–12.
6. Donnez J, Bassil S. Indications for cryopreservation of ovarian tissue. Hum Reprod Update. 1998;4:248–59.
7. Lushbaugh C, Casarett G. The effects of gonadal irradiation in clinical radiation therapy: a review. Cancer. 1976;37 Suppl 2:1111–25.
8. Sella T, Mironov S, Hricak H. Imaging of transposed ovaries in patients with cervical cancer. Am J Roentgenol. 2005;184:1602–10.
9. Clough K, et al. Laparoscopic unilateral ovarian transposition prior to irradiation: prospective study of 20 cases. Cancer. 1996;77:2638–45.
10. Barwijuk A, Jankowska S, Paplicki A. Laparoscopic anterolateral ovarian transposition before irradiation of chordoma. Acta Obstet Gynecol Scand. 2005;84:822–3.
11. Gareer W, et al. Preservation of ovarian germinal follicles by temporary laparoscopic ovarian transposition in teen-aged girls undergoing craniospinal irradiation for radiosensitive CNS tumors. Taiwan J Obstet Gynecol. 2008;47:300–4.
12. Al-Badawi I, et al. Laparoscopic ovarian transposition before pelvic irradiation. Int J Gynecol Cancer. 2010;20:1082–6.
13. Gareer W, Gad Z, Gareer H. Needle oophoropexy: a new simple technique for ovarian transposition prior to pelvic irradiation. Surg Endosc. 2007;25:2241–6.
14. Anderson B, et al. Ovarian transposition in cervical cancer. Gynecol Oncol. 1993;49:206–14.
15. Feeney D, et al. The fate of the ovaries after radical hysterectomy and ovarian transposition. Gynecol Oncol. 1995;56:3–7.
16. Gershenson D. Fertility-sparing surgery for malignancies in women. J Natl Cancer Inst Monogr. 2005;34:43–7.
17. SEER Cervical Cancer Statistics Review. http://seer.cancer.gov/csr/1975_2008/browse_csr.php?section=5&page=sect_05_zfig.03.html. Accessed 24 Jun 2011.

18. Han S-S, et al. Underuse of ovarian transposition in reproductive-aged cancer patients treated by primary or adjuvant pelvic irradiation. J Obstet Gynaecol Res. 2011;37:825–9.
19. Organization for Economic Cooperation and Development. Chart SF2.3A: Mean age of women at the birth of first child. 2008. http://www.oecd.org/dataoecd/62/49/41919586.pdf. Accessed 21 Jun 2011.
20. O'Connell J, et al. Do young colon cancer patients have worse outcome? SEER data. World J Surg. 2004;28:558–62.
21. Critchley H, et al. Abdominal irradiation in childhood; the potential for pregnancy. Br J Obstet Gynaecol. 1992;99:392–4.
22. Kurt M, et al. Successful spontaneous pregnancy in a patient with rectal carcinoma treated with pelvic radiotherapy and concurrent chemotherapy; the unique role of laparoscopic lateral ovary transposition. Eur J Gynaecol Oncol. 2007;28:408–10.
23. Ray G, et al. Oophoropexy: a means of preserving ovarian function following pelvic mega-voltage radiotherapy for Hodgkin's disease. Radiology. 1970;96:175–80.
24. Haie-Meder C, et al. Radiotherapy after ovarian transposition: ovarian function and fertility preservation. Int J Radiat Oncol Biol Phys. 1993;25:419–24.
25. Cutillo G, et al. Conservative treatment of reproductive and sexual function in young woman with squamous carcinoma of the vagina. Gynecol Oncol. 2006;103:234–7.
26. Gareer W, Gad Z, Gareer H. Needle oophoropexy: a new simple technique for ovarian transposition prior to pelvic irradiation. Surg Endosc. 2011;25:2241–6.
27. Morice P, et al. Fertility results after ovarian transposition for pelvic malignancies treated by pelvic malignancies treated y external irradiation or brachytherapy. Hum Reprod. 1998;13:660–3.
28. Blumenfeld Z, von Wolff M. GnRH-analogues and oral contraceptives for fertility preservation in women during chemotherapy. Hum Reprod Update. 2008;14:543–52.
29. Glode LM, Robinson J, Gould SF. Protection from cyclophosphamide induced testicular damage with an analogue of gonadotropin-releasing hormone. Lancet. 1981;1:1132–4.
30. Kitajima Y, et al. Hyperstimulation and a gonadotropin-releasing hormone agonist modulate ovarian vascular permeability by altering expression of the tight junction protein claudin-5. Endocrinology. 2006;147:694–9.
31. Sutcliffe SB. Cytotoxic chemotherapy and gonadal function in patients with Hodgkin's disease: facts and thoughts. JAMA. 1979;242:1898–9.
32. Ortin TT, Shoshlak CA, Donaldson SS. Gonadal status and reproductive function following treatment of Hodgkin's disease in childhood: the Stanford experience. Int J Radiat Oncol Biol Phys. 1990;19:873–80.
33. Wallace WH, et al. Ovarian function following the treatment of childhood acute lymphoblastic leukemia. Med Pediatr Oncol. 1993;21:333–9.
34. Lobo RA. Potential options for preservation of fertility in women. N Engl J Med. 2005;353: 64–73.
35. Blumenfeld Z. How to preserve fertility in young women exposed to chemotherapy? The role of GnRH agonist cotreatment in addition to cryopreservation of embryo, oocytes or ovaries. Oncologist. 2007;12:1044–54.
36. Saitta A, et al. Randomized, double-blind, placebo-controlled study on effects of raloxifene and hormone replacement therapy on plasma no concentrations, endothelin-1 levels, and endothelium-dependent vasodilation in postmenopausal women. Arterioscler Thromb Vasc Biol. 2001;21:1512–9.
37. Grudker C, Emons G. Role of gonadotropin-releasing hormone (GnRH) in ovarian cancer. Reprod Biol Endocrinol. 2003;1:65–71.
38. Imai A, et al. Direct protection by a gonadotropin-releasing hormone analog from doxorubicin-induced granulosa cell damage. Gynecol Obstet Invest. 2007;63:102–6.
39. Perez GI, et al. Apoptosis associated signaling pathways are required for chemotherapy-mediated female germ cell destruction. Nat Med. 1997;3:1228–32.
40. Morita Y, et al. Targeted expression of Bcl-2 in mouse oocytes inhibits ovarian follicle atresia and prevents spontaneous and chemotherapy-induced oocyte apoptosis in vitro. Mol Endocrinol. 1999;13:841–50.

41. Morita Y, et al. Oocyte apoptosis is suppressed by disruption of the acid sphingomyelinase gene or by sphingosine-1-phosphate therapy. Nat Med. 2000;6:1109–14.
42. Waxman JH, et al. Failure to preserve fertility in patients with Hodgkin's disease. Cancer Chemother Pharmacol. 1987;19:159–62.
43. Badawy A, et al. Gonadotropin-releasing hormone agonists for prevention of chemotherapy-induced ovarian damage: prospective randomized study. Fertil Steril. 2009;91:694–7.
44. Ben-Aharon I, et al. Pharmacological intervention for fertility preservation during chemotherapy: a systematic review and meta-analysis. Breast Cancer Res Treat. 2010;122:803–11.
45. Bedaiwy M, et al. Gonadotropin-releasing hormone analog cotreatment for preservation of ovarian function during gonadotoxic chemotherapy: a systemic review and meta-analysis. Fertil Steril. 2011;95:906–14.
46. Gerber B, et al. Effect of luteinizing hormone-releasing hormone agonist on ovarian function after modern adjuvant breast cancer chemotherapy. The GBG 37 ZORO study. J Clin Oncol. 2010;29:2334–41.
47. Lutchman Singh K, Davies M, Chatterjee R. Fertility in female cancer survivors: pathophysiology, preservation and the role of ovarian reserve testing. Hum Reprod Update. 2005;11:69–89.
48. Chapman RM, Sutcliffe SB. Protection of ovarian function by oral contraceptives in women receiving chemotherapy for Hodgkin's disease. Blood. 1981;58:849–51.
49. Longhi A, et al. Effect of oral contraceptive on ovarian function in young females undergoing neoadjuvant chemotherapy treatment for osteosarcoma. Oncol Rep. 2003;10:151–5.
50. Recchia F, et al. Gonadotropin-releasing hormone analogues added to adjuvant chemotherapy protect ovarian function and improve clinical outcomes in young women with early breast carcinoma. Cancer. 2006;106:514–23.
51. Del Mastro L, et al. Prevention of chemotherapy-induced menopause by temporary ovarian suppression with goserelin in young, early breast cancer patients. Ann Oncol. 2006;17:74–8.
52. Urruticoechea A, et al. Ovarian protection with goserelin during adjuvant chemotherapy for pre-menopausal women with early breast cancer (EBC). Breast Cancer Res Treat. 2008;110:411–6.
53. Giuseppe L, et al. Ovarian function after cancer treatment in young women affected by Hodgkin disease (HD). Hematology. 2007;12:141–7.
54. Pereyra Pacheco B, et al. Use of GnRH analogues for functional protection of the ovary and preservation of fertility during cancer treatment in adolescents: a preliminary report. Gynecol Oncol. 2001;81:391–7.

第三部分　肿瘤生育学患者的护理

第8章 鸟儿、蜜蜂与配子库：诊断恶性肿瘤的同时与家庭探讨未来生育能力的问题①

Gwendolyn P. Quinn，Caprice A. Knapp，
and Devin Murphy 著

席思思 译 张岩 审校

概述

和青少年探讨生殖健康的问题是很尴尬的事情。和一个家庭探讨恶性肿瘤的诊断、治疗和预后是件恐怖而伤人的事情。当与青少年和他们的父母同时探讨生殖健康及恶性肿瘤诊断时，上述压倒性的情绪混杂交融。

肿瘤生育学领域的沟通鸿沟从何而来？

当家长获知他们的孩子罹患肿瘤，或当他们听到"恶性肿瘤"一词时，便再也听不进去后续的陈述。如果在谈话一开始便给出恶性肿瘤的诊断，很少有家长和（或）患者还能记得后面说了些什么。此外，诊断恶性肿瘤带来的打击和震惊会让家长和患者陷入一种难以做出决定或选择治疗方案的情绪中[1-2]。通常，家长们会向医疗服务提供者求助，请他们帮助抉择或提供有助于决策的信息。

不幸的是，选择需要在明确诊断期间且在治疗开始前做出，这关系

---

① 译者注：鸟儿和蜜蜂指西方国家的父母对孩子进行的性启蒙教育。鸟儿产蛋暗喻女性排卵，蜜蜂授粉暗喻男性授精，以此委婉地描述人类的生殖和性行为。

到患者未来的健康相关生活质量（health-related quality of life, HRQOL）。许多恶性肿瘤的化疗及放疗会导致患者生育能力的丧失。对于青少年来说，暂时性或永久性生育能力丧失的概率是未知的，这与患者的年龄、肿瘤类型及分期、治疗方案和时间相关[3-4]。许多国立机构，包括美国临床肿瘤学协会[4]、美国生殖医学协会[5]和美国儿科学会[6]建议临床医生与所有生育年龄的恶性肿瘤患者探讨生育问题，并且将有兴趣的患者在首次肿瘤治疗开始前转诊至生殖内分泌学家（reproductive endocrinologist，REI）或助孕专家。在首次恶性肿瘤相关的治疗开始前探讨生育和保护生育力的问题（如精子库、卵子库、胚胎或性腺组织库）可以为未来生儿育女提供最好的机会和更多的选择。然而，即使是那些在治疗前选择保存生育力的恶性肿瘤患者，未来仍难以保证能拥有一个亲生孩子。

　　一些针对童年时期罹患恶性肿瘤的成年存活者的研究指出，生育力是他们最普遍的顾虑，其造成了后期身体及心理的影响[7-8]。恶性肿瘤成年存活者的生育状态并不十分清楚[3,9]，一些研究提示，很多恶性肿瘤的成年存活者并未意识到恶性肿瘤的治疗可能会影响生育能力[10-11]。还有调查显示，一些恶性肿瘤的成年存活者曾认为他们永久性失去了生育能力，却在无意间妊娠或受孕了[12-14]。

　　诊断恶性肿瘤的同时缺乏对生育力和生殖健康方面的交流是可以理解的，原因有以下几点：首先，对恶性肿瘤的治疗是第一位的，所以在诊断恶性肿瘤的危急关头并未探讨有关生殖健康和生育能力的问题是可以理解的；第二，青少年患者及其家庭成员听到恶性肿瘤诊断的瞬间可能会"思维凝固"，从而难以获取后续有关治疗方案、疗程及预后的信息，关于未来生育能力的信息就更听不进去；第三，和青少年恶性肿瘤患者谈论生殖健康的话题可能会使肿瘤科医生感觉尴尬，尤其是面对年龄尚小的患者以及青少年患者的父母在场时。如何和还在儿科接受治疗的青春期患者讨论生殖健康问题，肿瘤科医生可能从没有接受过此类培训。探讨专业领域以外的问题也会使肿瘤科医生苦恼。这些因素共同造成医生的不适感；第四，目前尚无适当的体制基础、系统或流程支持患者向当地生殖内分泌学专家转诊，在某些肿瘤保健体系以及一些州内，甚至没有一名这样的专家[15-16]。最后，医生可能试图与患者和（或）父母谈论生殖健康问题，但患方可能会认为此时首先应治疗恶性肿瘤，这些信息不重要而拒绝讨论。

　　有一些资源有助于卫生保健提供者进行沟通（myoncofertility.org，

fertilehope. org，livestrong. org），并且在医疗保健机构内建立转诊系统[17]。虽然有这些资源，肿瘤专业的医护人员向患者及家属提供便于信息共享和决策制订的信息的最佳方式仍然是未知的。虽然宣传材料常常被用于提高健康素养并加深患者对某种医疗保健问题的理解，但近期研究发现，生殖健康领域很少派发此类宣教材料[18-20]。建议根据人群信息需求、政策、生育机构指南及转诊机构的情况设计宣传材料[21-24]。

需要明确的是，若想帮助患者及家长做出关系未来生育能力的决定和生育能力保存/储存的选择，仅仅派发宣传材料是不够的。一个严峻的现实是一些青少年患者对人类生殖的基础知识并未完全了解，一些人并未曾有过未来生育的想法。此外，对于家长，尤其是年幼孩子的家长来说，他们还没有机会或意愿去讨论生殖健康问题或孩子为人父母的愿望。

对于年轻恶性肿瘤患者和家庭来讲，什么才是重要的？

很少有研究系统性评估青少年和年轻成年（adolescent and young adult，AYA）恶性肿瘤患者生殖方面的顾虑和偏好，仅有极少数研究针对青少年人群[25-26]。儿童期恶性肿瘤患者中大多数为青少年，他们应当是研究面向的重点人群[27]。

HRQOL 评估工具是青少年恶性肿瘤患者群中常用的衡量躯体、心理、社会和认知领域的工具，它可以预测并跟踪临床试验结果，还能凸显对各种保健服务的需求[28]。HRQOL 工具还能被用作调查和评估。虽然 HRQOL 评估要求患者自己来完成，但是有些设置会因为儿童和青少年患者的疾病、年龄、认知缺陷或极度疲乏而导致其不能独立完成[29]。对于此类患者，家长可代替完成。然而，基于家长代理报告的不一致性[28,30]，家长为孩子报告的 HRQOL 应当被视为次要判断指标，并不能确定为孩子自己的想法。一些研究和实际工作中评估青少年人群的工具原本是成年人制定且用于评估成年人的，这进一步限制了研究结果的准确性[31-32]。

鉴于医务工作者试图满足家长和青少年的双重需求，家长作为代理报告者进行 HRQOL 评估并探讨他们孩子的生育顾虑可能导致资源的无效使用。人们一度认为家长可以独立进行孩子的 HRQOL 评估[33]，而现阶段青少年独特的健康观念正渐渐被重视[30,34]。

当前针对成年和青少年恶性肿瘤患者的 HRQOL 工具缺乏对生育顾

虑的综合评估。Wenzel 在 2005 年编写了一个独立的 14 题的生育顾虑量表（Reproductive Concerns Scale，RCS），用于评估成年女性恶性肿瘤存活者的多项生育顾虑[35]。RCS 验证了恶性肿瘤存活组和健康成年女性对照组的高度内部一致性（Cronbach α 系数 = 0.91）[35]。目前尚缺乏对青少年恶性肿瘤患者的类似研究。

为制定一个面向青少年肿瘤人群的评估工具，作者开展了一项研究，初步测试一个针对女性青少年恶性肿瘤患者生育顾虑的量表，其被称为RCS-Teen。鉴于 RCS 工具是针对女性成年恶性肿瘤患者制定的[35]，作者根据一系列定性试验将其改编[36-37]，制定出一个适合 12～18 岁女性青少年患者的包含 10 项问题的测量工具（表 8.1）。

表格 8.1 阶段 1 10 项生育顾虑量表（RCS-Teen）（*Adapted from Wenzel assessment*[a]）

> 1. 有一天，我会想要一个孩子
> 2. 如果我不能有个孩子，我会伤心
> 3. 我可能因为无法在未来有一个孩子而感到沮丧
> 4. 我觉得我能掌控在未来拥有一个孩子
> 5. 我觉得我可以与父母探讨我未来生育的能力
> 6. 如果我不能有个孩子，我会埋怨我的疾病/恶性肿瘤
> 7. 如果我不能有个孩子，我会责怪我的医生/
> 8. 我对医生/护士告诉我的有关我未来生育能力的信息感到满意
> 9. 我很担心未来有个孩子，因为我未来可能再次患病/恶性肿瘤
> 10. 我很担心未来有个孩子，因为我的孩子可能患病/恶性肿瘤

[a] 问卷对于两个年龄组是相同的

基于现有的文献[12,30,38-41]，作者假定青少年在生育方面的顾虑比家长少一些，青少年不会像家长一样将生育问题看得那么极端，那么消极。青少年追求的是长期生存，而非有能力拥有一个亲生子，这是假说建立的基础。另一方面，家长已经有为人父母的生活经验，因此，他们对生育问题的看法与处于青少年阶段的子女不同。作者同样假定家长与青少年的一致程度会因年龄而不同。具体来讲，年长的青少年能更好地理解提供给他们的信息，对基本的人类繁衍也有较好的理解。所以，年长的青少年往往会和他们的家长有相同的生殖方面的顾虑。和年幼的青少年相比，年长的青少年对 RCS-Teen 的 10 个题目的回答和家长有更高的一致性。

作者对 RCS-Teen 工具的初步研究有三个目标：第一是评估家长和孩子回答的一致性，第二是评估量表中的问题在获取对生育顾虑的确切想法和情绪时的可接受性，第三是评价此量表应用于临床的可行性。研究的受试者是 12～18 岁的青少年和其家长。入选标准包括：诊断为恶性

肿瘤，正在治疗或在招募的前 6 个月内曾进行治疗，有说英语和用英语理解问题的能力，青少年同意参加，家长签署书面同意书。该多中心研究纳入了在 2 家儿科肿瘤中心（佛罗里达州圣彼得堡儿童医院和加利福尼亚州奥兰治县儿童医院）治疗的青少年和在佛罗里达州坦帕市的一个非营利性儿童肿瘤团体治疗的青少年。进行调查的时间为 2009 年 7 月至 2011 年 3 月。南佛罗里达大学、佛罗里达州圣彼得堡儿童医院和奥兰治县儿童医院的伦理委员会批准了这项研究。

在单独访谈中，研究者向女性青少年恶性肿瘤患者和她们的家长念出 RCS-Teen 表格中的 10 个问题，要求患者及家属在回答问题的同时描述他们对语句本身的感受。这个过程称为认知述谈，是确保量表改编的年龄适应性和认知适应性的核心组成部分[42-43]。家长被要求预测孩子对每一项的回答，家长和孩子需完成一个人口学信息的表格，包含年龄、种族、民族、宗教、诊断、治疗和健康状况。

共计 14 组青少年和家长参与了访谈（$n=28$）。13 名青少年和母亲一起参加研究。整体而言，孩子和家长的反馈不一致。64%（9/14）的家长对孩子 5 项及 5 项以上的答案给出了错误的预测。这种不一致性和年龄无关，反驳了作者之前的假说。作者关于顾虑程度的假说也不成立。事实上，总体来说，青少年比家长在生育方面有更多的顾虑。

由于样本量有限，没有进行更加复杂的定量分析，但一些问题和患者的人口学特征明显关联。首先，对自己获取的信息（第 1 项）不满意的青少年有 63% 是白血病患者。第二，所有在访谈当时未接受治疗的青少年表示她们曾和父母交流过生育的问题（第 2 项）。第三，埋怨自己罹患恶性肿瘤的青少年有半数是白人（第 6 项）。最后，所有在人口学表格上报告自己"非常健康"的青少年和 57% 的报告自己"健康"的青少年为拥有孩子和再次罹患恶性肿瘤（第 8 项）而担忧。

作者评估了人口学特征对反应的总体影响率。研究表明，在获取适当的情绪以及青少年肿瘤患者对生育健康的真实想法方面探讨量表问题的可接受性，原表格中 10 个问题中只有 4 个被保留。3 个问题被修订，并增加了 3 个问题。特别是 2 个问题在青少年中引起了最大的分歧："如果我在未来不能有孩子"这一评估沮丧情绪的问题以及研究如果生育能力受损患者责怪医生的可能性的问题被认为并不适用于健康对照组。此外，最初的问题在最初的访谈中勾起了患者和家属强烈的情绪和眼泪。问题需要以累进敏感度的形式重排，将像第 4~7 条那样最影响情绪的条目放在中间（表 8.2）。

表 8.2　项目重组列表

原始题目和顺序	报告意见	最终条目和顺序 价值澄清工具
1. 有一天，我（我的女儿）会想要一个孩子	保留，但不应该是第1题。应增加额外的问题关于未来有一个有关"伴侣或家庭"将来"孩子"的语境	1. 未来，我会想组成一个家庭（新题）
2. 如果（我的女儿）不能有个孩子，我会伤心	去除，因为与上题重复。或者改写第2题，失望供受试者选择或改"伤心"替换为"失望"，或留为空白让受试者自己填写定义	2. 在将来，我会想（我女儿）生一个孩子（原第1题）
3. 我（我的女儿）可能因为无法在未来有一个孩子而感到沮丧	去除，因为与母亲未控我（女儿）未来的生育力相关	3. 我会因自己（我的女儿）无法在未来有个孩子而感到沮丧（原第2题）
4. 我觉得我能掌控我（我的女儿）未来的生育力	去除，因与母亲或父亲未来掌控女儿不相关	4. 我愿意从我的医生/护士处获取关于生育能力的信息（新题）
5. 我觉得我可以和我的父母（女儿）探讨生育能力的话题	保留，用以解释14例中仅有2例母女的答案相同。意见不一致，很正常。14例中有10例愿意和医生或其他健康服务提供者探讨此问题，而非和父母探讨	5. 我觉得我可以与我的父母（女儿）探讨生育能力的话题（原第5题）
6. 如果我不能有个孩子（女儿），我会埋怨我的医生/恶性肿瘤	删除此问题——大多数青少年认为如果恶性责任也应该恶性肿瘤的治疗还本身，大多数青少年和家长不喜欢"责怪"一词	6. 我对于医生/护士告诉我的有关我（女儿）的未来生育能力的信息感到满意（原第8题）
7. 如果我（我的女儿）不能有个孩子，我会责怪我的医生或护士	删除此问题——无人同意此说法，并且此问题会激起愤怒	7. 我很担心未来再次罹患恶性肿瘤（原第9题）
8. 我对于医生/护士告诉我的有关我（女儿）的未来生育能力的信息感到满意	保留	8. 我担心未来有个孩子（女儿），因为我的孩子（原第9题）
9. 我很担心未来再次患病/恶性肿瘤可能我未来不能有孩子	保留。和第1题一样，首要是孩子的担忧复发，其次是孩子（女儿）正处于治疗前或治疗中，如果是治疗前或治疗中，担忧便可能还未出现。应增加额外的问题中改罹患恶性肿瘤吗？	9. 我担心我在未来有个孩子（女儿），因为未来我的孩子可能患病或患恶性肿瘤（原第9题）
10. 我担心未来有个孩子（女儿），因为我的孩子可能患病/恶性肿瘤	保留。女孩们认为"害怕"可能是更好的词语，或者去掉"患病""恶性肿瘤""女孩"令人和母亲认为这个问题令人不安，因为未来想过这个问题，但它似乎可以作为解释风险的宣教	10. 我深信我已经充分了解了有关我（女儿）的未来生育能力问题（新题）

　　为了进一步确认对各问题的反应，作者设立了两个由健康女孩组成的焦点小组，健康组的女孩和恶性肿瘤组患者的年龄相仿。目的是用健康焦点小组青少年的反应来验证语言、理解力和对表格中生育顾虑的总体想法在健康组中是否是有效且一致，而在恶性肿瘤患者组中是否是发散而独特[46]。在工具/问题的发展过程中，已证明将焦点小组作为健康对照能够使题目更准确、更适用于全面获取儿童患者的顾虑，语言和术语也更适用于该年龄组[47-48]。

　　作者让参与焦点小组的健康女孩设想自己患有可能会影响未来生育的严重疾病，并对这些女孩同样做了认知情况汇报。25 名 12～18 岁的女孩（平均值±标准差＝15.4±2.1）参与了此项研究，结果与作者访谈的恶性肿瘤患者相似。健康人群指出了和恶性肿瘤患者相同的两个问题（第 5 题和第 7 题）。两个年龄组的青少年对恶性肿瘤治疗导致的潜在不孕以及对未来的影响表示出了强烈的担忧。年长的青少年倾向于填写开放句式，例如填写第 4 题的空格，"如果我（我的女儿）未来不能有个孩子，我会感到——"。这种反应和恶性肿瘤人群相似。健康对照组和恶性肿瘤组有相似的语言偏好，例如将"沮丧（frustrated）"换为"失望（disappointed）"；成年人也偏好这些描述感觉的形容词[26,49-50]。表 8.2 给出了作者对 RCS-Teen 工具自初版到终版的修改示意图。

　　作者初期研究的最重要的发现是 RCS-Teen 不是一个适用于临床的 HRQOL 评估工具。根据访谈患者和家长以及健康对照组的社会工作者的现场笔记记录，题目的内容以及生育顾虑的话题是高度情绪化的问题。恶性肿瘤患者及家长对问卷提出了许多问题，并且使某些被访者泪流满面。此外，从定量的角度出发，很难给出一个评估的总分，并且很难制定一个标准指出哪些是生育力方面的"顾虑"、哪些不是。Wenzel 的最初 RCS 应用了一个 Likert 量表来打分，0～5 分是作答区间[35]。最终分数的计算是通过加合受试者对每题的回答，然后除以总分 56 来获得的。通过此种方法，较高的分数意味着生育方面有较多的顾虑，特别是在和对照组比较后。在初步研究涉及的青少年人群中，作者发现 RCS-Teen 量表的每一个问题都引发了一定程度的担忧，青少年往往很难对此类担忧划分等级。青少年倾向于给出一个二分类的答案（是/否），而非划分反应力度或评价不同的情感或顾虑。在更大的人群样本中收集数据并且与已知人群的答案相比较可建立此类人群的基线，但目前还没有基线存在。因此，作者初步研究的结果提示，虽然 RCS-Teen 量表有积极的意义，但不能以作者最初设想的方式应用。

如何增进肿瘤生育学领域的交流

Trevana 等曾就如何与患者交流进行过系统性的回顾，并指出互动形式的交流工具可以增进患者的理解[51]。价值澄清练习有助于进一步加深理解，特别是当被评估的事实涉及个人决策的情况下。价值澄清练习又称为价值澄清工具（values clarification tool，VCT），当人们需要达成共识或树立共同目标时便需要价值澄清，价值澄清的目的是达成共识、定义角色、制订长期计划。同样，价值澄清训练可帮助患者和家属确定价值观及信念，尤其是影响行为的信念。此种澄清可帮助患方做出真正反映信念和目标的决定，而非假设或空想。假设或空想往往带来的是紧张或恐惧[52-55]。消除决策障碍、识别患者信念价值和实际行为之间的鸿沟是解决决策冲突的核心[56]。虽非决策辅助，但价值澄清工具是未来决策的先导或启动工具。

基于初步研究的结果，作者认为 RCS-Teen HRQOL 工具的最佳应用方式是用作 VCT，由社会工作者、护士、心理学家或儿童生活专家指导青少年和家长填写（图 8.1）。VCT 较 HRQOL 工具有独特的优势。HRQOL 工具应用一种基于常模的计量规范来评估受试者的想法，例如比较受试者和普通人疲乏或疼痛的分数，以便确定患者问题的"常态"。青少年肿瘤患者对生育能力的担忧不是第一位的，这和正常人群不同，因为青少年肿瘤患者和普通人群相比有特殊的顾虑，并且目前没有健康青少年对于生育和繁殖的顾虑的资料可以用来比较。

VCT 可达到有益于青少年和管理员的双重目的，无论管理员是调查者、社会工作者还是心理学家。VCT 的开放性陈述鼓励患者/家长和管理员对话，使患者/家长首先考虑生一个孩子的想法，然后考虑对未来不能有孩子的可能性的感受。这使管理员们能够精确评估患者的顾虑，并建立告知患者风险和规避风险的方法。作者关于 RCS-Teen 的经验表明，青少年对前几个问题的初始反应与对后面问题的反应不一致。例如，第3题，"有一天，我想要一个孩子"，大多数青少年的回答是"我想是吧"或"也许，这不是什么大问题"。然而，当采访者读到关于责怪的题目时，她们的反应变得不再那么模糊，当首先考虑想要个孩子然后想到没有能力生孩子时，她们的反应很情绪化，然后给出更具体的陈述，例如"我这一生都想当个母亲"或"如果我不能生孩子，我可能找不到丈夫"。延迟给出明确的陈述可能有许多原因，包括思考未来的困难、害怕有

"更多的错误"需要纠正、对话题不感兴趣，或者无法立即思考 10~20 年以后的目标以及可能被现在的决定所影响的未来的目标。RCS-Teen 量表中题目的顺序对于减少青少年的困扰、降低心理伤害的风险有重要意义。应对策略、适应性及家庭支持在测试实施时可能并不知晓。允许患者通过一个安全、私密的交谈考虑不育的概念、自己的价值观以及自己控制的渴望，这都有助于青少年积极实现与生物学后代相关的未来目标。在本书的第 11 章和第 13 章有健康服务提供者和患者的交流方面更多的信息。

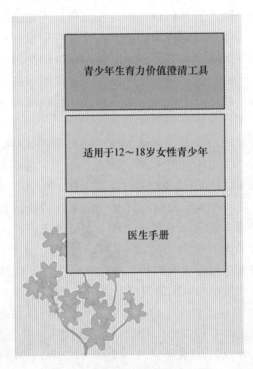

图 8.1　青少年生育观澄清工具

结论

　　无论是被诊断为恶性肿瘤还是健康，青少年都对未来为人父母有明确的期待。然而，沟通的障碍和全面评估工具的缺乏往往使这些期待难以实现、表达或受到重视。在开始恶性肿瘤治疗之前应鼓励患者及家属探讨青少年未来为人父母的价值观和期待。VCT 可以作为临床中开启此类谈话的有效工具。

　　致谢： 本工作由肿瘤生育学联盟（Oncofertility Consortium）NIH/NICHD5UL1DE019587 支持。

参考文献

1. Brock DW, Wartman SA. When competent patients make irrational choices. N Engl J Med. 1990;322:1595–9.
2. Levi RB, et al. Diagnosis, disclosure, and informed consent: learning from parents of children with cancer. J Pediatr Hematol Oncol. 2000;22:3–12.
3. Byrne J, et al. Effects of treatment on fertility in long-term survivors of childhood or adolescent cancer. N Engl J Med. 1987;317:1315–21.
4. Lee SJ, et al. American Society of Clinical Oncology recommendations on fertility preservation in cancer patients. J Clin Oncol. 2006;24:2917–31.
5. Ethics Committee of the American Society for Reproductive Medicine. Fertility preservation and reproduction in cancer patients. Fertil Steril. 2005;83:1622–8.
6. Fallat ME, Hutter J, American Academy of Pediatrics Committee on Bioethics; American Academy of Pediatrics Section on Hematology/Oncology; American Academy of Pediatrics Section on Surgery. Preservation of fertility in pediatric and adolescent patients with cancer. Pediatrics. 2008;121:e1461–9.
7. Edge B, Holmes D, Makin G. Sperm banking in adolescent cancer patients. Arch Dis Child. 2006;91:149–52.
8. Soliman H, Agresta SV. Current issues in adolescent and young adult cancer survivorship. Cancer Control. 2008;15:55–62.
9. Byrne J, et al. Fertility of long-term male survivors of acute lymphoblastic leukemia diagnosed during childhood. Pediatr Blood Cancer. 2004;42:364–72.
10. Zebrack BJ, et al. Fertility issues for young adult survivors of childhood cancer. Psychooncology. 2004;13:689–99.
11. Chapple A, et al. Fertility issues: the perceptions and experiences of young men recently diagnosed and treated for cancer. J Adolesc Health. 2007;40:69–75.
12. Oosterhuis BE, et al. Concerns about infertility risks among pediatric oncology patients and their parents. Pediatr Blood Cancer. 2008;50:85–9.
13. de Wildt SN, Taguchi N, Koren G. Unintended pregnancy during radiotherapy for cancer. Nat Clin Pract Oncol. 2009;6:175–8.
14. Antypas C, et al. Fetal dose evaluation during breast cancer radiotherapy. Int J Radiat Oncol Biol Phys. 1998;40:995–9.
15. Fertile Hope. Fertility resource guide. Austin: Fertile Hope; 2011. http://www.fertilehope.org/tool-bar/referral-guide.cfm. Accessed 20 Jul 2011.
16. Letourneau JM, et al. A changing perspective: improving access to fertility preservation. Nat Rev Clin Oncol. 2011;8:56–60.
17. Quinn GP, et al. Developing a referral system for fertility preservation among patients with newly diagnosed cancer. J Natl Compr Canc Netw. 2011;9:1219–25.
18. Quinn GP, et al. Oncologists' use of patient educational materials about cancer and fertility preservation. Psychooncology. 2011. doi:10.1002/pon.2022.
19. Schover LR, et al. Knowledge and experience regarding cancer, infertility, and sperm banking in younger male survivors. J Clin Oncol. 2002;20:1880–9.
20. Quinn GP, et al. Discussion of fertility preservation with newly diagnosed patients: oncologists' views. J Cancer Surviv. 2007;1:146–55.

21. Willock J, Grogan S. Involving families in the production of patient information literature. Prof Nurse. 1998;13:351–4.
22. Cushen N, South J, Kruppa S. Patients as teachers: the patient's role in improving cancer services. Prof Nurse. 2004;19:395–9.
23. Wizowski L, Harper T, Hutchings T. Writing health information for patients and families: a guide to creating patient education materials that are easy to read, understand and use. Hamilton: Hamilton Health Sciences; 2005.
24. Nagel K, et al. Using plain language skills to create an educational brochure about sperm banking for adolescent and young adult males with cancer. J Pediatr Oncol Nurs. 2008;25:220–6.
25. Crawshaw M, et al. Male and female experiences of having fertility matters raised alongside a cancer diagnosis during the teenage and young adult years. Eur J Cancer Care. 2009;18: 381–90.
26. Crawshaw M, Sloper P. A qualitative study of the experiences of teenagers and young adults when faced with possible or actual fertility impairment following cancer treatment. Executive summary. York: University of York; 2006.
27. Bleyer A, et al. Trailblazers in adolescent and young adult oncology. J Adolesc Young Adult Oncol. 2011;1:13–8.
28. Varni JW, Burwinkle TM, Lane M. Health-related quality of life measurement in pediatric clinical practice: an appraisal and precept for future research and application. Health Qual Life Outcomes. 2005;3:1–9.
29. Palmer SN, et al. The PedsQL™ brain tumor module: initial reliability and validity. Pediatr Blood Cancer. 2007;49:287–93.
30. Levi RB, Drotar D. Health-related quality of life in childhood cancer: discrepancy in parent–child reports. Int J Cancer. 1999;83:58–64.
31. Lewandowski AS, Toliver-Sokol M, Palermo TM. Evidence-based review of subjective pediatric sleep measures. J Pediatr Psychol. 2011;36:780–93.
32. Vitale MG, et al. Assessment of quality of life in adolescent patients with orthopaedic problems: are adult measures appropriate? J Pediatr Orthop. 2001;21:622–8.
33. Strong P. The ceremonial order of the clinic: parents, doctors, and medical bureaucracies. London: Routledge & Kegan Paul Books; 1979.
34. Perrin JM, MacLean WE, Perrin EC. Parental perceptions of health status and psychologic adjustment of children with asthma. Pediatrics. 1989;83:26–30.
35. Wenzel L, et al. Defining and measuring reproductive concerns of female cancer survivors. J Natl Cancer Inst Monogr. 2005;2005:94–8.
36. Quinn G, Knapp C, Murphy D. Congruence of reproductive concerns among adolescents with cancer and their parents. Pediatrics. 2012;129:930–936.
37. Quinn G, et al. Having cancer doesn't change wanting a baby: health adolescent girls' perceptions of cancer-related infertility. Pediatr Blood Cancer. 2011. (Under review).
38. Jozefiak T, et al. Quality of life as reported by children and parents: a comparison between students and child psychiatric outpatients. Health Qual Life Outcomes. 2010;8:136.
39. Davis E, et al. The relationship between proxy reported health-related quality of life and parental distress: gender differences. Child Care Health Dev. 2008;34:830–7.
40. Steinsbekk S, et al. Impaired parent-reported quality of life in treatment-seeking children with obesity is mediated by high levels of psychopathology. Qual Life Res. 2009;18:1159–67.
41. Varni J, Limbers C, Burwinkle T. Parent proxy-report of their children's health-related quality of life: an analysis of 13,878 parents' reliability and validity across age subgroups using the PedsQL™ 4.0 generic core scales. Health Qual Life Outcomes. 2007;5:2.
42. Willis G. Cognitive interviewing: a tool to improve questionnaire design. London: Sage; 2005.
43. Drennan J. Cognitive interviewing: verbal data in the design and pretesting of questionnaires. J Adv Nurs. 2003;42:57–63.
44. Varni JW, Seid M, Rode CA. The PedsQL(TM): measurement model for the pediatric quality of life inventory. Med Care. 1999;37:126–39.

45. Woolley ME, Bowen GL, Bowen NK. The development and evaluation of procedures to assess child self-report item validity educational and psychological measurement. Educ Psychol Meas. 2006;66:687–700.
46. Peterson-Sweeney K. The use of focus groups in pediatric and adolescent research. J Pediatr Health Care. 2005;19:104–10.
47. Walsh T, et al. The use of focus groups in the development of the PROMIS pediatrics item bank. Qual Life Res. 2008;17:725–35.
48. Varni JW, Seid M, Kurtin PS. PedsQL(TM) 4.0: reliability and validity of the pediatric quality of life inventory(TM) version 4.0 generic core scales in healthy and patient populations. Med Care. 2001;39:800–12.
49. Dozier M. Functional measurement assessment of young children's ability to predict future behavior. Child Dev. 1991;62:1091–9.
50. Lukse M, Vacc N. Grief, depression, and coping in women undergoing infertility treatment. Obstet Gynecol. 1999;93:245–51.
51. Trevena LJ, et al. A systematic review on communicating with patients about evidence. J Eval Clin Pract. 2006;12:13–23.
52. Manley K. Organisational culture and consultant nurse outcomes: part 2. Nurse outcomes. Nurs Stand. 2000;14:34–9.
53. Manley K. A conceptual framework for advanced practice: an action research project operationalizing an advanced practitioner/consultant nurse role. J Clin Nurs. 1997;6:179–90.
54. Manley K, McCormack B. Practice development: purpose, methodology, facilitation and evaluation. Nurs Crit Care. 2003;8:22–9.
55. Warfield C. Nursing development unit: developing a new philosophy in the NDU. Nurs Stand. 1990;4:27–30.
56. Guimond P, et al. Validation of a tool to assess health practitioners' decision support and communication skills. Patient Educ Couns. 2003;50:235–45.

第9章　关于肿瘤患者生殖计划最常见的三个问题

Lisa Campo-Engelstein　著

席思思　译　　张岩　审校

概述

本章旨在审视在肿瘤生育学多学科领域中出现的一些伦理问题。作为一个肿瘤生育学联盟[1]里的生物伦理学家，作者将要提出自己所发现的三个最常见的伦理问题：

(1) 谁应该被列为生育力保存的对象？

(2) 谁来付款？

(3) 如何解决预防性冷冻配子、胚胎和性腺组织（被认为是生殖材料）的争论？

不幸的是，目前没有简单而普遍的观点来回答这些问题。和患者其他方面的处理一样，我们需要考虑到每位患者的情况并做出个体化的判断。

谁应该被列为生育力保存的对象？

以年龄为基础的问题

向未成年人提供医学治疗引发了一系列伦理问题，这些问题太多，不能在此全部讨论，所以作者将重点放在生育力保存的一些问题上。如果一个女孩已经进入青春期，她就可能经历激素调控性的卵巢刺激而产生成熟的卵子，或者产生用于冷冻保存或储存的胚胎（详见第4章）。然而，一些女孩在情感方面尚未成熟，因而不能应对取卵的医疗过程。例如，对于一个没有性行为或者没有妇产科诊治经历的女孩，通过经阴道超声来确定可取的成熟卵母细胞属有创操作。此外，若女孩的父母因文化或宗教信仰因素高度看重贞操，他们可能认为自己的女儿经历这样一个操作后便失去贞洁。如果女孩和她的父母想应用最受认可的生育力保存技术——胚胎库的话，则需要选择一个精子捐献者。这对于一个成年患者而言已经很困难，对于青少年就更具有挑战。除了情感问题外，还有健康风险方面的顾虑，对于部分年轻人来说特别应关注卵巢过度刺激相关的风险。

如果一个男生进入了青春期，那么，精子库对于保存生育力来说是一个相对简单和确定的方法（详见第 3 章）。然而，一些青春期后的男生没有手淫方面的经历，或者没有达到过性高潮。和他们讨论手淫是一件困难而棘手的事情，因为大部分男孩都会尴尬，尤其是他们父母在场的时候。父母对于讨论他们儿子的性行为也会感到尴尬而不自然。根据他们的文化和宗教信仰，父母们或许会认为手淫是一种罪孽，或者青少年和（或）婚前性行为不该被鼓励。

青春期前的男性和女性唯一可行的生育力保存方法是性腺组织（或者整个器官）储存（详见第 5 章）。这种方法被认为是试验性的，应该谨慎讨论，并且得到伦理委员会的批准。尽管外科性腺切除术是一项低风险的手术，但有些人会因他们的孩子在接受肿瘤治疗之外还要接受另外一种治疗而担心，尤其是这种尚在试验阶段的治疗，而且可能在 10 年后对孩子的生活质量产生影响。

除了关注年轻群体的生育力保存以外，对年长群体也要同样关注。大部分成年女性 30 岁的时候生育力便开始下降，37 岁后下降得更严重[2-3]。一些生殖诊所因为成功率过低，拒绝为超过 40 岁的女性提供保存卵子的生殖治疗[4]。为了保持一致并且避免徒劳的治疗，医疗服务提供方应当遵守美国生殖医学协会（ASRM）指南限定的年龄范围[3]。

男性不会经历与女性类似的绝经期，他们一生都有生殖能力。然而研究表明，男性不育的可能性也会随着年龄增长而增加[2]。此外，事实上，他们有生育力不代表他们应该这样做。有些人认为基于对预期寿命、整体健康、财政状况[5]等方面的考虑，不仅应对女性进行年龄限制，男性同样也应限制年龄。

预后

为预后较差的患者进行生育力保存带来了许多伦理问题。医疗服务提供者或许担心讨论生育力保存问题会为患者带来对预后的错误的希望。换句话说，这些患者会认为医疗服务提供者用提及保存生育力的方式欺骗他们，导致他们认为自己的预后没有想象中那么糟糕。然而与此同时，进行生育力的保存可能成为处于困难时期的患者的希望和幸福感的源泉。这会给予他们精神和躯体上的能量，让他们为将来可能出生的孩子而更加积极地生活。另外，对这些患者和他们的家庭来说，会因为自己生命的一部分以生殖材料的形式得以延续而发自内心地感到平静与快乐，即使这些材料可能未被使用[6-7]。

尽管如此，一些人仍认为，抛开可能的躯体和情感获益，为预后差的患者提供生育力保存是对资源的不合理分配。从功利主义的角度出发，把资源投在几乎不可能从中受益的患者身上似乎是不合理的，即资源应该分配给那些有较大可能获得积极结果的人群。这意味着相对于预后好的患者，预后不良的患者应被放在保存生育力名单上的末位。

另一方面，如果我们采取道义（责任为基础，个人权利）的方法，医疗服务提供者有责任照顾他们的患者，包括预后不良的患者。如果不为所有的患者提供保存生育力的服务，就可能被认为是侵犯患者的人身自由。从这一观点出发，医疗服务提供者应更多地考虑到每一位患者的需求和权利，而不是社会公平（如资源的合理分配）。

婚姻状况

一些医疗服务提供者不愿意治疗未婚的不孕患者[8]。另外，许多保险公司和州政府规定，不孕不育的诊疗保险只局限于已婚的夫妇，而且限定只许使用该对夫妻的配子（即不允许使用捐赠的配子）[9]。就生育力保存而言，不为患者提供这项服务是说不通的，因为他们大部分是法律不允许结婚的未成年人，或者是未来有结婚意愿但现阶段还未做好结婚准备的年轻的成年人。生育力的保存备受期待，它的目的是采取必要的预防措施来确保未来的选择权（即生物学父母）。如果仅仅因为患者求医的时候单身而拒绝提供给他们保存生育力的治疗，这样的选择就偏离了生育力保存治疗以未来为导向的本质，患者的婚姻状况在他们决定使用生殖资源时可能已发生了改变。

谁来付款？

正如作者在其他地方提出的那样，作者认为保险公司应该为肿瘤患者的生育力保存付费[10-11]。最有利的证据之一是保险费通常覆盖了肿瘤治疗所致的其他医源性疾病，包括支付"自然"情况下的非必需治疗。例如，当治疗引起乳腺不对称时（极端的例子是整个乳腺的缺失），虽然其自然发生率很低，但乳房重建术在保险的范围内。1998 年，《妇女健康与癌症权利法案》规定了医源性损伤产生的医疗责任，保险公司如果支付乳房切除术的费用，他们也就应该同时支付乳房重建术的费用。这样，乳房切除术后的重建术被规定为一项肿瘤的治疗，而不是一种非必需的治疗。相比之下，保险公司并不会为一个天生只有一侧乳房的女性制作对称的乳房（一个极端罕见甚至是前所未闻的现象）而支付手术的费用。

我们可以用损伤原则和责任归属来部分解释其治疗上的不同。因为如果医疗机构造成了损伤，也就违背了希波克拉底宣言，整个医疗群体应该负责且解决这个损伤。因此，如果一名女性因乳房切除术（医学操作）而拥有不对称的乳房或者只有一侧乳房，医疗保险公司应当支付她修复乳房的费用。假设在乳房手术和保存生育力之间没有明显道德上的差异——如之前的工作中作者所主张的那样[10-11]——保险公司拒绝支付保存生育力的费用是不公平的。或者说，为了一致性和公平性，保险公司应该把生育力保存看作肿瘤治疗所导致的医源性疾病的必要治疗。

假设保险公司不支付或者只支付其中的一部分费用，那么医疗服务者如何帮助患者支付生育力保存的费用呢？一个方法是不收他们任何的费用。然而，这不是医疗服务提供者所能掌控的事情。即使医疗服务提供者不收取费用，医院和生殖资源存储机构依然要收取费用。此外，这些服务大多十分昂贵，放弃收费可能给医疗服务提供者带来资金难题。另外一个选择是将他们的患者介绍到可能为保存生育力过程提供资金帮助的外部资源。例如，兰斯阿姆斯特朗基金会（Lance Armstrong Foundation）和生殖希望工程（Fertile Hope）就致力于帮助那些希望保存生育力但却有经济困难的患者[12]。医疗服务提供者同样可将患者推荐到一些提供折扣优惠的服务机构，如西北大学，该机构提取卵子或者卵巢组织、冷冻卵子、胚胎或组织收取 5000 美元[13]，比起一个体外受精周期的平均价格 12 513 美元来说，是一个大幅度的降价[14]。

即使有了资金的协助和价格的让步，生育力的保存费用对于一些患者而言仍然支付不起。再者，这些费用不包括储存的费用以及以后使用这些材料的开销。鉴于患者会尝试多种不同的方法来获得一次妊娠的机会，采用辅助生殖技术生育一个活婴的费用远高于一个周期的体外受精的费用并不足为奇（41 132 美元 *vs.* 12 513 美元）[14]。一些医疗服务提供者可能会考虑到，和那些已知没有支付能力的患者讨论生育力保存的问题在患者的角度看是残酷的。

然而，无论患者（假定）的经济状况如何，医疗服务提供者还是有理由选择与患者讨论关于生育力保存的问题。医疗机构并不了解患者的经济情况，对于患者是否可以承担生育力保存的费用充其量也只是一个猜测。即使患者向医疗服务提供者提供了经济证明，医疗服务提供者也不应该评判患者该如何使用他们的金钱（例如，到底钱应该花在一辆非常需要的新车上面还是用来支付生育力保存的费用），因为这样的评判可能会妨碍医疗服务提供者向患者列举出全部的选择。另外，医疗服务提供者可能并不知道患者其他的资金来源，其可能来源于家庭成员，也可能是与他们的健康和未来有利害关系的人。虽然向没有能力负担治疗费用的患者提供这样的建议也许会让患者感到心烦和痛苦，但是医疗服务提供者还是应该将这样的选择提供给患者。在医学专业，传达坏消息是不可避免的。医护人员在与患者分享坏消息时可能会感到内心纠结，但为了向患者提供良好的治疗，必须要这样做。因此，为了公平治疗患者，给他们提供最好的医疗服务，不应该让患者的经济状况限定医疗服务提供者给出的选择方案。需要清楚的是，这并不代表服务者必须对患者实施生育力保存，作者只是表明，医疗服务提供者应该向所有患者提供保存生育力的选项，而非有选择性地仅向社会经济地位较高的患者提起。

生殖材料的纷争应该如何解决和预防？

在法律的约束下，配子和胚胎被定义为一种财产，拥有生殖材料（包括配子和胚胎）的人是这份财产的默认所有者。作为财产，当拥有者死亡后，配子和胚胎可以被捐赠给其他人，就像一个人捐赠一座房子或者一辆车。跟大部分西方国家不一样，美国允许配子的销售。鉴于法律的约定，对生殖材料的争论如果不能被生物伦理顾问或者其他人员解决时，就必须由法庭裁决。不幸的是，我们难以预测这些官司的结果，因为在这个问题上没有先例，而且在相似的案例中，不同个体的判决差别也较大[15-17]。

美国不允许器官达到与配子和胚胎同等程度的商品化。器官不被认为是一种资产，因此不能买卖[18-19]。但是，捐献者对于他们器官的分配拥有一定的话语权（例如，哥哥愿意把自己的肾捐给妹妹）。因为难以判定性腺组织完全属于现有的器官/细胞/系统移植的两个法定类别（器官或是配子/胚胎）中的哪一个，故没有合法的先例来平息所有权的争端。就像作者在其他地方主张的一样，性腺应该在法律上与配子/胚胎划为一类，因为性腺尚未被美国器官分配网络所管理，而且性腺与配子一样，能够导致妊娠[19]。

最好从一开始就努力预防有关生殖材料的争论，而不是当争论发生了才处理。至少有两种方法可以预防这些争论。一种是鼓励患者冷冻自己的配子或者性腺组织，而不是制造和冷冻胚胎。比起含有两人基因的生殖材料，确定只含有一人基因的生殖材料的所有权更加容易。这种倡议对男性是易行的。然而一些女性宁愿选择冷冻胚胎，因为冷冻卵子与冷冻精子不同，冷冻卵子尚处于试验阶段，成功率比冷冻胚胎要低。拥有长期、稳定感情的女性可能更愿意选择冷冻胚胎。

最简单的预防生殖材料纷争的方法是让患者书写一份预案，上面清楚地注明患者过世后该如何处理其生殖材料。如果生殖材料是配子或者性腺组织，那么最终如何处理这些生殖材料完全取决于患者的意愿，因为这是他们的遗传材料。当患者希望他们的伴侣、家庭成员和朋友参与到决定中时，医疗服务提供者、患者的引导者和生物伦理学家应尽量保证患者是根据真实意愿拟定的分配预案，而非在他人的强迫下。

异性恋夫妇

如果生殖材料是冷冻的胚胎，那么我们需要关注的一件很重要的事情是夫妻的构成以及二人是否都捐献了遗传材料。如果生殖材料是由异性恋夫妇的配子共同组成的胚胎，那么患者与其伴侣应共同来决定并且制订一个有关生殖材料意向的预案。一些诊所和医疗服务提供者拒绝治疗那些对未来胚胎处理未达成一致意见的夫妇，这是一种避免未来纠纷的方法。无论如何，生育力保护需在开始肿瘤治疗的有限时间内进行。如果患者没有时间或资源去其他地方寻求治疗，而我们又因为患方未就生殖组织达成一致意见拒绝提供这项治疗，患者便失去了接受生育力保存的机会。

对于异性恋夫妇来说，若捐赠的胚胎只含有肿瘤患者一个人的基因，乍看之下要比夫妻二人基因共同组成生命的情况复杂得多。有人可能认为这些胚胎应当得到与冷冻的配子或性腺组织一样的处理，这也就意味着患者（遗传学来源）应当一人完成捐赠预案的拟定。如果患者为男性而他们的伴侣无法提供卵子，冷冻精子对他们来说更有意义，冷冻精子与冷冻胚胎同样（即使不是更加）有效而且价格低于冷冻胚胎。然而，对于女性患者来说，如果她的伴侣不捐献精子，这会变得更加复杂，卵子冷冻技术并不像精子冷冻这么成熟，因此这不是一个简单的抉择。其男性伴侣不捐献的原因（例如，他是不育患者或者他不愿意和女患者创造胚胎）关系到他是否或如何参与捐赠预案的拟定工作。最终，应由女性患者决定她的伴侣在拟定捐赠预案时扮演一个怎样的角色。

同性恋伴侣

若捐赠的胚胎只含有肿瘤患者一个人的基因，那么同性恋肿瘤患者和异性恋肿瘤患者应该被差别对待吗？比起男同性恋伴侣，这种状况更易影响女同性恋伴侣，因为冷冻精子比冷冻卵子简便、廉价，而且技术上比较成熟，成功率高。但是，女同性恋和男同性恋患者中，未贡献基因的伴侣可能对胚胎有感情，因此伴侣还是希望将胚胎孕育成共同的孩子，并且如果技术允许，患者的伴侣也会贡献基因。这和一些情况类似，如一位女性患者的丈夫愿意贡献他的基因，但他本身是不育患者，生物学因素导致他做不到。

未成年人

最后，认识到未成年人是一个特殊群体从而预防他们和父母的纷争是十分重要的。鉴于生殖材料在专业上是属于孩子的资产，父母不能在孩子 18 岁之前使用或丢弃其生殖材料，孩子达到法定成年期以后，父母应该放弃对其子女的生殖材料的权利，生殖材料应被归为孩子成年后的"财产"。如果一个未成年人去世，他（她）的生殖材料应该立刻被销毁或者捐献给科学研究。父母不应为了生殖目的而拥有他们孩子的生殖材料的选择权。事实上，未成年人遗腹繁殖行为应该被禁止。

结论

在这一章，作者提出并陈述了肿瘤生育学医疗提供者最常面对的三个伦理学问题，然而肿瘤生育学实施过程中无疑还会出现许多其他的伦理问题。肿瘤生育学领域的工作人员，特别是生物伦理学家应当力求在解决当前伦理问题的同时预防未来伦理问题的发生，并努力减少、预防或者为他们寻找解决方法。对于为肿瘤患者服务的临床医生而言，理解并预测这些问题，并与生物伦理学家密切合作，解决患者对生育力保存方案的担忧同样重要。

致谢：本工作由肿瘤生育学联盟（Oncofertility Consortium）NIH/NICHD 5UL1DE019587 支持。

参考文献

1. Woodruff TK. The Oncofertility Consortium—addressing fertility in young people with cancer. Nat Rev Clin Oncol. 2010;7:466–75.
2. Dunson DB, Baird DD, Colombo B. Increased infertility with age in men and women. Obstet Gynecol. 2004;103:51–6.
3. Committee on Gynecologic Practice of American College of Obstetricians and Gynecologists; Practice Committee of American Society for Reproductive Medicine. Age-related fertility decline: a committee opinion. Fertil Steril. 2008;90:S154–5.
4. Garrido N, et al. Cumulative live-birth rates per total number of embryos needed to reach newborn in consecutive in vitro fertilization (IVF) cycles: a new approach to measuring the likelihood of IVF success. Fertil Steril. 2011;96:40–6.
5. Caplan AL, Patrizio P. Are you ever too old to have a baby? The ethical challenges of older women using infertility services. Semin Reprod Med. 2010;28:281–6.
6. Maltaris T, et al. Reproduction beyond cancer: a message of hope for young women. Gynecol Oncol. 2006;103:1109–21.
7. Quinn GP, et al. Frozen hope: fertility preservation for women with cancer. J Midwifery Womens Health. 2010;55:175–80.
8. Robinson BE. Birds do it. Bees do it. So why not single women and lesbians? Bioethics. 1997;11:217–27.
9. Basco D, Campo-Engelstein L, Rodriguez S. Insuring against infertility: expanding state infertility mandates to include fertility preservation technology for cancer patients. J Law Med Ethics. 2010;38:832–9.
10. Campo-Engelstein L. Consistency in insurance coverage for iatrogenic conditions resulting from cancer treatment including fertility preservation. J Clin Oncol. 2010;28:1284–6.
11. Campo-Engelstein L. For the sake of consistency and fairness: why insurance companies should cover fertility preservation treatment for iatrogenic infertility. Cancer Treat Res. 2010;156:381–8.
12. Fertile Hope. Financial assistance. 2011. http://www.fertilehope.org/financial-assistance/index.cfm. Accessed 2 Aug 2011.

13. Smith K. Cost of fertility preservation treatment at Northwestern University, Campo-Engelstein L, editor. 2011 (Personal communication).

14. Chambers GM, et al. The economic impact of assisted reproductive technology: a review of selected developed countries. Fertil Steril. 2009;91:2281–94.

15. Elster NR. Assisted reproductive technologies: contracts, consents, and controversies. Am J Fam Law. 2005;18:193–9.

16. Kingdregan CP, Snyder SH. Clarifying the law of ART: the new American Bar Association model act governing assisted reproductive technology. Fam Law Q. 2008;42:203–29.

17. Fuselier BM. The trouble with putting all of your eggs in one basket: using a property rights model to resolve disputes over cryopreserved pre-embryos. Texas J Civil Lib Civil Rights. 2009;14:143–91.

18. National Organ Transplantation Act, 42 USC §273 (1984).

19. Campo-Engelstein L. Gametes or organs? How should we legally classify ovaries used for transplantation in the USA? J Med Ethics. 2011;37:166–70.

第 10 章　癌症患者和存活者的妊娠

Eileen Wang　著

张岩　译　尚鹊　审校

概述

　　临床药物的应用改善了很多幼年和青少年癌症患者的预后，使其面临妊娠的问题。前期治疗可能会造成病理生理的改变，使癌症存活者日后的妊娠更为复杂。另外，妊娠相关的身体改变可能增加肿瘤复发机会。此外，如果患者在妊娠期间诊断肿瘤，可能纠结于抉择影响自身预后还是胎儿预后。许多病例都存在母体和胎儿用药矛盾。本章旨在回顾有肿瘤病史的女性妊娠的处理，并讨论妊娠期诊断肿瘤的患者的治疗。

妊娠前咨询

　　为了给癌症存活者提供恰当的妊娠前咨询，需要详细采集患者的病史和用药信息，要了解的特殊信息包括发病年龄、恶性肿瘤类型、分期、肿瘤状态、预后和疗程。如果曾经放疗，应了解照射野和累计放疗剂量；如曾化疗，应了解化疗方案和累计剂量。了解肿瘤的治疗方案有助于判断对母体或胎儿有风险的器官功能障碍的概率。确定肿瘤是处于进展期还是缓解期非常重要，这将决定监测的方式和频率。肿瘤监测的风险和潜在获益应分情况权衡。例如，尽管单次影像学检查可能将胎儿暴露于可接受的放射剂量，但妊娠期连续的 CT 检查可能给胎儿带来相当高的风险，只有在母体明显获益时才可考虑。疾病仍进展时，主要考虑患者的预后。如患者病重不能耐受妊娠，应终止妊娠或为了母体健康情况尽早分娩，而不去考虑早产可能增加围产期病死率的问题。

妊娠期生理

了解妊娠期女性的生理变化有助于更好地判断肿瘤治疗对母体和胎儿健康的影响。其不仅有助于预测治疗后的癌症存活者是否能耐受妊娠，也助于了解妊娠期肿瘤治疗的影响，尤其是药物的排出和代谢相关问题。

心血管系统的主要变化

妊娠可增加心脏的负担[1]。心输出量（cardiac output，CO）可增加 $30\%\sim50\%$，即从 4.9 L/min 增至 7 L/min。自孕 5 周 CO 开始增加，孕 25～30 周达到顶峰。心脏需适应血容量的增加（详见下文血液系统变化）和妊娠早期即出现的母体心率加快。妊娠晚期时，心率可较非妊娠期增加 15～20 次。孕激素所致的平滑肌松弛使外周血管容受性增加，有助于适应血容量的增加，同时体循环动脉压下降，通常动脉压在孕 24 周降至最低点。妊娠晚期血压可较妊娠前和妊娠早期升高。增大的妊娠子宫可压迫主动脉和下腔静脉，导致静脉回流障碍，回心血量减少，CO 下降可达 25%，常表现为孕妇仰卧位时血压下降伴恶心、不适或由于子宫血供不足导致胎心减速。

分娩也可影响心脏功能。每次宫缩，子宫内 300～500 ml 血液进入母体循环。分娩后子宫收缩，回心血量增加，CO 增加 10%～15%。如果患者进行了硬膜外麻醉，其对交感神经系统的影响可致外周血管扩张，血液灌注四肢使 CO 下降。多胎妊娠也有相应的影响，因为多胎妊娠较单胎 CO 增加 20%[2]。

肺的主要变化

母体呼吸系统为适应母体和胎儿氧耗量和 CO_2 排出量的增加，平均每次呼吸量（即潮气量）增加近 40%，而补呼气量（expiratory reserve volume，ERV）减少，功能储备量减低 20%[1]。这部分是由于女性胸腔的生理变化所致，尽管受妊娠期增大的子宫影响，胸腔直径和膈的变化仍可使胸腔周径增加 4 cm。呼吸肌的功能和呼吸参数相较于非妊娠期没有变化。妊娠期呼吸的节律没有变化或变化很小。由于潮气量增加，每分通气量增加 40%，使 PaO_2 增加（104～108 mmHg），有助于 O_2 梯度朝向胎儿；$PaCO_2$（27～32 mmHg）降低，使 CO_2 梯度离向胎儿。

其他重要变化

血浆容量增加 40%～50%，由于促红细胞生成素影响，红细胞量增加 18%～30%[1]。血浆和红细胞增加比例的不协调导致生理性稀释性贫血，最早出现于孕 6 周。血细胞比容在孕 25～30 周时达最低点，血容量在孕 30～32 周达到高峰。贫血可能对于母体失血有保护作用，有助于胎儿-母体之间营养物质、废物、热量之间的交换。身体内水容量从 6.5 L 增至 8.5 L。

雌激素影响肝的蛋白质合成，妊娠期凝血因子量增加，如因子 I、VII、VIII、IX、X 和血纤蛋白原。妊娠期蛋白 S、因子 XI、XIII 下降。分娩时子宫内血管壁损伤，静脉淤滞。这些因素可造成妊娠和产后的高凝状态。但是出凝血时间没有变化。

在正常妊娠时，妊娠早期肾血流量增加 75%（孕 16 周时为 840 ml/min）、妊娠早期末肾小球滤过率（glomerular filtration rate，GFR）增加 50%，这使肌酐较非妊娠期下降（0.5～0.6 mg/dl）。由于醛固酮、雌激素和脱氧皮质酮的作用，肾小管对钠的重吸收增加。孕激素可使输尿管和肾盂的平滑肌松弛，导致这些器官中尿潴留增加。

为适应胎儿、胎盘和羊水量的增加，子宫也发生较大的动态变化。在妊娠末期可为非妊娠期大小的 20 倍，容积增加 1000 倍。妊娠末期的子宫血流量是妊娠早期的 10 倍。在妊娠末期，子宫可接受 17% 的 CO。

癌症治疗后妊娠

不管在妊娠前还是妊娠中，评估有肿瘤史的女性时使患者了解类似疾病患者的妊娠结局非常重要。患者应就其特定治疗的风险进行咨询，因为化疗、放疗的晚期效应可能影响女性妊娠期出现生理性变化的能力。有肿瘤史的女性最好进行妊娠前咨询，以确定妊娠是否安全。如果已经妊娠，患者应咨询曾经的抗癌治疗对胎儿和母体的潜在风险，产前保健应尽量降低这些风险。

抗癌治疗的远期影响可能改变妊娠期母体的正常变化

抗癌治疗对母体最重要的晚期影响主要是对心血管和肺的远期损伤。

我们将回顾特定化疗药物的远期影响，以及观察到的放疗和化疗对正常妊娠能力的不良影响（表 10.1）。

表 10.1　妊娠期主要器官/系统的变化和肿瘤治疗的远期影响

器官/系统	妊娠期变化	远期影响	临床表现[a]
心血管	心输出量增加	蒽环类药物的心脏毒性 放疗导致的限制性心包疾病或心肌病 放疗引起的传导阻滞	心力衰竭（尤其是孕32周血容量达到最高时、分娩时和产后）胎儿发育受限 心律失常
肺	潮气量增加 补呼气量减少	博来霉素导致肺纤维化 放射性肺炎	呼吸衰竭 低氧合 胎儿发育受限
血液	血浆容量增加 高凝状态 肢体渗透压降低	如果近期治疗可能出现骨髓抑制 烷化剂所致的白血病	贫血、血小板减少、中性粒细胞减少 深静脉血栓/肺栓塞 肺水肿风险增加 诊断和治疗癌症 胎儿发育受限
肾	GFR 增加	顺铂或异环磷酰胺引起肾损伤	先兆子痫风险增加 母体肾功能恶化 胎儿发育受限
子宫	子宫体积增加	青春期前放疗可导致子宫纤维化、血管减少和体积变小	流产率增加 自发早产 先兆子痫风险增加 胎儿发育受限

GFR，肾小球滤过率。

[a] 临床意义重大，需要药物治疗、住院、早期终止妊娠或早产

　　如果患者的心功能异常，妊娠期血容量增加（血容量在 30～32 周时达最高峰）可能促使心力衰竭，导致终止妊娠或早产。因此推荐在妊娠前或妊娠早期进行超声心动图检查，了解心脏功能参数，如左心室射血分数（left ventricular rejection fraction，LVEF），在孕 30～32 周或有症状时再次复查。如果心律异常，应行心电图或 Holter 检查。

　　妊娠期氧合低可导致胎儿发育受限。肺纤维化可导致妊娠期由于 ERV 缺失和妊娠子宫增大出现呼吸窘迫，由于胎儿发育不良或母体的症状，可能最终导致早产。因此推荐在妊娠前或妊娠早期进行肺功能检查和氧弥散功能的检查。

　　妊娠期肾功能受损可导致先兆子痫、生长受限、（医源性）早产等妊

娠并发症的风险增加，以及肾功能恶化。应进行基线肾功能检查（BUN/Cr）、电解质检查，以备咨询和妊娠后的对比。

肿瘤治疗对心血管系统的影响

蒽环类药物（多柔比星、柔红霉素）——这些常用的化疗药物增加心肌病风险，尤其是左心室功能异常。剂量为 450 mg/m^2 时，心肌病的风险为 5%，当剂量增加超过 600 mg/m^2，心肌病的风险增加至 36%[3-4]。其他因素，如放疗史、高血压和冠状动脉疾病可加重风险。多达 57% 的患者出现亚临床的心脏毒性（收缩功能异常），这些风险最早可出现于治疗后 5 年[5]，妊娠期心脏负担增加可暴露肿瘤治疗相关的功能异常。心脏舒张功能异常是蒽环类药物毒性的早期表现[5]。妊娠可促发心力衰竭并影响母胎健康。妊娠期有心脏病变的患者可能需要药物治疗、住院，有时必须早产。美国临床肿瘤学协会（American Society of Clinical Oncology，ASCO）推荐行超声心动图、MUGA 扫描、妊娠前行放射性核素显像或妊娠期行超声心动检查评价左心室功能。针对有蒽环类药物暴露史的患者的数项研究显示，大多数可耐受妊娠。然而已经发现，在一些病例中，左心室短轴缩短率不到妊娠前的 30% 与母体情况恶化需入 ICU 治疗有关[4,6]。妊娠期心肌病的治疗包括 β 受体阻滞剂、肼屈嗪和硝酸盐，因致畸作用和影响胎儿肾功能，应避免使用 ACEI 类药物和血管紧张素受体拮抗剂。

曲妥珠单抗——与蒽环类药物的毒性相似，这种用于治疗乳腺癌的 Her2/neu 受体的单克隆抗体也与伴有左心功能不全的心肌病相关。曲妥珠单抗相关的心肌病总体发生率为 4%～10%。和蒽环类药物合用时，NYHA Ⅲ级和Ⅳ级心力衰竭风险增加，而与紫杉醇合用时风险较低（发生率为 1%～2%）[5]。曲妥珠单抗也可导致无症状的 LVEF 下降。与蒽环类药物相关的心肌毒性不同，曲妥珠单抗相关的毒性具有可逆性。因此曾使用过曲妥珠单抗的患者妊娠前评估心功能是明智之举。

放疗——在关于霍奇金淋巴瘤治疗后的患者的研究中，胸部放疗史与冠状动脉疾病、致死性心肌梗死（myocardial infarction，MI）、限制性心包炎、限制性心肌病、瓣膜疾病、传导异常（如传导阻滞）相关[5,7]。放疗后对心脏的影响的潜伏期可能长达 20 年，放疗后 5～10 年发生率为 10%～30%。1985 年之前患者接受的是高剂量放疗。与普通人群相比，霍奇金淋巴瘤患者因冠状动脉疾病导致的死亡风险增加 2～7

倍。曾接受放疗联合含多柔比星的化疗的霍奇金淋巴瘤患者罹患心功能异常、限制性心肌病或心包疾病的风险明显增加。采集病史时，确定治疗结束后的 NYHA 分级水平十分重要。此外，美国放疗学会（American College of Radiology，ACR）推荐曾接受放疗的无症状的霍奇金淋巴瘤患者进行运动负荷试验和超声心动图检查[8]。乳腺癌放疗后的患者心血管疾病的风险相对较低。在过去的几十年中，乳腺癌患者放疗的变化使因心血管疾病死亡的患者减少，从 20 世纪 70 年代中晚期的 13％降至 20 世纪 80 年代的 5.5％[5]。

肿瘤治疗对肺的影响

博来霉素——博来霉素对肺的影响受总剂量、患者年龄、肾功能、吸烟、纵隔放疗、吸氧等因素的影响[9]。肺炎可能在治疗时发生，也可能会持续至治疗后 2 年。如果出现肺炎，应停用博来霉素，激素治疗可能有效。只有少数病例会进展为肺纤维化，后者与肺源性心脏病和呼吸衰竭相关[5]。

放疗——胸部外照射的患者出现放射性肺炎的比例为 5％～15％，主要见于肺癌，尤其是曾经接受过放疗的患者。霍奇金淋巴瘤患者中，单纯放疗的患者肺炎发生率为 3％，而化疗联合放疗者为 11％[5]。乳腺癌放疗的患者肺炎的风险小于 1％。

对泌尿生殖系统的影响

顺铂和卡铂——铂类为主的化疗药物可影响肾功能，尤其是降低 GFR、影响肾小管功能。这些因素可持续影响 GFR，甚至治疗后 10 年，包括在儿童期晚期治疗和大剂量化疗[10]。

异环磷酰胺——对儿童期曾接受异环磷酰胺治疗的患者的研究显示，远期的肾毒性和肾小球、肾小管功能异常发生率为 1.4％～30％。肾功能异常可表现为低磷酸盐血症、肾小管性酸中毒和 GFR 下降[11]。

放疗——青春期前为进行骨髓移植而接受全身放疗的患者可表现为即使进行激素替代治疗，仍出现子宫体积偏小和血流量偏少[12]。对肾母细胞瘤患者的研究显示，子宫的功能（子宫壁纤维化、血管减少）异常与不良妊娠结局相关（见后文癌症存活者的妊娠结局）。

治疗后的其他后遗症

非冠状动脉血管病变——有研究报道，曾接受颈部放疗的霍奇金淋巴瘤和其他头颈部肿瘤存活者脑卒中、颈动脉硬化的发病率增加[5,7]。临床医生应该了解颈动脉硬化可能影响患者分娩时做 Valsalva 动作的能力。因此，妊娠前进行颈动脉多普勒检查不仅有助于了解脑卒中风险，也有助于决定分娩方式。

缺血性坏死——曾使用过糖皮质激素的患者容易罹患缺血性坏死（Avascular necrosis，AVN）。一项回顾性队列研究显示，上述患者出现 AVN 的风险是亲属对照组的 6 倍[13]。AVN 可影响妊娠期的负重能力，由于屈髋能力受限影响阴道分娩，可能增加剖宫产机会。

肥胖——头部放疗与年龄增长后体重增加相关，超重或肥胖的风险增加 11%～40%[13-14]，从而间接影响癌症存活者的妊娠结局。妊娠期肥胖尤其增加糖尿病、先兆子痫、剖宫产的风险。

继发性恶性肿瘤的风险——癌症存活者继发恶性肿瘤的风险增加，尤其是有霍奇金淋巴瘤病史的患者。霍奇金淋巴瘤患者的继发性恶性肿瘤中实体肿瘤占 70%～80%，以乳腺癌、肺癌和胃肠道恶性肿瘤最为常见[7]。一项关于霍奇金淋巴瘤继发乳腺癌和未继发乳腺癌的病例对照研究发现，单纯放疗（>4 Gy）继发乳腺癌的相对风险为 3.2 倍，如放疗剂量>40 Gy，风险增加 8 倍[15]。有趣的是，如放疗时同时使用烷化剂，则风险降至 1.4 倍。患病风险随时间而增加，放疗后 20 年发病率为 10%～20%[3]。继发性急性髓细胞性白血病可在烷化剂应用后 5～10 年出现，也可见于应用拓扑异构酶 II 抑制剂（如依托泊苷）后 2～3 年[3]。因此，在患者进行妊娠前检查时，应该检查是否存在继发性肿瘤，以免妊娠后才诊断新发肿瘤。例如，推荐有胸部放疗史的患者从 25 岁开始在妊娠前进行乳腺影像学检查[16]。

卵巢癌患者的妊娠结局

大部分关于癌症患者妊娠的资料来自儿童期癌症存活者调查研究（Childhood Cancer Survivor Study，CCSS），包括霍奇金淋巴瘤、白血病、肾母细胞瘤、肉瘤、中枢神经系统肿瘤和神经母细胞。大多数研究显示，儿童期癌症存活者子代畸形的风险并不增加。但是这些研究存在潜在的回顾偏倚和结局误分类偏倚。CCSS 的调查问卷显示,化疗与小于胎龄儿和早产无关。但是放疗和早产相关并呈剂量相关性,发生率为 26.1%~50%[18]。但遗憾的是,这项研究没有列出分娩时的孕龄,以及早产是自然性还是医源性(即因胎儿生长受限、子痫前期或胎盘早剥进行引产)。此外,低体重儿的发病率随放疗的剂量增加而增加,放疗剂量为 250 Gy 和 500 Gy 时,发病率分别为 25.5% 和 36.2%。国家肾母细胞瘤研究组对妊娠达 20 周的患者的回顾性研究显示,女性患者妊娠期高血压的发病率为 18.4%~35.7%,且随放疗剂量增加而增加,而未放疗患者的发病率为 12.3%,男性存活者的配偶(代表一般人群)发病率为 3%~4%[19]。此结果与肾切除无关,而是与胎盘床血管异常(放疗所致)相关。放疗和早产相关。放疗剂量为 15~35 Gy 时,早产率(20~36 周)为 20.7%~22.6%,而未放疗组为 10.2%。早产与子宫容积缩小及放疗导致的纤维化有关。多胎妊娠也可导致早产风险增加。

疾病复发的监测

抗癌治疗结束后不久就妊娠的患者进行肿瘤监测具有挑战性。以乳腺癌和霍奇金淋巴瘤为例,目前 ASCO 推荐:(a)乳腺癌患者治疗后 3 年之内每 3~6 个月检查一次,此后 2 年 6~12 个月检查一次;(b)如保留乳房,应治疗后 1 年开始每年定期行乳腺钼靶检查(乳房 X 线照相术)(如行放疗,治疗后 6 个月开始)[20]。如果考虑家族风险,通常进行遗传咨询和检测(即 BRCA1 和 BRCA2)。妊娠期乳腺组织增生、血运丰富,使乳腺监测更为困难。妊娠并不是进行钼靶监测的禁忌。

对于霍奇金淋巴瘤缓解后的随访主要集中于治疗后的 2 年内,包括每 3~4 个月检查血细胞计数、体格检查,每 6 个月进行全身 CT 检查,此后 5 年每年进行 CT 检查[8,21]。有纵隔放疗史或使用蒽环类药物者,推荐行心电图和运动试验进行心脏监测。PET 检查的价值目前尚无定论。癌症存活者妊娠应该咨询放射暴露对胚胎发育的影响和延迟 CT 检查的利弊。由于 PET 检查中的示踪剂氟代脱氧葡萄糖(FDG,一种含氟的葡萄糖类似物)能通过胎盘,这种检查不能在妊娠期进行[22]。有胸部放疗史的患者应进行早期乳腺癌监测,有颈部放疗史的患者建议行甲状腺功能检查[8,21]。

妊娠期发现癌症

目前估计妊娠期癌症的发病率为 1∶1000，尽管 2001 年加利福尼亚出生/死亡记录的回顾性研究显示原发性肿瘤的比例很低（0.7/10 000 活产）[23]。然而，前者数字包含流产和终止妊娠的患者，而后者未涵盖。我们都知道，伴随着生育年龄的推迟，肿瘤罹患风险不同以往的高龄女性也开始妊娠（自然妊娠或是通过辅助生殖技术妊娠）。过去，由于癌症的症状与妊娠相关症状相似，妊娠期肿瘤往往诊断延误，或者在癌症晚期才发现。例如，疲劳、恶心、贫血、乳腺分泌物等均为妊娠期常见症状，但实际上也可能与肿瘤相关。因此，如果这类症状间断出现而不严重，很难引起重视。相反，由于宫颈涂片对宫颈癌的检查，妊娠患者相较于非妊娠患者常早期诊断宫颈癌[24]。

一旦患者妊娠期间诊断为恶性肿瘤，要启动多学科团队保健，包括产科医生、母胎医学（maternal-fetal medicine，MFM）专家、外科医生、肿瘤科医生、新生儿科医生、专业护理人员、精神健康学家、神职人员和患者家庭。保健医生要考虑母体肿瘤治疗的风险和预后（如为侵袭性肿瘤或诊断时为晚期肿瘤）和胎儿伴随的风险。患者应得到妊娠是否影响肿瘤预后的咨询，当妊娠改变了标准的治疗方案时尤其要如此。根据诊断时的孕周探讨终止妊娠和（或）尽早分娩。此外，患者应该了解其未来妊娠的能力。咨询时应考虑的因素包括诊断时的孕周——妊娠晚期时可分娩，而对于不能选择分娩的妊娠早期和妊娠中期，应考虑终止妊娠。此外，为监测或治疗肿瘤而进行的影像学检查和放疗应选择安全、有效、能提供最佳临床信息的方式和剂量。磁共振成像（MRI）和超声检查安全，而腹盆腔 CT 检查可能不安全。进行腹部 CT 检查时胎儿接受的剂量为 3.5 cGy，而就胎儿发育受限和畸形风险而言，胎儿的安全放射剂量为 5 cGy。1～2 cGy 的小剂量可使未来儿童期白血病的风险从 1∶3000 增加至 1∶2000[25]。讨论应着重于手术和治疗的时机以及治疗对胎儿的影响、能否足月妊娠、早产的可能性以及早产儿的相关结局。

理想情况下，诊断和治疗的过程应该由患者的信仰和目标来引导。患者的配偶和亲属也应参与，并对远期规划给予建议。MFM 专家应协调胎儿监测、手术和化疗，结合治疗方案，决定最佳分娩时机。临床医生和肿瘤学家共同决定为孕周延误治疗是否会导致母体预后恶化。

妊娠早期诊断

如可能，应避免在妊娠早期胚胎脏器形成期间治疗。妊娠的最初 4 周（从受孕着床开始）是"全或无"阶段，即如果妊娠暴露于有害因素，会导致流产。第 4 周至第 11 周为器官形成阶段，此阶段为畸形最敏感期。妊娠早期接触化疗药物和（或）放疗会导致流产或胎儿畸形，而妊娠中期和晚期接触常出现胎儿发育受限、骨髓抑制，结构畸形的概率降低[26]。据报道，妊娠早期暴露于有害因素时畸形的发生率为 14% ～ 19%[27]。相比而言，妊娠中期和晚期暴露于有害因素时，畸形的发生率与整体人群相当。患者决定终止妊娠通常为个人决定，但如果妊娠可导致癌症预后恶化或癌症期别过晚、恶性度过高，患者不能耐受妊娠，应尽快治疗时，可能会给予医学建议终止妊娠。

化疗的应用

妊娠期化疗药物的用药指南参考非妊娠期患者的标准治疗和妊娠期可能的安全用药。有关化疗的使用和结局的绝大多数数据来源于病例系列或个例报告，而非前瞻性研究。甲氨蝶呤——可用于异位妊娠和妊娠滋养细胞肿瘤的化疗药为妊娠期禁忌。甲氨蝶呤与成骨不全、眼距过宽、小颌、耳部畸形相关。妊娠早期暴露于烷化剂可导致耳位低和肢体畸形，而据报道，妊娠中期和晚期使用相对安全，畸形较少[28]。可根据体重调整用药剂量，并同时考虑血容量增加、肾血流量及 GFR 增加，但孕妇化疗药物的药动学目前还没有相关研究。妊娠中期和晚期化疗主要与胎儿发育受限和低出生体重儿相关。最近一项对 376 例（大多数为妊娠中期和晚期）暴露于化疗的胎儿的回顾性研究中，胎儿或新生儿畸形发生率为 6%，胎儿发育受限为 7%[28]。

放疗的治疗

如可能，妊娠期应尽量避免放疗，但放疗不是绝对禁忌，据个例报告，放疗是安全的。乳腺癌、霍奇金淋巴瘤、脑癌、头颈部肿瘤局部放疗并进行恰当屏蔽的病例报道中，妊娠早期和中期母体肿瘤部位放射剂量为 30～80 Gy 时，胎儿暴露剂量为 3～10 cGy，妊娠结局健康[29]。而妊娠早期胎儿暴露于更高的剂量（如 10～20 cGy）时，畸形明显增加。暴露于高剂量者可能不一定会导致结构异常，但可能与精神发育迟缓相关，尤其是暴露剂量较高者。据报道，孕 8～15 周胎儿精神发育迟缓的放射剂量阈值为 6 cGy，孕 16～25 周时阈值为 25 cGy[29]。妊娠中期和晚期暴露可致儿童期恶性肿瘤（白血病、实体肿瘤）略增加。

分娩的时机

决定分娩时机主要基于使母体的反应和预后最佳化并减少早产儿的合并症，如呼吸窘迫综合征（respiratory distress syndrome，RDS）和心室内出血。分娩要做计划，应避免母体骨髓抑制，其见于化疗后初期。由于早产儿的系统发育不成熟，不能有效代谢药物，此时出生的新生儿生后 2～3 周也会出现骨髓抑制。胎盘应进行病理检查，评估有无转移，尤其是黑色素瘤、淋巴瘤和白血病患者。

对子代的影响

患者会担心孩子从母体获得肿瘤以及不同的抗癌治疗对新生儿的近期和远期影响。2003 年发表了一项对所有已知病例系列和个例报告（1866 年报告第一例）的汇总，有 87 例胎盘转移，6 例婴儿黑色素瘤，其中 3 例胎盘受累[30]。显然，这些数据的缺陷在于缺乏相对于这 87 个病例的分母，因此不能计算发生率。我们可以认为癌症患者的新生儿罹患癌症实际上是一种罕见现象，而黑色素瘤患者中的发生率更高些。

应告知患者某些药物能够通过胎盘至胎儿，且胎儿和胎盘有代谢药物的能力。然而，目前关于化疗药物透过胎盘的直接文献极少。由于大多数研究是回顾性研究，通常是问卷调查形式，旨在评估治疗的远期影响，势必存在回顾的偏倚。最常被引用的前瞻性研究来自 Aviles 和 Neri，她们随访了 84 名母亲罹患白血病和淋巴瘤进行化疗（超过 40% 是在妊娠早期）的儿童，进行了体格检查、血液学检查、神经和发育检查，平均随访时间为 18.7 年[31]。子代没有明显的发育迟缓，结构缺陷的发生率没有增加，性发育正常，癌症发生率没有增加。

蒽环类药物（主要在妊娠中期和晚期使用）较少通过胎盘，部分原因是 P 糖蛋白转运的调控。据报道，蒽环类药物可导致子代的心脏毒性。一项病例系列显示，160 名患者中有 3 例新生儿出现心脏毒性[32]。该系列中，有1例新生儿死亡，该病例曾于妊娠晚期暴露于柔红霉素，实际孕龄不明确，而早产可能改变药物的影响。相反，Aviles 等对81名母体曾接受过蒽环类药物的儿童（9.3～29.5 岁）进行超声心动图检查，未见心肌受损[33]。在另外一项对于胎儿期暴露于多柔比星和环磷酰胺的研究中，胎儿超声心动图和新生儿超声心动图至 2 岁显示没有心肌损伤[34]。

患者应该认识到其子代有早产及极低出生体重的风险，癌症患者继续妊娠早产的风险是一般人群的 2 倍，极低出生体重儿的风险是一般人群的 3 倍[23]。

未来的生育力

不管处于妊娠何种阶段，进行抗癌治疗（即化疗及后续放疗）均可能增加不孕和性腺损伤的风险（见第 1 章）。计划进行妊娠时应向肿瘤生育学领域的生殖专家和 MFM 专家咨询。

其他问题

由于妊娠和肿瘤均可增加血栓的风险，应根据 MFM 专家和肿瘤专家的意见在妊娠期和产后进行预防性抗凝治疗。考虑到抗癌治疗的远期影响，以往癌症治疗的经验促进放疗和化疗方案不断改进，以尽量降低在前二三十年进行抗癌治疗的生育期女性出现远期后遗症的概率。

妊娠和乳腺癌

乳腺癌是最常见的妊娠期诊断的恶性肿瘤，发病率约为 1：3000 次妊娠或 1：2600～1：10 000 次活产[35-36]。诊断和治疗应根据孕周和胎儿情况变动——如妊娠早期诊断，患者可终止妊娠。目前已有的证据显示终止妊娠并不能改善肿瘤的预后，但可以避免诊断和抗肿瘤治疗对胎儿的不良影响。诊断或治疗延误（为避免对胎儿的风险）可能导致腋淋巴结转移的风险增加，这一可能性会影响母体的预后。根据数学模型，妊娠早期患者推迟治疗 1 个月可能导致淋巴结转移率增加 0.9%，推迟 3 个月增加 2.6%[37]。这些数值也和诊断延误相关，而诊断延误在妊娠期间经常发生，妊娠期肿瘤诊断时常较大，平均为 3.5 cm，而非妊娠期病例为 2 cm[36]。和相似年龄和期别的非妊娠期乳腺癌相比，妊娠似乎并不影响肿瘤的预后。

如妊娠期间出现包块，持续 2 周以上应进行诊断，通常为患者自行摸到的无痛性肿块。妊娠并不影响乳腺癌常规诊断，包括进行腹部屏蔽的钼靶检查（胎儿暴露剂量小于 0.5 cGy）和超声，不要等到分娩后再进行评估。妊娠期乳腺溢液并不少见，通常为清亮或乳样液体。血性或脓性分泌物或单独腺管受累时应该重视。由于钆可以透过胎盘，妊娠期不常规进行乳腺 MRI 检查。可行细针抽吸，但因为细胞学可出现变化，应告知病理科医生患者为妊娠状态，通常建议其行穿刺活检。有指征时可行切除活检。

应行雌激素受体、孕激素受体和 Her2 受体的检查。和非妊娠期乳腺癌相比，妊娠期乳腺癌更多表现为分化差、激素受体阴性[35]。蒽环类药物化疗前应先行超声心动图检查，了解基础情况。应根据 MFM 专家的意见进行胎儿超声检查和评估。因可能影响未来的生育计划，应进行BRCA 等基因突变的检查。有风险者可行预防性卵巢切除。

妊娠期肿瘤的分期包括完整的病史、体格检查、腹部遮挡后的胸部X 线检查、肝超声检查和脊柱 MRI 平扫。尽管也可行 CT 检查，但如果MRI 能够判断转移情况，应避免胎儿接受放射线。在和手术团队咨询后，可以而且应行手术治疗，如乳腺肿瘤切除术或乳房切除术。根据孕龄不同（尤其是妊娠中期和晚期），手术前后应进行胎儿监护，并警惕早产。手术中必须进行胎儿监护，如胎儿监护不满意，妊娠晚期患者要在MFM 及新生儿专家深入讨论后进行胎儿的干预（分娩）。

已有妊娠期采用或不采用异硫蓝（有可能过敏）染色进行前哨淋巴结活检的报道，结局差异很大，包括妊娠早期活检后流产[38]。考虑到妊娠早期本身流产风险较高，有些人可能会到妊娠中期再进行检查，但并不是强制性的。

妊娠期乳腺癌的治疗应在改善母体预后、致畸作用和妊娠早期流产等因素之间进行权衡。通常化疗延迟至妊娠中期。根据 MD 安德森肿瘤中心的大样本研究，治疗方案通常为氟尿嘧啶、多柔比星和环磷酰胺[39]。也采用过蒽环类药物和环磷酰胺的联合方案[38、40-41]。紫杉醇在妊娠期间应用的经验有限，这些药物很少使用，部分是由于妊娠期间 P450系统显著上调致药物代谢增加，导致其浓度降低[40]。此外，由于紫杉醇影响微管形成，而后者参与细胞分裂和细胞间、细胞内功能，故紫杉醇除了影响细胞分裂还有潜在的胎儿毒性[28]。最近的一项综述涉及 42 名孕母曾接受紫杉醇治疗的新生儿，母体毒性和新生儿状态的资料不完整，21例紫杉醇治疗的患者中2例出现RDS（可能由早产导致），1例新生儿幽门狭窄可能与紫杉醇暴露相关[42]。由于乳汁中化疗药物的浓度目前还没有深入研究，化疗期间患者不应母乳喂养[43]。

为避免胎儿暴露于50～60 cGy的放射剂量，乳腺癌患者的放疗通常推迟至分娩结束后，但是必须个体化。某些病例推迟放疗可能增加局部复发的风险。近期的国际共识建议可行局部放疗，妊娠早期和中期子宫距离胸腔较远，腹盆腔采用恰当的遮蔽可减少50％～75％的放疗暴露[41]。

由于有病例报道曲妥珠单抗与羊水过少、胎儿肾功能不全相关，通常妊娠期禁用曲妥珠单抗[40]。他莫昔芬在动物模型中有致畸作用，通常分娩后使用。

为开始紫杉醇治疗，进行晚期早产（34～36周）或早期足月产（37周）并不少见，尤其是晚期或恶性度高的乳腺癌患者。分娩前新生儿医生应和患者讨论早产的风险，患者应接受皮质类固醇激素促进胎肺成熟。对瑞典出生登记处大样本人群的研究显示，妊娠期乳腺癌患者早产（自发和医源性）的风险值（OR）为3.2（95％CI 1.7～6.0），低体重儿的风险值为2.9（95％CI 1.4～5.8），畸形的风险值为2.1（95％CI 1.2～3.7）[44]。没有乳腺癌的分期和治疗方式的资料，故根据此信息对患者给予建议的价值有限。如有更多妊娠早期暴露，可能会导致畸形发生率增高，而早产发生率增加与计划分娩以开始母体深入治疗有关。

一项近期的综述显示妊娠期化疗日渐常见[26]，而其生存率与年龄、肿瘤期别匹配的非妊娠期患者相似，提示尽管妊娠具有前面所提到的病理学特点，妊娠本身并不导致预后不良[35]。由于复发通常在最初的2年，有人建议再次妊娠应该在2年后。

妊娠和霍奇金淋巴瘤

妊娠合并霍奇金淋巴瘤的发病率估计为1:6000～1:1000次妊娠，常见于十几岁至二十几岁的年轻女性[45]。诊断时的年龄、Ann Arbor系统肿瘤期别、受累淋巴结的数目和部位、淋巴外受累以及有无消瘦、盗汗、发热等系统症状均影响预后。文献综述认为妊娠不改变预后[22,26,45]，终止妊娠不能改善预后。实际上，在一项研究中，70％的妊娠合并霍奇金淋巴瘤为早期病例，8年生存率超过80％[45]。

淋巴瘤的诊断是基于淋巴结活检。妊娠并不影响活检的施行。妊娠期霍奇金淋巴瘤的组织学与非妊娠期相似。分期包括完整的病史、体格检查、实验室检查［如全血细胞分类和计数、血小板、肝肾功能、乳酸脱氢酶和碱性磷酸酶（妊娠期受胎盘影响，碱性磷酸酶水平升高）的水平］、CT（胸部、腹部、盆腔）以及 CXR。应与患者讨论胎儿接受放射线的利与弊，妊娠早期有暴露者未来儿童期罹患恶性肿瘤的风险增加。妊娠期也可以行骨髓活检。非妊娠期患者使用放射性示踪剂行 PET 进行肿瘤分期，但由于 FDG 可透过胎盘导致胎儿接受的放射剂量增加，妊娠期应避免行 PET 检查[22]。

治疗应根据妊娠期的生理变化，如第三间隙容量增大和肾清除率增加。不应在妊娠早期进行化疗，以避免其致畸作用。通常，霍奇金淋巴瘤是在妊娠早期诊断时，如希望继续妊娠，应随访，妊娠中期开始治疗霍奇金淋巴瘤，以避免流产和胎儿畸形风险。如果淋巴瘤恶性程度高、期别晚，可考虑终止妊娠。如果不能接受终止妊娠，可进行蒽环类药物单药治疗，妊娠中期后给予联合方案[22]。与乳腺癌相同，妊娠中期和晚期常用的药物可增加胎儿发育受限和早产的风险。霍奇金淋巴瘤常用的化疗方案为 ABVD（多柔比星、博来霉素、长春碱、达卡巴嗪）[22,26]。也有报道采用 MOPP（氮芥、长春新碱、丙卡巴肼、泼尼松）方案。末次化疗后 2～3 周后再终止妊娠可减少骨髓抑制对新生儿的影响。

化疗联合小剂量放疗时生存率可高达 93%[45]。一项病例系列包含了 16 例恰当遮蔽腹部的同时进行颈部或腋窝部位放疗的妊娠期女性[46]。在该系列中，腹部遮挡后胎儿接受的剂量估计为 10～13.6 cGy，妊娠结局正常。如果治疗需要，在接受新生儿医生咨询、促胎肺成熟后可考虑晚期早产。

妊娠和其他恶性肿瘤

其他恶性肿瘤，如非霍奇金淋巴瘤、黑色素瘤、宫颈癌、甲状腺癌和卵巢癌常见于生育年龄女性。有关乳腺癌和霍奇金淋巴瘤不同孕周化疗、放疗的影响的基本原则同样适用于其他肿瘤。恶性度高的白血病（急性）和淋巴瘤（大 B 细胞淋巴瘤、成熟 T 细胞和 NK 细胞肿瘤）应尽快治疗，如果孕周较小，建议终止妊娠[22,47]。胎盘转移罕见，但在黑色素瘤、淋巴瘤和白血病中有少数报道。黑色素瘤如胎盘受累，则胎儿受累的发生率高达 22%[30]。进展缓慢的肿瘤，如慢性白血病和滤泡状或早期乳头状甲状腺癌可以在产后治疗，不影响患者预后[26,45]。

尽管其他癌症的诊断可能因妊娠延后，但由于会进行产前检查和宫颈涂片检查，妊娠期宫颈癌通常早期诊断。瑞典 1914—2004 年的数据显示宫颈癌的生存率提高，50 岁以下Ⅰ期患者的生存率在 1960—2004 年为 75.6％，而 1914—1943 年Ⅰ期占 24.8％[24]。随着人乳头瘤病毒（human papilloma virus，HPV）疫苗的问世，宫颈癌将变得更罕见。宫颈癌和卵巢癌的治疗应与妇科肿瘤医生合作，手术是主要的治疗手段。宫颈癌的治疗包括分娩或终止妊娠、子宫根治性切除术（妊娠晚期剖宫产同时或妊娠早期连带胎儿）或放射治疗[48]。

妊娠合并卵巢癌罕见，发病率约为 1∶20 000 活产[49]。如临床考虑病变位于一侧卵巢，且患者渴望继续妊娠，推荐行连续超声检查，可能需早产，并在产后进行分期和确诊手术。低度恶性肿瘤或ⅠA 期患者可行单侧附件切除术，尤其是希望保留生育能力者[26,48]。而晚期患者则建议终止妊娠（如为妊娠早期），随后行手术分期和肿瘤细胞减灭术，并辅以化疗。这些患者需要接受咨询，了解为使胎儿达到一定的孕周而推迟手术对预后的可能影响。

结论

希望本章已把曾患或现患恶性肿瘤的女性妊娠期处理的复杂性阐述清晰。重要的是，不应由某一个单独的保健者提供保健，涵盖患者及其支持网络、肿瘤学和手术团队、产科和 MFM 的多学科团队应为患者提供最佳的医疗咨询和保健，其治疗和预后应根据患者的期望兼顾未来孩子。

致谢：本工作由肿瘤生育学联盟（Oncofertility Consortium）NIH/NICHD5UL1DE019587 支持。

参考文献

1. Gordon MC. Maternal physiology. In: Gabbe SG et al., editors. Obstetrics: normal and problem pregnancies. 5th ed. Philadelphia: Churchill Livingstone; 2007.
2. Kametas NA, et al. Maternal cardiac function in twin pregnancy. Obstet Gynecol. 2003;102:806–15.
3. Hudson MM. Survivors of childhood cancer: coming of age. Hematol Oncol Clin North Am. 2008;22:211–31.
4. van Dalen EC, et al. Clinical heart failure during pregnancy and delivery in a cohort of female

childhood cancer survivors treated with anthracyclines. Eur J Cancer. 2006;42:2549–53.

5. Carver JR, et al. American Society of Clinical Oncology clinical evidence review on the ongoing care of adult cancer survivors: cardiac and pulmonary late effects. J Clin Oncol. 2007;25:3991–4008.

6. Bar J. Pregnancy outcome in women treated with doxorubicin for childhood cancer. Am J Obstet Gynecol. 2003;189:853–7.

7. Ng AK, LaCasce A, Travis LB. Long-term complications of lymphoma and its treatment. J Clin Oncol. 2011;29:1885–92.

8. Ng A, et al. ACR appropriateness criteria: follow-up of Hodgkin lymphoma. Curr Probl Cancer. 2010;34:211–27.

9. Yahalom J, Portlock CS. Long-term cardiac and pulmonary complications of cancer therapy. Hematol Oncol Clin North Am. 2008;22:305–18.

10. Skinner R, et al. Persistent nephrotoxicity during 10-year follow-up after cisplatin or carboplatin treatment in childhood: relevance of age and dose as risk factors. Eur J Cancer. 2009;45:3213–9.

11. Skinner R, Cotterill SJ, Stevens MCG. Risk factors for nephrotoxicity after ifosfamide treatment in children: a UKCCSG Late Effects Group study. Br J Cancer. 2000;82:1636–45.

12. Holm K, et al. Ultrasound B-mode changes in the uterus and ovaries and Doppler changes in the uterus after total body irradiation and allogeneic bone marrow transplantation in childhood. Bone Marrow Transplant. 1999;23:259–63.

13. Armenian SH, Bhatia S. Chronic health conditions in childhood cancer survivors: is it all treatment-related—or do genetics play a role? J Gen Intern Med. 2009;24:395–400.

14. Sklar CA, et al. Changes in body mass index and prevalence of overweight in survivors of childhood acute lymphoblastic leukemia: role of cranial irradiation. Med Pediatr Oncol. 2000;35:91–5.

15. Travis LB, et al. Breast cancer following radiotherapy and chemotherapy among young women with Hodgkin disease. JAMA. 2003;290:465–75.

16. Ruhl C, Moran B. The clinical content of preconception care: preconception care for special populations. Am J Obstet Gynecol. 2008;199:S384–8.

17. Blatt J. Pregnancy outcome in long-term survivors of childhood cancer. Med Pediatr Oncol. 1999;33:29–33.

18. Signorello LB, et al. Female survivors of childhood cancer: preterm birth and low birth weight among their children. J Natl Cancer Inst. 2006;98:1453–61.

19. Green DM, et al. Pregnancy outcome after treatment for Wilms tumor: a report from the National Wilms Tumor Long-Term Follow-Up Study. J Clin Oncol. 2010;28:2824–30.

20. Khatcheressian JL, et al. American Society of Clinical Oncology 2006 update of the breast cancer follow-up and management guidelines in the adjuvant setting. J Clin Oncol. 2006;24:5091–7.

21. Brusamolino E, et al. Classical Hodgkin's lymphoma in adults: guidelines of the Italian Society of Hematology, the Italian Society of Experimental Hematology, and the Italian Group for Bone Marrow Transplantation on initial work-up, management, and follow-up. Haematologica. 2009;94:550–65.

22. Pereg D, Koren G, Lishner M. The treatment of Hodgkin's and non-Hodgkin's lymphoma in pregnancy. Haematologica. 2007;92:1230–7.

23. Smith LH, et al. Obstetrical deliveries associated with maternal malignancy in California, 1992 through 1997. Am J Obstet Gynecol. 2001;184:1504–12. Discussion 1512–1513.

24. Pettersson BF, et al. Invasive carcinoma of the uterine cervix associated with pregnancy. Cancer. 2010;116:2343–9.

25. ACOG Committee Opinion. Guidelines for diagnostic imaging during pregnancy. Number 299, September 2004 (replaces No. 158, September 1995). Obstet Gynecol. 2004;104:647–51.

26. Voulgaris E, Pentheroudakis G, Pavlidis N. Cancer and pregnancy: a comprehensive review. Surg Oncol. 2011;20:e175–85.

27. Doll DC, Ringenberg QS, Yarbro JW. Antineoplastic agents and pregnancy. Semin Oncol. 1989;16:337–46.

28. Cardonick E, Iacobucci A. Use of chemotherapy during human pregnancy. Lancet Oncol. 2004;5:283–91.

29. Kal HB, Struikmans H. Radiotherapy during pregnancy: fact and fiction. Lancet Oncol. 2005;6:328–33.

30. Alexander A, et al. Metastatic melanoma in pregnancy: risk of transplacental metastases in the infant. J Clin Oncol. 2003;21:2179–86.

31. Avilés A, Neri N. Hematological malignancies and pregnancy: a final report of 84 children who received chemotherapy in utero. Clin Lymphoma. 2001;2:173–7.

32. Germann N, Goffinet F, Goldwasser F. Anthracyclines during pregnancy: embryo-fetal outcome in 160 patients. Ann Oncol. 2004;15:146–50.

33. Avilés A, Neri N, Nambo MJ. Long-term evaluation of cardiac function in children who received anthracyclines during pregnancy. Ann Oncol. 2006;17:286–8.

34. Meyer-Wittkopf M, et al. Fetal cardiac effects of doxorubicin therapy for carcinoma of the breast during pregnancy: case report and review of the literature. Ultrasound Obstet Gynecol. 2001;18:62–6.

35. Litton JK, Theriault RL, Gonzalez-Angulo AM. Breast cancer diagnosis during pregnancy. Womens Health. 2009;5:243–9.

36. Leslie KK, Lange CA. Breast cancer and pregnancy. Obstet Gynecol Clin North Am. 2005;32:547–58.

37. Nettleton J, et al. Breast cancer during pregnancy: quantifying the risk of treatment delay. Obstet Gynecol. 1996;87:414–8.

38. Cardonick E, et al. Breast cancer during pregnancy. Cancer J. 2010;16:76–82.

39. Hahn KME, et al. Treatment of pregnant breast cancer patients and outcomes of children exposed to chemotherapy in utero. Cancer. 2006;107:1219–26.

40. Litton JK, Theriault RL. Breast cancer and pregnancy: current concepts in diagnosis and treatment. Oncologist. 2010;15:1238–47.

41. Amant F, et al. Breast cancer in pregnancy: recommendations of an international consensus meeting. Eur J Cancer. 2010;46:3158–68.

42. Mir O, et al. Taxanes for breast cancer during pregnancy: a systematic review. Ann Oncol. 2010;21:425–6.

43. Pereg D, Koren G, Lishner M. Cancer in pregnancy: gaps, challenges and solutions. Cancer Treat Rev. 2008;34:302–12.

44. Dalberg K, Eriksson J, Holmberg L. Birth outcome in women with previously treated breast cancer—a population-based cohort study from Sweden. PLoS Med. 2006;3:1597–601.

45. Hurley TJ, McKinnell JV, Irani MS. Hematologic malignancies in pregnancy. Obstet Gynecol Clin North Am. 2005;32:595–614.

46. Woo SY, et al. Radiotherapy during pregnancy for clinical stages IA-IIA Hodgkin's disease. Int J Radiat Oncol Biol Phys. 1992;23:407–12.

47. Oduncu FS, et al. Cancer in pregnancy: maternal-fetal conflict. J Cancer Res Clin Oncol. 2003;129:133–46.

48. Barber HRK. Malignant disease in pregnancy. J Perinat Med. 2001;29:97–111.

49. Schwartz N, Timor-Tritsch IE, Wang E. Adnexal masses in pregnancy. Clin Obstet Gynecol. 2009;52:570–85.

第 11 章　肿瘤生育学的医患沟通

Jennifer　Mersereau　著

胡君　译　尚鹊　审校

生育功能的保护对年轻的恶性肿瘤患者至关重要

育龄女性

很多被诊断为恶性肿瘤的年轻患者面临着巨大的压力，除了对生存率、即将面临的治疗、经济负担以及家庭和工作责任的担忧之外，她们还非常关心将来的生育能力。事实上，在罹患恶性肿瘤的年轻女性中，对子女和家庭的担忧仅次于对肿瘤复发和不确定性的担忧[1]。Partridge 等对 657 名 41 岁以下初次诊断乳腺癌的患者进行生育问题网络调查[2]，超过半数（57%）的年轻乳腺癌患者对将来失去生育能力存在很大的担忧，而单因素分析显示几个变量与担忧程度的增加有关（表 11.1）。在多因素分析中，对生育能力的担忧程度与生育更多孩子的渴望、既往妊娠次数和妊娠困难史有关。有些研究对患者的"生育能力担忧"进行全面调查，但另外一些研究仅涉及了一些常见问题。Thewes 等列出了困扰乳腺癌患者（$n=228$）最常见的生育问题及其得到满意回答的百分比（表 11.2）[3]。

表 11.1   41 岁以下乳腺癌患者生育能力担忧程度增加的相关变量 ($n=657$)[2]

诊断年龄较小
受教育程度较高
未婚
全职工作
接受保乳手术
一级亲属中有乳腺癌患者
正常月经周期
既往妊娠次数和活产数较少
既往没有妊娠意愿
无流产史
无不孕治疗史
复发概率较小

表 11.2   乳腺癌女性最常见的 10 个生育相关问题及回答满意程度 ($n=228$)[3]

问题	回答满意（%）	回答不满意（%）
我应该如何避孕？	47	17
我现在能生育吗？	42	25
我治疗后能怀孕吗？	42	13
治疗后怀孕的风险/益处是什么？	18	34
治疗后多长时间可以确认我能生育？	17	31
其他有生育要求的乳腺癌患者情况如何？	19	30
我接受的治疗是否会影响未来子女的健康？	13	29
我会很快失去生育能力吗？	23	29
我怀孕的概率有多大？	28	24
未来妊娠是否影响我的预后？（复发概率）	26	26

　　生育问题的担忧对患者的影响很大，不仅仅是诊断当时，而且是随后的很多年。据恶性肿瘤患者回忆，对生育问题的担忧可以很大程度上左右肿瘤的治疗决策[2,4]。一些研究表明，因肿瘤治疗而失去生育功能的患者更容易出现情绪低落[2,5-6]。值得一提的是，在开始肿瘤治疗之前应与患者充分沟通保留生育功能的问题，否则有医患纠纷的隐患。

育龄男性

　　男性也会在诊断恶性肿瘤当时及以后存在生育能力的担忧。一项调查显示（$n=132$），无子女的育龄恶性肿瘤患者中 76％希望在未来拥有孩子，只有 6％认为肿瘤使自己对孩子的需求程度下降，这一结果在性别上没有显著差异[5]。很多男性认为，在化疗前进行精子体外保存可以帮助他们克服肿瘤带来的情绪影响[7]，但 1999 年的一项研究显示只有 8/43（19％）的男性在肿瘤治疗前进行了精子库保存。

儿童和父母

儿童恶性肿瘤患者的生育力保存问题较为复杂，尤其是考虑儿童和父母双方的意愿时。父母在考虑孩子的生育力保存问题时会更多地考虑未来的生活质量[8]。父母对于孩子参与决策的制订有一定的差异，一些父母认为应该由孩子来做最终的决定，另一些父母则希望自己有更多的掌控权[8]。目前对于青春期和青春期前儿童生育力保存方面的观点尚缺乏足够的数据。

我们是否满意地回答了患者对于生育能力的担忧？

肿瘤科医生

尽管我们都知道很多患者对未来的生育力存在疑问和担忧，但不幸的是，有很大一部分患者的这方面需求没有得到充分的满足。应该承认，诊断癌症的初期对于患者、家庭和医生都很艰难，而诊断、急性风险、迅速治疗和生存率都应该是优先讨论的内容（详见第 8 章）。研究显示，很多肿瘤专业医生并没有常规和育龄肿瘤患者讨论生育问题[9-11]。2009年一项调查（$n=613$）显示，有 47％的肿瘤学专家常规为患者提供生育力保存的咨询，其中女性医生和对生育力保存有兴趣的医生居多[11]。2010 年一项涉及 249 位肿瘤学专家的研究显示，尽管 82％的专家曾在某些时候向患者提及生育力保存，但超过半数的专家几乎不将患者推荐给生殖医学专家[12]。当进行肿瘤治疗决策时，有 30％几乎不考虑女性患者的生育要求[12]。另一项前瞻性研究对英国的儿科肿瘤学专家进行调查，考察他们对具体病例的生育力风险评估和生育力保存的观念[9]。结果显示，他们和 63％的患者（$n=648/1030$）探讨了癌症治疗对生育的影响，其中以男性患者和青春期后患者（与青春期前比）居多。只有 1％的女孩（$n=4/463$）被推荐到生殖中心咨询。肿瘤治疗组中的其他成员应该担负起主持生育力保存讨论的责任。一项大样本研究显示，肿瘤科护士认为生育力讨论是她们的职责，但她们中的多数不常规讨论此问题[13]。如果肿瘤治疗组没有提及生育问题，患者将不知道如何、何时或与谁讨论这个问题。

导致肿瘤治疗组不能与患者充分沟通生育问题的因素有很多，包括医生相关因素（生育力保存方法相关知识不足[10,12,14-15]、缺乏包括生殖医学专家在内的专业协作[10,14,16]）和患者相关因素。在一项儿科肿瘤学专家的研究中，没有推荐青春期后男孩到精子库的常见原因包括肿瘤预后较差、需要马上开始治疗、未能获得父母同意[10]。此外，父母的特质也会影响生育问题的探讨，如父母年龄、青春期状态、产次、婚姻状态和经济情况[9-10,14,16]。2007年的一项包括16名肿瘤学专家的定性研究发现，医生和患者都存在阻碍讨论生育力保存问题的因素[14]。医生方面的障碍包括生育力保存方法知识的缺乏、能提供相关咨询的生殖医学专家信息有限、医生的从业年限（年轻医生更倾向于推荐患者进行生育力保存的咨询）和医生专业类别（化疗专业的肿瘤学专家比手术专业的肿瘤学专家更倾向于讨论生育问题）。

限制生育力保存讨论的患者因素包括迫切要求马上治疗、生育力保存处于次要地位的观念、女性、多产和疾病分期较晚。2010年一项针对全国范围内249位肿瘤学专家的研究表明，超过90%的反馈者认为自己"知晓"并"精通"生育力保存的选择，但只有17%有采用最确实的生育力保存方法——胚胎冻存的经验[12]。该项研究还发现了其对某些特殊治疗方案的性腺毒性知识掌握的差异。该调查还提示，肿瘤学专家对生育力保存的观念和知识可能将会得到改善，因为97%的医生同意美国临床肿瘤学协会（ASCO）关于肿瘤学专家有责任关心生育问题的指南[17]，75%的医生表达了参加生育力保存继续教育的兴趣[12]。另一方面，由于患者特质的多样性，目前没有生育力保存"适应证"的共识。最理想的是，生育力保存涵盖所有的患者（无关年龄、产次或疾病特点），生育力保存方面的全面沟通可以让患者获得更高的满意度。

父母对于生育力保存的沟通并不满意

总体而言，父母对于生育力保存的沟通并不满意。调查显示，超过25%～50%的乳腺癌患者认为她们在肿瘤治疗前并没有充分接受生育决策方面的教育、咨询或资源[2,18-19]。一项网络调查（n=228）显示，仅有11%的乳腺癌患者认为自己得到了足够的生育力保存方面的信息[18]。在该项研究中，25~45 岁的患者被问及是否充分了解影响生育力的各种因素。其中只有大约一半人认为掌握了女性生殖周期的基础知识和影响生育力的主要因素（如化疗），而不到 15% 的受访者认为自己"十分了解"不孕症的治疗。Thewes 等在澳大利亚的研究显示，尽管 71% 的受访者曾和健康工作者讨论了生育力相关事宜，但超过半数的受访者（乳腺癌患者）认为，大多数常见生育力问题并没有得到满意的回答（表11.2)[3]。30% 的受访者咨询的是生殖医学专业医生，说明目前生育力保存的教育模式并不完善。

大量证据证实患者保存生育力的需求没有得到满足

最近的一些研究关注生育力保存咨询前相关知识的客观考量，结果显示，在咨询前患者普遍知之甚少[20-21]。受过高等教育、在咨询前主动搜索过信息的患者往往有更多的知识储备。由于肿瘤治疗往往在诊断后很快开始，患者只有很短的时间来理解生育力保存的复杂事项，并做出相关决策。生育力保存的咨询中涉及的语言十分专业，包括复杂的医学、胚胎学和统计学概念。尝试妊娠多年的不孕症患者可能在第一次咨询时就对基本概念较为熟悉，而新诊断为癌症的患者则需快速吸收信息并做出生育力保存方面的决策。比较理想的状态是肿瘤患者在生育力保存的咨询前具备一些基础知识。

但即使在生育力保存咨询之后，患者知识的客观考量仍不尽如人意。现有的生育力保存知识考察工具显示平均只有 50% 的正确率（表11.3)[22]。生育力保存方面的知识贫乏会影响患者采取某种生育力保存措施的最终决策。而且，患者对于生育力保存的风险和未来妊娠的可能性了解十分有限。患者对风险理解的知识项目（问题 6、问题 9）的错误率约为 50%（表 11.3）。患者对保存生育力相关的肿瘤风险增加或后代出生缺陷风险增加的误解不但会影响患者生育力保存的决策，而且会影响患者最终的未来妊娠计划。

决策冲突

很多患者在接受生育力保存措施（如胚胎冻存、卵母细胞冻存或卵巢组织冻存）方面会有明显的决策冲突。超过 60％的女性患者在向生殖医学专家咨询前会就生育力干预措施表现出明显的决策冲突[21]。有趣的是，女性的受教育程度越高，发生决策冲突越少[21]，而在咨询后 3～12个月，40％的患者会重新产生关于生育力保存决策的冲突[23]。一些预测决策冲突的独立因素包括高龄、较少的社会支持、生育力保存的时间压力、不接受生育力保存治疗（如卵子库或胚胎库）。

表 11.3　肿瘤患者接受初次生殖医学专家咨询时的生育知识基础[22]

有效的生育力保存知识考查工具		
问题	正确答案	难度值（正确率）
1. 医生可以准确预测患者接受肿瘤治疗后的未来妊娠概率	错	86.2％
2. IVF 结合冻存胚胎是治疗不孕的成熟技术	对	82.4％
3. 胚胎冻存的未来妊娠率为 90％	错	64.7％
4. 卵巢组织冻存是生育力保存的特殊方式	是	60.7％
5. 冻卵与冻胚有相同的妊娠率	错	56.8％
6. 化疗会增加后代的出生缺陷率	错	52.9％
7. 冻卵可以在 1 周内完成	错	52.9％
8. 冻胚需要卵巢刺激	对	50.9％
9. 在肿瘤治疗前接受助孕技术会增加肿瘤复发率	错	47.1％
10. 冻卵的妊娠率超过 50％	错	47.1％
11. 卵巢组织冻存患者已生育超过 100 个婴儿	错	25.5％
12. 接受肿瘤治疗而卵巢功能早衰的患者未来仍可以妊娠	对	25.4％
13. 接受一侧卵巢切除的患者妊娠概率降低	错	23.5％

如何改善沟通从而有利于更好的决策制定?

ASCO 关于恶性肿瘤患者生育力保存的指南

ASCO 于 2006 年召集各学科专家制定了相关指南[17]。指南中指出,"作为恶性肿瘤治疗前教育和知情同意的一部分,肿瘤学专家应该告知患者不孕的可能性……并与之讨论生育力保存的可能方式或将有保存生育力要求的合适的患者转诊给生殖医学专家"。在临床决策的同时应第一时间向患者提供可能的保存生育力的选择。其他专业协会和机构,如美国生殖医学协会、美国儿科学会、生殖希望和肿瘤生育学联盟 (Fertile Hope and the Oncofertility Consortium) 已经为患者和医生制定了最佳实践指南,并提供相应的教育资源[24-29]。

提高患者对生育功能的认识和生殖专业转诊率的关键是提高医生对这些指南的认识。越早将患者转诊给生殖医学专家,患者的治疗越能得到改善[30]。术前(而不是术后)接受转诊咨询的乳腺癌患者能够更早开始卵巢刺激周期,更早开始化疗,更早开始第二个刺激周期(如果需要的话)[30]。

这些医生关注的指南和教育工具包括流程图和肿瘤专业组与所有育龄肿瘤患者之间沟通的"讨论要点"。至少有两点必须成功沟通,包括:

- 恶性肿瘤的治疗可能影响将来的生育功能。
- 有保存生育力要求的患者可以转诊至生殖医学专家和(或)心理咨询师。

肿瘤团队的非医学专业成员(包括护士、社会工作者、治疗师)都应知道这两点。生殖医学专家也应该为患者提供综合资讯,包括肿瘤的具体风险或肿瘤治疗对生育力的影响(见本书第 1 章和第 2 章)、肿瘤治疗后妊娠(见本书第 10 章)、所有适合的生育力保存方案(见本书第 3、4、5、6 章)。如果肿瘤团队的成员熟知生育方面的具体知识,可参照 ASCO 指南提供的"讨论要点"(表 11.4)[17]。这些讨论应该在诊断后尽早进行,以便于患者决定是立即咨询生殖医学专家,还是向肿瘤学专家寻求生育力保存的意见时再咨询。

表 11.4　ASCO 指南中患者与肿瘤专业医生之间生育力保存的讨论要点[17]

- 不同的肿瘤和肿瘤治疗方法导致不孕的概率不同
- 个人因素，如疾病、年龄、治疗方案和剂量、治疗前的生育能力在咨询时应该作为患者不孕可能性的参考
- 有生育力保存倾向的患者应尽快考虑相应的方案，从而增加成功率
- 有些治疗方案与月经周期有关，并只能在月经间期启动
- 向生殖医学专家咨询并回顾患者信息有助于决策和治疗方案选择
- 两项成功率最高的生育力保存措施是男性冻精和女性冻胚
- 特定肿瘤患者行保守的手术治疗和放疗前卵巢移位或性腺保护可以保存生育力
- 其他方案还处于试验阶段
- 尽管数据有限，但即使在激素敏感的肿瘤中，也没有检测到生育力保存方法和妊娠会增加疾病的复发率
- 尽管存在所谓的遗传基因综合征和宫内化疗药物的暴露，但没有证据显示肿瘤、肿瘤治疗或助孕措施会增加后代肿瘤或先天缺陷的概率
- 治疗相关的不孕与情绪低落有关，而将中度抑郁的患者早期推荐至专业咨询处能够获益

表 11.5　肿瘤患者可以询问医生的五个生育问题（来源：http://myoncofertility.org）

- 肿瘤现在如何影响我的健康？
- 我需要多快开始治疗？
- 肿瘤或治疗会影响我未来的生育功能吗？
- 都有哪些生育力保存措施可供选择？
- 肿瘤治疗完成后我可以生小孩吗？

患者可以自己搜集信息

如果肿瘤学团队没有提到生育力保存问题，患者应在讨论治疗方案时尽早提出。一些组织（如生殖希望和肿瘤生育学联盟）有面向患者的网站、传单、热线，甚至手机应用程序，致力于提高患者的认识并提供教育支持[27,29]（见本书第 12 章）。myoncofertility.org 提供了一系列推

荐问题以供患者向肿瘤学团队咨询（表 11.5）。

我们能否改善生育力保存的教育方式？

我们可以采用能减少决策冲突、改善患者满意度和使患者做出高质量的充分知情的决策的一些方法来改善生育力保存的进程。第一步就是提高对生育力保存的理解。研究显示，对疾病和治疗的认知和理解与患者的预后和生活质量密切相关[31]。当肿瘤学专家将患者转诊给生殖医学专家时，生育力保存的教育就开始了。患者在向生殖医学专家咨询前对生育力保存的认知十分有限，因此患者在与生殖医学专家初次接触时需要接受大量复杂的医学信息。而在咨询前浏览过相关网站（如 fertile-hope.org）的患者认知力会比较高[32]。增强患者对生育力保存认识的方法之一是在患者咨询生殖医学专家之前就向患者推荐这方面的教育资源，而这些资源可以提供生殖方面的一般概念和词汇，从而帮助患者理解和参与生殖医学专家的讨论。

另外，有证据显示，目前在肿瘤诊断和治疗之间进行的单次生育力保存咨询并不能使大多数患者理解大量的生育力保存方面的信息。一项研究结果提示了与生育力保存咨询后较高认知评分相关的潜在因素[21]：

- 与生殖医学专家的再次沟通，可能应将患者与生殖医学专家的二次接触作为标准治疗的一部分，电话就诊或当面就诊都可以。
- 生育力保存咨询后与其他人讨论生育力保存的选择。
- 使用专业网站（如 fertilehope.org 或 myoncofertility.org）而不是普通网络资源的患者。应该鼓励患者寻找具体的生育力保存的教育资源。对于不能获得生育力保存咨询的患者（由于地理、经济或时间限制），推荐教育网站尤其重要。
- 大学教育。教育程度无法改变，生殖医学专家需要根据患者的受教育程度来改变生育力保存的咨询模式，从而提高患者对复杂的生育力保存知识的理解。也许可以让患者在咨询前完成一个"知识调查"（表 11.3），这样医生可以根据患者的具体需要设计语言和教育信息。

患者认为自己更喜欢通过向生殖医学专家单独咨询的方式来接受生殖相关的信息[3]。在此之后会有决策帮助、录像和问卷，尽管这些工具在生育力保存方面还需继续发展。未来将会有采用新技术的互动工具，其不仅能传授生育力保存信息，而且能帮助患者决策。

展望

有证据显示医患沟通正在改善，关于肿瘤或其治疗的生育力风险的患者教育也日趋成熟。Partridge 等的研究显示，相比几年前的情况而言，最近的乳腺癌患者更有可能知道化疗对生育力的影响（$P=0.003$）。但未解决的伦理和实践因素仍然存在（见第 9 章）。

- 生育力保存在预后极差的患者中的作用如何？
- 我们应该如何解决经济拮据的患者无法负担辅助生殖治疗的高额费用的问题，尤其是在保险不能覆盖生育力保存治疗的时候？如果费用是患者的主要问题，那么他们可能不知道这限制了预先制订生育力保存治疗的计划，只能之后发现自己无法采用这些方法。
- 我们应该如何为没有生殖医学专家的地区的患者提供生育力保存的信息和治疗？
- 我们应该如何应对父母和孩子对于生育力保存治疗的不同见解？
- 我们应该如何为恶性肿瘤患者提供快速、简单的生育力保存信息（患者可能并没有准备好接受复杂信息并做出明智的决定）？

将来也许有方法改善医生和患者在生育力保存方面的沟通，尤其是面对近期诊断的恶性肿瘤时。例如，网络互动教学工具和决策助手也许可以帮助患者获得生育力保存的信息，并且实现更高的决策满意度。另外，应与所有患者深入讨论生育力的问题，而不是像现在这样仅根据患者的产次和预后进行推断。多学科门诊将会在乳腺癌等学科中更加常见，这样外科医生、基因咨询师、医学肿瘤学专家和其他人能够一起合作，提供综合治疗。而生育力保存显然应该被包括在内。

应该有更多的研究关注医患沟通的现状，希望在不久的将来，合理并透彻地探讨未来的生育力风险能成为育龄肿瘤患者常规咨询的一部分。

致谢：本工作由肿瘤生育学联盟（Oncofertility Consortium） NIH/NICHD5UL1DE019587 支持。

参考文献

1. Connell S, Patterson C, Newman B. Issues and concerns of young Australian women with breast cancer. Support Care Cancer. 2006;14:419–26.
2. Partridge AH, et al. Web-based survey of fertility issues in young women with breast cancer. J Clin Oncol. 2004;22:4174–83.

3. Thewes B, et al. Fertility- and menopause-related information needs of younger women with a diagnosis of early breast cancer. J Clin Oncol. 2005;23:5155–65.
4. Fallowfield L, McGurk R, Dixon M. Same gain, less pain: potential patient preferences for adjuvant treatment in premenopausal women with early breast cancer. Eur J Cancer. 2004;40:2403–10.
5. Schover LR, et al. Having children after cancer. A pilot survey of survivors' attitudes and experiences. Cancer. 1999;86:697–709.
6. Hartmann JT, et al. Long-term effects on sexual function and fertility after treatment of testicular cancer. Br J Cancer. 1999;80:801–7.
7. Saito K, et al. Sperm cryopreservation before cancer chemotherapy helps in the emotional battle against cancer. Cancer. 2005;104:521–4.
8. de Vries MC, et al. Attitudes of physicians and parents towards discussing infertility risks and semen cryopreservation with male adolescents diagnosed with cancer. Pediatr Blood Cancer. 2009;53:386–91.
9. Anderson RA, et al. Do doctors discuss fertility issues before they treat young patients with cancer? Hum Reprod. 2008;23:2246–51.
10. Kohler TS, et al. Results from the survey for preservation of adolescent reproduction (SPARE) study: gender disparity in delivery of fertility preservation message to adolescents with cancer. J Assist Reprod Genet. 2010;28:269–77.
11. Quinn GP, et al. Physician referral for fertility preservation in oncology patients: a national study of practice behaviors. J Clin Oncol. 2009;27:5952–7.
12. Forman EJ, Anders CK, Behera MA. A nationwide survey of oncologists regarding treatment-related infertility and fertility preservation in female cancer patients. Fertil Steril. 2010;94:1652–6.
13. King L, et al. Oncology nurses' perceptions of barriers to discussion of fertility preservation with patients with cancer. Clin J Oncol Nurs. 2008;12:467–76.
14. Quinn GP, et al. Discussion of fertility preservation with newly diagnosed patients: oncologists' views. J Cancer Surviv. 2007;1:146–55.
15. Snyder KA, Pearse W. Discussing fertility preservation options with patients with cancer. JAMA. 2011;306:202–3.
16. Schover LR, et al. Oncologists' attitudes and practices regarding banking sperm before cancer treatment. J Clin Oncol. 2002;20:1890–7.
17. Lee SJ, et al, American Society of Clinical Oncology. American Society of Clinical Oncology recommendations on fertility preservation in cancer patients. J Clin Oncol. 2006;24:2917–31.
18. Meneses K, et al. Development of the fertility and cancer project: an internet approach to help young cancer survivors. Oncol Nurs Forum. 2010;37:191–7.
19. Thewes B, et al. The fertility- and menopause-related information needs of younger women with a diagnosis of breast cancer: a qualitative study. Psychooncology. 2003;12:500–11.
20. Balthazar U, Fritz MA, Mersereau JE. Fertility preservation: a pilot study to assess previsit patient knowledge quantitatively. Fertil Steril. 2011;95:1913–6.
21. Peate M, et al. It's now or never: fertility-related knowledge, decision-making preferences, and treatment intentions in young women with breast cancer–an Australian fertility decision aid collaborative group study. J Clin Oncol. 2011;29:1670–7.
22. Balthazar U, Fritz MA, Mersereau JE. Fertility preservation treatment options: what do patients actually understand about their choices? Hum Reprod. 2012. In press.
23. Balthazar U, Fritz MA, Mersereau JE. Decision making under duress: what predicts decisional conflict among fertility preservation patients? Fertil Steril. 2010;94:S105.
24. Ethics Committee of the American Society for Reproductive Medicine. Fertility preservation and reproduction in cancer patients. Fertil Steril. 2005;83:1622–8.
25. Practice Committee of the Society for Assisted Reproductive Technology, Practice Committee of the American Society for Reproductive Medicine. Essential elements of informed consent for elective oocyte cryopreservation: a Practice Committee opinion. Fertil Steril. 2007;88:1495–6.

26. Practice Committee of American Society for Reproductive Medicine, Practice Committee of Society for Assisted Reproductive Technology. Ovarian tissue and oocyte cryopreservation. Fertil Steril. 2008;90:S241–6.
27. Fertile Hope. Cancer and fertility information. 2011. http://www.fertilehope.org/learn-more/cancer-and-fertility-info/index.cfm. Accessed 21 Nov 2011.
28. Fallat ME, Hutter J. Preservation of fertility in pediatric and adolescent patients with cancer. Pediatrics. 2008;121:e1461–9.
29. Woodruff TK. The Oncofertility Consortium–addressing fertility in young people with cancer. Nat Rev Clin Oncol. 2010;7:466–75.
30. Lee S, et al. Value of early referral to fertility preservation in young women with breast cancer. J Clin Oncol. 2010;28:4683–6.
31. Waljee JF, Rogers MA, Alderman AK. Decision aids and breast cancer: do they influence choice for surgery and knowledge of treatment options? J Clin Oncol. 2007;25:1067–73.
32. Jukkala AM, et al. Self-assessed knowledge of treatment and fertility preservation in young women with breast cancer. Fertil Steril. 2010;94:2396–8.

第四部分　肿瘤生育学临床实践

第 12 章　构建肿瘤生育学项目

H Irene Su，Lindsay Ray，and R. Jeffrey Chang　著

胡君　译　尚鹊　审校

概述

　　每年有150 000名育龄人士需要面对影响生育功能的肿瘤治疗。临床肿瘤生育学项目的目标就是帮助这些年轻患者和他们的医生认识到治疗对未来生育功能的影响，并在治疗开始前的有限时间内，努力为生育力的保存提供帮助。本章将讨论作者等（加州大学圣地亚哥分校和肿瘤生育学联盟）构建肿瘤生育学项目的方法[1]。

　　一项生育力保存综合项目有多个任务：

　　● 为需要接受影响生育功能的治疗的患者提供及时和综合的生育力保存咨询。

　　● 为患者提供一系列合适的生育力保存的治疗。

　　● 为有内科合并症的患者提供生育力保存治疗过程中的护理和安全指导。

　　● 为寻找生育力保存最新信息的患者和医生提供资源。

　　为完成这些任务，成功的肿瘤生育学协作组需要一个多学科组成的团队，清晰的患者随访计划，往往短期内必然发生的储存配子、胚胎和性腺组织所需的设备、物资和相应的专家，沟通以及市场支持。这些都是一个完整的肿瘤生育学协作组所必备的内容，以下将具体介绍。

肿瘤生育学团队

医疗组

　　肿瘤生育学患者的治疗需要一个多学科团队（表12.1）。通常这个

团队是由生殖内分泌专家或肿瘤专家发起。关键医疗信息的早期确认有利于肿瘤患者在不同专业间、在生育力保存必需的有限时间内获得更好的指导。

表 12.1　肿瘤生育学团队

患者引导员	对生育力保存的要求做出反应 采集寻求治疗的患者的关键临床信息 提供生育力保存方法的基本信息和资源 分流患者 将患者和肿瘤科医生转诊给合适的生育力保存专家 帮助预约生育力保存咨询
生殖内分泌科专家	提供生育力保存的咨询 参考肿瘤学或风湿免疫学、麻醉学、病理学和其他医学专业的信息制订生育力保存的治疗方案
生殖泌尿科专家	提供男性生育力保存的咨询 实施睾丸组织活检或睾丸切除术用于冻存
肿瘤学、血液病学和风湿免疫学护理团队	告知育龄前或育龄期接受治疗的患者不孕的可能 将关注未来生育力的患者转诊至生育力保存咨询处
麻醉科专家	为生育力保存的手术制订麻醉方案
病理科专家	帮助设计处理生育力保存的组织的方案
外科	实施保存生育力的手术,可以是生殖内分泌科专家、肿瘤科专家、泌尿科专家或小儿外科专家
遗传咨询师	提供遗传咨询
心理和社会工作者	提供咨询和支持服务
组织和细胞库	提供临床组织冻存
经济咨询师	探讨生育力保存的现金支付费用 确认保险受益和起草保险申请 申请帮助项目,如 Sharing Hope
市场部门	宣传肿瘤生育学团队

当临床医生向暴露于影响生育功能的治疗的育龄前或育龄患者告知不孕的可能性时[2]（见本书第 1 章和第 2 章），生育力保存程序即被启动。参与治疗的肿瘤科专家、血液病学家、风湿免疫科专家及其临床工作人员均不会提供全部的生育力保存咨询，而是告知患者治疗对生育的影响，并将患者转诊至能够提供更深入探讨的生殖内分泌科专家。明确提出肿瘤生育学的服务和实践尤为重要，这样新诊断出的恶性肿瘤患者

可以通过医疗团队得到更好的转诊。

对于所有肿瘤生育学团队而言，拥有一个指定的肿瘤患者引导员十分有帮助，他们可以将恶性肿瘤患者转诊给生殖内分泌科专家进行咨询。引导员经常是护士或相关医务工作者，可以对保存生育力的要求做出反应、获取患者的主要临床数据、为患者和肿瘤科专家提供生育风险和生育力保存选择的基础信息和资源。引导员也可以帮助分流患者、指引患者去找正确的生育力保存咨询师、帮助预约生育力保存的咨询（详见第 13 章）。

生殖内分泌科专家和泌尿科专家为患者提供生育力保存的咨询和治疗。在初次咨询时，他们会和患者一起回顾标准治疗和生育力保存的试验性方法（详见本书第 3 章和第 4 章）。医生会将诊断、推荐治疗方式和其他医学和社会因素等情况中和考虑，制订个体化的生育力保存选择。咨询过程中也会回顾肿瘤诊断和（或）治疗后的妊娠结局的数据（详见第 10 章）。对于希望尝试生育力保存治疗的患者，生殖内分泌科专家或泌尿科专家会与肿瘤学团队、麻醉和其他相关部门探讨安全性、时机和生育力保存与肿瘤治疗的协同问题。

一个有经验的麻醉团队在生育力保存手术的患者评估中起到关键作用。卵子抽取是肿瘤生育力保存的重点，是一项普通的外科技术，但是患者可能表现为多种多样的临床情况。许多取卵和睾丸活检是在移动的手术中心进行的，这样可以为较远的胚胎实验室、手术和胚胎学设备以及手术专家提供方便。尽管这些手术中心可以为获得配子提供方便，但是往往在心肺监护和支持方面能力有限。对于具有挑战性的生育力保存患者，如有纵隔或颈部包块的淋巴瘤患者，相比类似的体外受精（in vitro fertilization，IVF）手术中心而言，可能更应该转移至医院的手术室进行，因为那里有更完善的重症监护和复苏设备。因此，在肿瘤团队中配备有经验的麻醉科专家具有重要意义，可以为复杂病例制订周全的治疗计划。

病理科专家是决定要冻存的卵巢和睾丸组织处置的重要角色。切除的卵巢或睾丸组织需要保持无菌，在 0～5 ℃的条件下保存和运输，并且要尽量减少切除到冻存的时间。病理检查的方法因部位而异。病理检查所需组织的最小量应事先说明，并在要冻存的组织完整地转运至实验室后取出。处理组织的预案应事先制订，并且最好有病理科专家的参与。

外科专家在团队中负责获取卵巢或睾丸组织。他们可以是生殖内分泌科专家、肿瘤科专家、泌尿科专家或小儿外科专家。外科专家必须熟悉指南，确保切除组织的合理性。

遗传咨询师可以帮助明确患者是否有传递给后代的遗传问题。在胚胎冻存病例中，可以考虑植入前遗传检测。

心理学专家和社会工作者可以为年轻患者及其家人提供咨询帮助。

在处理保存生育力的肿瘤患者时集合多名专家的情况越来越多（见本书临床病例）。大多数中心的复杂病例数量十分有限。因此，在讨论会上与生殖内分泌科专家或泌尿科专家探讨生育力保存的肿瘤病例并不可行。一种对等的临床交流工具就是国家生育力保存热线——Oncofertility Consortium FERTLINE。

实验室团队

细胞与组织冻存必须由有临床组织冻存经验的实验室人员完成。在多数中心，可以由胚胎学专家、男科实验室人员或骨髓实验室人员完成，而不能是一般意义上的研究人员或医生。这些人员应该熟悉以下程序：

- 无菌操作和组织冻存程序
- 组织分离和制备
- 防冻液的添加
- 组织装瓶
- 标记和记录
- 慢速冷却冻存设备的程序和使用
- 手工接种
- 液氮保存
- 冷冻组织转运的准备
- 卵母细胞的分离、体外成熟以及卵母细胞和胚胎冻存等操作。如果这些技术在当地不能实施，则应通过 FERTLINE 等资源将患者转诊至其他中心。

经济咨询、市场营销和公共关系团队

经济咨询师可以帮助确认保险受益、准备必要的医疗文书、起草保险申请、对患者进行宣教和帮助申请经济援助项目，如生育希望共享（Fertile Hope Sharing Hope）项目。咨询师也可以将需要现金支付的项目告知每位接受生育力保存的患者。

市场营销和公共关系部门可以促进肿瘤生育学相关的肿瘤学实践、风湿免疫学实践和基本护理实践，以及社区的癌症患者肿瘤生育学教育。这个团队可以帮助建设网站、撰写信息资料、吸引社会媒体来宣传项目。

患者流程

应该告知面临化疗、放疗、激素治疗或手术治疗的患者，这些治疗对未来生育力存在潜在影响。由于这方面的讨论往往发生在恶性肿瘤诊断的初期，所以患者也许不能马上理解生育力保存方面的信息。因此，肿瘤生育学咨询不像 IVF 咨询那么直接。很多沟通方法，如口头、纸质材料和网络资源都可以帮助患者在开始肿瘤治疗前的短时间内理解恶性肿瘤治疗对未来生育力的可能影响和可以选择的生育力保存方案。感兴趣的患者和家属应该被转诊至肿瘤生育学协作组（图 12.1），然后患者和医生充分接触并紧密合作。无论是指定的肿瘤生育学患者引导员，还是受过训练的预约人员，都应该尽快将患者转诊，使其接受全面的肿瘤生育学咨询。在沟通初始阶段，可以在肿瘤生育学咨询前要求患者或医生提供相关的基础医学信息，从而帮助肿瘤生育学团队为咨询做好准备。图 12.2 所示的是作者所在中心目前正在使用的患者转诊流程。多数情况下转诊后 24～72 h 可以提供咨询。

肿瘤生育学咨询包括：恶性肿瘤治疗对未来生育力的影响；患者接受生育力保存治疗的能力的评估；生育力保存的具体治疗方式探讨，为患者提供生育力保存的相关信息资源；肿瘤生育学治疗的费用。可以向分享希望（Sharing Hope）等项目寻求经济援助。是否接受治疗往往在随后几天决定，需要包括患者、援助机构、生殖内分泌科或泌尿科专家、肿瘤科专家或风湿免疫科专家在内的沟通。心理和社会工作的咨询是必要的，当发生伦理冲突时需要生物伦理学家参与。如果项目具有研究性质，则应该联系研究人员。

对于选择卵巢刺激获得冻卵的患者，应该选择尽可能短的治疗方案，并预先设计获卵时间和化疗开始时间。对于选择匿名赠精的女性，应转诊至精子库。首先进行麻醉咨询。在促排卵期间，肿瘤生育学团队与肿瘤学或风湿免疫学团队保持密切沟通，从而确保患者状态的持续更新。另外，应该对患者或配偶进行适当的感染性疾病检查。值得注意的是，如果配子或胚胎将来用于第三方的辅助生殖，感染性疾病的检查应该在 FDA 批准的实验室进行。

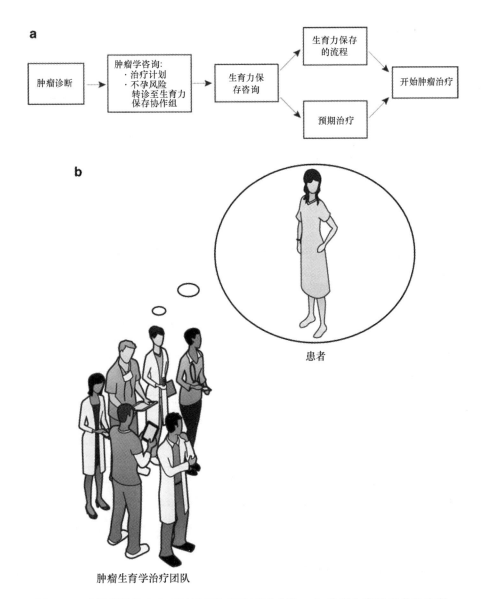

图 12.1　交叉学科的合作对以下工作来说不可或缺：a）肿瘤生育学患者的治疗，b）患者生育力保存治疗过程的引导

计划保留卵巢或睾丸组织的患者或进行其他生育力保存手术（如卵巢移位术）的患者要确定手术日期。结合病理学，限制进行病理检查的组织大小，以最大程度地保存未来的生育力。

肿瘤生育学治疗结束后应与患者以及肿瘤学、血液病学、风湿免疫学团队沟通，总结处理过程。每年对组织冻存的患者进行随访。

XX生殖中心生育力保存项目
医生转诊表

患者联系信息

姓		名	
街道地址		省/市	邮编
首选电话	次选电话	Email	
出生日期			

患者诊断和治疗计划

医学诊断	ICD-9代码
预期的手术、放疗和化疗过程（尽量具体化，如乳腺癌的化疗方案为AC×4）	
预期开始治疗的时间（请包括手术、化疗及放疗时间表）	
末次月经（月/日/年）	
其他信息	

医生联系信息

姓名		
工作单位		
工作地址		
首选电话	首选电话	Email

感谢您的转诊！

图 12.2　生育力保存的医生转诊表

实验室和保存相关考虑

对生殖组织的处理需要合适的实验室专家、设备和 FDA 注册。冻存机构也需要国家许可认证。一旦通过认证，就要定期监测和报告工作计划。由于多数生育力保存的组织为长期保存，故可以考虑外部机构保存。

沟通和市场营销

生育力保存的障碍之一就是对生育力保存项目缺乏认知[3]。向医生和大众介绍肿瘤生育学项目尤为重要。优秀的市场营销人员能够协助完成这些宣传工作。个体项目的经验包括：

● 在所有代表该项目的宣传工作中都要公布联系生育力保存项目的专用电话号码（Oncofertility FERTLINE）。

● 为感兴趣的基础医疗医生、血液科医生、肿瘤科医生、风湿免疫科医生和其他医务人员讲解。

● 参加肿瘤会议。

● 分发生育力保存方面的教学资料和临床实践资源。肿瘤生育学联盟手册是向社会公开的，并可以个体化后应用于具体项目。联盟为诊疗中心提供方便的挂牌服务（图 12.3）。

● 创建肿瘤生育学网站。重要的是出现在或链接至当地的肿瘤项目网站。

● 与宣传团体合作，如 Young Survivors Coalition（乳腺癌）和 I'm too young for this! Cancer Foundation（年轻肿瘤存活者）。

● 举办生育力保存的继续教育项目。

经济考虑

大多数生育力保存治疗不能由保险支付。目前没有地方或国家法律规定生育力保存治疗纳入医疗保险[4]。多数肿瘤生育学中心为患者制订了相应的套餐价格。有些项目已经下调了整体费用。其他中心加入到了经济援助项目（如 Sharing Hope 项目）中（表 12.2）。一些肿瘤生育学项目正在筹款帮助患者支付高昂的治疗费用。

a Exploring Your Options

For information about fertility preservation or to get a referral to a fertility preservation center near you, please call the FERTLINE! This resource is available to patients, families and health care professionals.

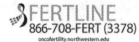
866-708-FERT (3378)
oncofertility.northwestern.edu

Online Resources:

Myoncofertility.org
Oncofertility.northwestern.edu
Fertilehope.org
SaveMyFertility.org
Stupidcancer.com
Youngsurvival.org

facebook.com/pages/Oncofertility-Consortium/274654090671
twitter.com/oncofertility

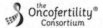
the Oncofertility® Consortium

The Oncofertility Consortium* is a comprehensive program that addresses the needs of young cancer patients who want to preserve their fertility. Our efforts are supported by funds from private philanthropy, government and institutional grants, and patient service revenue. We invite you to help us achieve our daily goals in patient care, research, and education. Your commitment would advance promising research; recruit talented physician-scientists; develop new educational programs; or expand our existing efforts.

For more information about giving options, please contact:

Courtney Weeks
Senior Associate Director,
Major Gifts

Phone: (312) 503-3080
Email: c-weeks@northwestern.edu
www.feinberg.northwestern.edu/giving

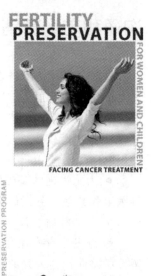

FERTILITY PRESERVATION

FOR WOMEN AND CHILDREN

FACING CANCER TREATMENT

FERTILITY PRESERVATION PROGRAM

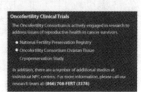
the Oncofertility® Consortium

b Planning For Your Future Family

More than ever, cancer patients are surviving their disease and can look forward to the future. The ability to have children and build a family is important to cancer survivors. Many therapies that improve survival for cancer patients have side effects including loss of fertility and early menopause.

Oncofertility is a new, interdisciplinary field that bridges oncology (the study of cancer) and women's health to expand and provide good options for preserving fertility in patients facing fertility-threatening therapies.

The National Physicians Cooperative (NPC) is a nationwide network of fertility preservation centers that participate in the NIH-funded Oncofertility Consortium. The Consortium aims to explore and preserve the reproductive future of patients facing fertility-threatening cancer treatments.

The NPC provides a framework for:

● Nationwide referral of patients for fertility preservation procedures in their area
● Multicenter clinical research studies in reproductive medicine
● Dissemination of best practices and clinical breakthroughs
● A national ovarian tissue repository to foster research to improve fertility preservation options for women and girls

National Physicians Cooperative
Fertility Preservation Programs

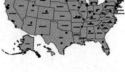

What are Options Before Cancer Therapy?

In vitro fertilization and embryo banking

Embryo banking is the most established form of fertility preservation and is an excellent option for women who have a male partner or are interested in using donor sperm. For breast cancer patients, there are specific ovarian stimulation protocols that may be considered to reduce exposure to estrogen. Embryos are frozen for future use.

Egg banking

In recent years, significant advances in freezing eggs for future use have occurred. Early clinical experiences suggest that egg banking may have similar success to embryo banking, but it is still too early to know that the success is as good as banking embryos.

Ovarian tissue banking

One ovary is removed through a minor surgical procedure called laparoscopy. The portion of ovary containing eggs is frozen for later use. This option is experimental but may be the best option for woman who must start their cancer treatments immediately.

Fertility sparing surgery

For patients who will receive abdominal or pelvic irradiation, it may possible to move the ovaries surgically out of the field of radiation. For patients with early stage gynecologic cancers, it may be able to conserve reproductive organs at the time of cancer surgery.

Additional options

Preimplantation genetic diagnosis (PGD), ovarian suppression, ovarian shielding, psychological support and financial counseling are among other options discussed at a fertility preservation consultation.

Safety of pregnancy after cancer

Thus far, research on the safety of pregnancy after cancer is reassuring. Further research is necessary to confirm these findings.

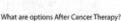

What are options After Cancer Therapy?

After cancer therapy, survivors who desire to have children may wish to have a consultation with a reproductive endocrinologist about fertility potential.

Fertility treatment and assisted reproduction

For women who are subfertile after cancer therapy, traditional assisted reproductive technologies may be appropriate to help some cancer survivors achieve pregnancy.

Third party reproduction: egg donation

For cancer survivors who become menopausal with cancer treatment, egg donation is a highly effective option for becoming pregnant.

Third party reproduction: gestational surrogacy

A gestational surrogate is a woman who will carry a pregnancy for intended parents. Because some women are unable to carry a pregnancy after cancer therapy, having a gestational surrogate carry their pregnancy may be an option for these cancer survivors.

Adoption

Adoption is another option for cancer survivors to achieve a family.

Oncofertility Clinical Trials

The Oncofertility Consortium is actively engaged in research to address issues of reproductive health in cancer survivors.

● National Fertility Preservation Registry
● Oncofertility Consortium Ovarian Tissue Cryopreservation Study

In addition, there are a number of additional studies at individual NPC centers. For more information, please call our research team at: (866) 708-FERT (3378)

图 12.3　国家医师合作手册。a） 三折页的封面，通过全国 FERTLINE 的联系电话、生育力保存选择和每个中心的能力。**b）** 三折页的背面

表 12.2　医生和患者的教育资源与经济资源

资源	联系信息	描述
My Oncofertility	www. myoncofertility. org	教育患者、家长和配偶关于生育力和肿瘤的知识
Oncofertility Consortium	www. oncofertility. northwestern. edu	教育患者、医学专家和研究人员生育力和肿瘤知识的研究联盟
Save My Fertility	www. savemyfertility. org	在线的生育力保存工具，患者及医务人员的移动应用
FERTLINE	866-708-FERT（3378）	联系医务人员、患者和生育力保存项目的全国热线
You Tube	http：//www. youtube. com/user/oncofertility	观看肿瘤生育学专家讨论该领域的历史和研究进展
Fertile Action	www. fertileaction. org	为肿瘤治疗前希望保存生育力的女性谋求经济折扣
Sharing Hope	www. fertilehope. org	为肿瘤治疗前的患者提供生育力保存治疗的折扣

总结

组建临床肿瘤生育学项目是为社会提供的宝贵财富。年轻患者面临影响生育功能的治疗时，需要不同学科的专家共同参与决策。向公众宣传生育力保存和肿瘤生育学项目是项目成功的重要因素。

致谢：本工作由肿瘤生育学联盟（Oncofertility Consortium）NIH/NICHD5UL1DE019587 支持。

参考文献

1. Woodruff TK. The Oncofertility Consortium–addressing fertility in young people with cancer. Nat Rev Clin Oncol. 2010;7:466–75.
2. Lee SJ, et al. American Society of Clinical Oncology recommendations on fertility preservation in cancer patients. J Clin Oncol. 2006;24:2917–31.
3. King L, et al. Oncology nurses' perceptions of barriers to discussion of fertility preservation with patients with cancer. Clin J Oncol Nurs. 2008;12:467–76.
4. Campo-Engelstein L. Consistency in insurance coverage for iatrogenic conditions resulting from cancer treatment including fertility preservation. J Clin Oncol. 2010;28:1284–6.

第 13 章　肿瘤生育学患者引导及协调管理实践指南

Kristin Smith，Brenda Efymow，and Clarisa Gracia　著

张岩　译　尚鹊　审校

概述

　　生育年龄患者肿瘤检测及治疗手段的改进大大增加了儿童及生育年龄肿瘤患者的长期生存率。因此，这些治疗手段使得患者能够考虑自己罹患肿瘤后的长期健康和幸福。对于很多人来说，其中就包括自然生育后代。目前，无论对男性还是女性，都有很多保存生育力的方案。不过，当患者需尽快进行有性腺毒性的治疗时，为最大程度保护患者的生育力，立即对患者进行肿瘤生育学管理并实施生育力保存策略显得尤为重要。患者引导员及护士的重要作用不仅体现在协调先期咨询，还体现在引导患者进行冗长、复杂、紧张、耗时的治疗。本章将叙述几种改进的生育力保存咨询方法，该方法使用标准统一的配套保健人员，重点强调患者引导员及护士在管理生育力保存患者时的重要作用。

保存生育力患者管理的挑战

获得护理

　　虽然给予医学团体的资助与日俱增，但接受到生育力保存服务的癌症患者却十分有限[1]，很大程度上因为肿瘤科专家不常规推荐患者进行咨询。此外，近期的研究表明，尽管肿瘤科专家都知道未来生育对育龄期患者非常重要，但只有 47% 的肿瘤科专家会常规建议育龄期的癌症患

者去生殖内分泌专家那里咨询[2]。最近举行的一项 22 道问题的调查评估了小儿肿瘤科专家对于生育力保存的态度及实际做法，大多数都表示了解生育威胁是患者关注的重点之一，应为青春期的患者提供生殖咨询[3]。此外，只有几乎一半的肿瘤科专家熟悉 2006 年 ASCO 关于生育力保存的建议，只有 39% 的保健专家表示其运用这一建议帮助制订患者的治疗方案[3]。肿瘤科专家不常规讨论生育风险以及治疗方案并将其告知患者的原因在于：只关注治疗疾病本身；癌症治疗的紧迫性；已证明有效的生育力保存方案匮乏，尤其缺少针对于青春期前患者以及单身女性患者的方案；生育功能对患者不重要的观念；不知道将对生育力保存有兴趣的患者转诊给谁[2,4-6]。

尽管如此，在做出生育力保存技术是否适用于患者的临床判断的同时，应为患者安排转诊，讨论在治疗早期保存生育力的可能性、风险及方法。癌症患者需要立即进行咨询，了解全部的治疗方案，并与负责迅速安排住院的工作人员联系。如果癌症诊断结果得出后立即转诊，希望保存生育力的患者通常要短暂推迟癌症治疗[7]。

为小儿及青年肿瘤患者制订有效的生育力保存计划时，联合肿瘤科专家、生殖内分泌科家和泌尿科专家制订跨学科肿瘤治疗方案极为重要。各领域联合可增进专家之间的交流，并恰当转诊肿瘤生育学患者[8-9]。如下所述，创建肿瘤生育学患者引导员这一职位可以明显减小患者与医学专家之间的隔阂。

花费

花费通常是阻碍患者采用生育力保存技术的主要障碍。对于男性，精子库的花费少于 1000 美元（包含保存费）。这是冷冻保存精子的最小开销。其他方法（如睾丸穿刺取精术）由于需要进行外科手术，开销则大得多。虽然开销可能成为男性保存生育力的障碍，但对于女性而言，这一阻碍则更大。在美国，体外受精（IVF）的自费金额达到 12 500 美元[10]。很多不孕症患者为了追求为人母亲的梦想，攒了很多年钱。而希望保存生育力的癌症患者则没有奢侈的时间用来存钱。有些州将不孕症列入了保险覆盖范围，但该范围不包括希望保存生育力的患者。当前不孕症的定义设定，医疗措施是出现不孕后的被动反应，而不是在癌症患者发生不孕之前的主动出击[11]。不幸的是，一旦女性癌症患者的卵巢储备由于性腺毒性治疗消耗殆尽，辅助生殖技术也无法生效。向保险公司书写索赔信有时能对患者有利。美国西北大学肿瘤生育学网站向所有医生及患者提供文件及表格样本（www. oncofertility. northwestern. edu）。

改进生育力保存的护理

增加制度性认识

进行肿瘤生育学护理首先是告知患者癌症治疗对生育功能的风险。不过，在作出诊断的同时确保患者了解生育力风险及其面临的选择异常困难，原因在于这通常是肿瘤治疗团队的责任。加强癌症治疗的潜在性腺毒性的制度性认识非常重要，而了解这一知识的方法有很多种。可制定制度性政策及流程，将对患者的教育视为咨询及认同治疗方案的必要部分。此外，应在肿瘤科办公室摆放患者以及医生使用的印刷材料（来自 Fertile Hope 以及 The Hormone Foundation 等组织），从而推动相关讨论。印刷材料提供的信息可为患者打开学习之门，让患者开始更深入地学习所患癌症及其治疗对生育功能的损害。有关生育力保存方法的教育材料同样有必要改进。一项研究表明，只有 27.4% 的肿瘤科医生确信其提供给患者的生育力保存资料与特定的肿瘤诊断有关[12]。也有无对照组的数据显示，患者并不经常阅读送给他们的材料，这样一来，与肿瘤科医生关于严重的不孕风险以及生育力保存方式的谈话就变得非常重要。

电子设备可以帮助协调肿瘤生育学的管理，并提高患者对生育力保存的了解。在一些机构中，电子医疗记录可帮助肿瘤科专家探讨生育力风险，并转诊患者进行咨询。例如，在美国西北大学医院，在接受每名新的年轻患者咨询时，肿瘤科医生将在患者结束就诊前按照电子医疗记录询问一系列有关生育力保存的问题，内容包括：

- 是否患者已经知晓其治疗方法将会对生育功能造成影响？
- 患者是否对保存生育力感兴趣（若答案为肯定的，将为肿瘤生育学患者提供引导员电话，以便安排其与生殖内分泌学专家会面，开展生育力保存的咨询）？

电子医疗记录也能让肿瘤生育学患者的引导员或生殖内分泌学专家常规收到即将进行威胁生育功能的治疗的育龄期患者或任何有兴趣进行生育力保存的患者的报告。引导员或生殖内分泌学专家可与肿瘤科专家一道携手，进行及时且合适的咨询。

已发展其他电子资源改进教育，并与西北大学的生育力保存服务以及 Oncofertility Consortium（肿瘤生育学联盟）联网[13]。某些网站已经开始特别关注癌症患者的生育选择权，包括 myoncofertility. org、fertile-hope. org 以及 savemyfertility. org（附录中有更多在线资源）。此外，还发布有新的 iPhone 应用程序——iSaveFertility，可让医生及患者立即接触到有关生育力保存的相关信息。这一应用程序也可以使肿瘤科专家直接将该信息以英文或西班牙文发送到患者的电子邮箱。该应用程序的启动网站是 www. savemyfertility. org，可以在办公室中免费打印患者情况调查表，并分发给有兴趣的患者。

引导员在改进生育力保存患者护理中的角色

在肿瘤学中，对患者的指引被宽泛地定义为"从诊断前一直到癌症的所有阶段，给患者、家庭以及看护人提供个性化的帮助，克服健康管理体系中出现的障碍，及时促进患者身体及心理上的高质量护理"[14]。该定义也适用于生育力保存中的引导员。通过与患者和临床医生的直接接触，引导员可以使患者及治疗所需的不同健康专家紧密结合起来。在制订健康管理的过程中，肿瘤生育学患者的引导员充当了制度及学科间的渠道，癌症患者可及时了解有关生育力保存的方法。肿瘤生育学患者引导员的这种功能能够让患者在充分知情的情况下，在开始癌症治疗前做出决定。图 13.1 展示了患者引导员如何在引导患者了解生育力保存服务及总结现有男性女性可选择的方法中起到关键作用。

例如，在西北大学，肿瘤生育学患者引导员携带了 24 h 开机的寻呼机，以接受生育力保存的转诊咨询。引导员的角色在于联系患者，收集临床信息，并根据情况联系生殖内分泌科专家或泌尿科专家，安排生育力保存的咨询。此外，有一个称为 Oncofertility FERTLINE 的 24 h 咨询热线，患者及医生只用拨打一个号码便可获得免费的个体化咨询及转诊接受生育力保存服务。通常，护士及健康体系内的社会工作者充当引导员的角色。

在良好的转诊体系中，肿瘤科专家不需要充当生殖医学专家。肿瘤生育学患者的引导员可引导患者在肿瘤科、泌尿科、生殖内分泌科专家中转诊，并帮助患者和医生更好地理解和接受这一复杂的课题。引导员可以确保患者不会在不同专家间迷失方向。

引导员除了便于会诊之外，还扮演着其他重要的角色。他们给患者讲解有效的生育力保存方法，并且引导他们上网查询前面讲述过的教育

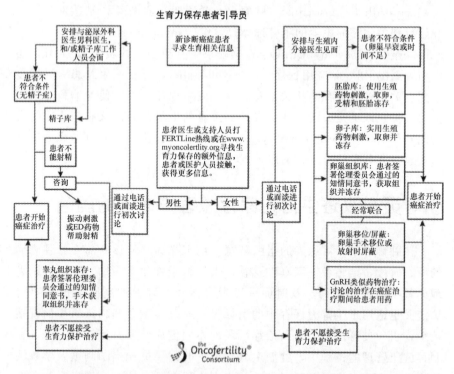

生育力保存患者引导员

图 13.1　流程图显示了患者引导员如何在引导患者了解生育力保存服务及总结现有男性女性可选择的方法中起到关键作用

资料，如在 fertilehope.org、savemyfertility.org 和 myoncoferfertility.org 这几个网站上查询。由于有越来越多的可用的教育材料，肿瘤生育学患者的引导员能帮助患者做出最好的选择，给患者传送合适的资料，转告制订方案的医生还有哪些患者的需求资料没有得到，并推动最适合这类患者群的新一代网络、印刷或智能电话材料的编纂。

　　肿瘤生育学患者引导员还可提供生育力保存程序相关的重要经济信息及建议。生育力保存服务的费用个体差异很大，而且通常保险不覆盖。引导员信息丰富，并与患者密切接触，能够事先确定患者所期望的补偿，并提供保险需要的随访信件。对于年轻的患者来说，治疗费用是一个大问题，而医生及其同事对肿瘤患者的特殊需求有时可能会无暇兼顾。肿瘤生育学患者专用的引导员能够进行个体化管理，反馈患者需求。他们不会去改变患者的决定，只会为患者提供信息，做所有可能需要做的事，以减轻经济负担。他们还会指导患者制订能够支付生育力保存费用的方法。例如，LIVESTRONG 等国际组织已经和制药公司及生殖内分泌学机构合作，帮助患者负担生育力保存服务的费用。在这些措施中，生殖中心已经同意为肿瘤患者的体外受精治疗提供超低折扣，同时制药公司可以为患者提供免费的生殖药品。这样就能够为患者节省很大一笔资金，使得生育力保存服务费用在患者的支付能力之内。

确保转诊的肿瘤生育学患者能够接受生殖内分泌学治疗

当患者转诊至生殖内分泌学专家时，生殖中心准备好诊治非常关键。由于肿瘤治疗的紧迫性，时间是最近诊断出的肿瘤患者接受生育力保存治疗最主要的限制因素。因此，生殖内分泌学诊所在转诊确定之后尽快协调好患者的咨询和治疗非常重要（理想情况应在几天到一个星期之内）。为了充分帮助患者，诊所必须采取"全员参与"的方式。临床和实验室的人员必须立刻提供对男性和女性的全方位生育力保存策略。因为卵母细胞和胚胎冷冻保存一般要求与患者月经周期开始时同步，所以工作人员需提供全年的服务。

转诊之后，接受生殖内分泌学专家的紧急咨询是实施生育力保存措施的第一步。风险、成功率、生育力保存的标准治疗和试验性治疗的费用等都应该与患者商议。此外，还应明确配子和组织的处置方法。这一过程会让患者难以招架，因为他们经常同时在适应肿瘤诊断和确定治疗方案。然而，患者必须尽快做出决定，是否选择以及选择哪一种生育力保存方案。应鼓励其向精神健康专家咨询，以帮助患者做出选择。理论上，精神健康咨询师有治疗这种患病人群的经验，从而可以帮助患者处理各种特别的心理需求，并确保随时对他们给予充分的肯定和支持。由于费用和保险金额的差异较大，对于肿瘤生育学患者来说经济方面的咨询也相当重要，这很有可能会影响到患者在生育力保存治疗过程中做出的决定。

考虑到肿瘤生育学治疗的敏感性和紧迫性，建议成立专门供患者咨询的团队[15-16]。理论上只要时间允许，患者可以多次与医生、护士和精神健康专家见面讨论生育力保存措施。另外，myoncofertility.org 等患者电子指导工具也可以在患者做决定时给予帮助[17]。这样就能更全面地理解每一位患者的社会心理学和医疗需求，帮助患者做出决定。

临床护理协调员的角色

　　肿瘤生育学的护理协调员在决定进行卵母细胞或胚胎冷冻保存的肿瘤生育学患者看护过程中不可或缺。生育治疗时，他们会为患者进行详细的解说，并给予大力支持。在进行卵巢刺激的前后，患者会与肿瘤生育学护理协调员紧密联系，以获得理性结果。患者第一次接触护士会在接受医生咨询时或之后不久。其中最重要的细节是刺激的时间，这通常需要配合与肿瘤诊疗相关的其他检查或程序。护士咨询必不可少，包括卵巢刺激过程中的细节问题，帮助患者充分合理准备。虽然医生会提到许多内容，但患者最初可能记不住大部分信息，护士再次提醒非常重要。咨询所涉及的信息见表 13.1。与进行 IVF 的不孕夫妇不同，肿瘤生育学患者常常对卵巢刺激的过程不甚了解，而且也常常没有注射经验。这一过程非常艰难，在新诊断肿瘤时尤其如此。因此有一个可以在咨询中给予患者支持的人十分有帮助。除此之外，频繁与临床护士交流能够使患者更轻松地度过治疗期。

表 13.1　临床护理咨询需了解的内容

促进沟通
- 创建患者交流信息的档案
- 提供诊所的联系方式以方便联系（例如直通号码、手机号和电子邮件）

提供诊所及实验室地址和开放时间
- 工作日及周末的时间表

审查方案及 IVF 流程
- 激素治疗程序及方案
- 取卵过程，麻醉及恢复时间
- 讨论卵巢过度刺激综合征的表现及处理

概述 IVF 周期中的治疗及其副作用

概述药物信息和处方

提供患者特定方案的注射训练
- 利用多媒体资源，包括互联网、DVD 以及讲义，演示药物注射

回顾计划/日程
- 检查患者的月经周期以及开始刺激的时间。协调日程安排的冲突，例如与其他医生的预约、工作安排以及计划的假期

讨论周期管理
- 关于在治疗期间需要进行超声和激素分析的频率向患者提供咨询

表 13.1　临床护理咨询需了解的内容（续表）

● 患者也许会碰到不同的医生/护士/超声波技师，对此向患者解释，这只是为了获得患者周期信息的简短访视。整个访视过程可能会持续几周，因此最好能通过控制患者的期望将其担忧降到最低

审核预先筛查实验室

● 传染病的预先筛查工作必须在取卵之前进行。如果患者未来有可能采用代孕，一些中心也许会选择为女性或男性伴侣进行 FDA 要求的血液检查。这些实验室必须配备由 FDA 批准的能够为低患病率群体提供检测的设施

确保完成医学检测

● 进行精液检查，决定是否需要进行单精子卵细胞质内注射（ICSI）

● 进行血液检查，确定卵巢储备功能［卵泡刺激素（FSH）、雌二醇、抗苗勒管激素（AMH）］

确保签署 IVF 以及冷冻保存同意书

辅助安排资金咨询

● 患者必须会见经济咨询师，商讨经济责任、可以使用的保险以及 Sharing Hope 项目的申请（详见附录）

研究护理协调员的任务

　　肿瘤生育学研究护理协调员与临床护士一样，在对决定选择研究性保存生育力技术的肿瘤生育学患者的护理中起着尤其重要的作用。在进行卵母细胞冷冻保存时，临床护士与研究护士相互合作协调患者的促排卵工作，保证患者清楚了解卵母细胞冷冻保存为试验性工作。确认所有进行卵母细胞冷冻保存的患者已经签署知情同意书非常重要。在进行其他研究性程序（如卵巢库和睾丸库）时，研究护士在协调患者的护理方面扮演领导角色。患者应该与研究协调员会面，并与其共同检查知情同意书、研究实验步骤。在照料未成年人时，患者和法定监护人的同意都要得到。还必须要协调术前检查、组织储备功能的血清学检查以及与已计划的癌症治疗相关的手术日程安排。尽管将手术安排在早上实施是最理想的方案，以便实验室工作人员可以在正常工作时间对人体组织进行加工与保存，但这经常做不到。通常情况下，护士会将组织从手术室拿到实验室进行加工和冷冻保存。根据特异性的协议，所有的研究组织都会提前准备好并送到实验室。

实验室要求

生殖内分泌学实践机构的实验室应当为研究人员提供男性和女性生育力保存技术方面的全面培训，并保证全年任何时候都可以完成各个步骤。一些研究中心会有"萧条时期"或者实验室暂停服务的时候，但是只要有一个临床实践机构承诺医治肿瘤生育学患者，那么实验室就必须开放并适应一周 7 天的工作周期。在卵巢和睾丸组织的加工和冷冻保存方面，在外科手术无法在早上进行时，实验室可能需要在正常工作时间之后继续开放。

捐精

那些没有固定性伴侣却希望储存胚胎的女性需要捐献的精子。通常情况下，推荐这些女性使用商业精子库提供的精子，因为这些精子的捐献者都根据 FDA 制定的标准进行了测试（对精子进行为期 6 个月的隔离检疫并对捐精者进行复查）。这些都可以从网上获取，这样就可以尽快地挑选供精者，在进行取卵手术前将精子送到实验室。患者需签署使用供精的同意书，进行适当的 FDA 血液检查。临床护士通常会协调血清测试并将精子送至实验室。有时女性肿瘤患者会希望使用她们认识但并不亲密的人的精子，但是通常不推荐这种做法，因为没有足够的时间对精子进行检疫及对捐精者进行复查以确保精子的安全性。

法律咨询

如果一对未婚的亲密性伙伴进行了胚胎储存，但最终分手，那么该胚胎的法律地位将变得十分棘手[18-21]。一般来说，如果想要以妊娠为目的使用胚胎，必须取得双方的同意。因此，在胚胎产生之前或之后建议伴侣寻求法律指导，讨论胚胎的所有权以及未来的使用。还需要认识到，不同州之间生殖相关的法律实践情况也有所不同。

结论

尽管现在育龄癌症患者有越来越多的保存生育力的选择，但仍然仅有少数学术中心能够提供这些服务。大量人员——患者、专家以及咨询师——必须协调一致，在患者检查出癌症后的短时间内完成生育力保存。通过对肿瘤科专家和患者进行教育，使用电子工具以及引导患者的主动性能够增加患者进入生育力保存中心接受治疗的机会。生殖内分泌科医生在接到肿瘤生育学患者转诊的临时通知时，必须能够提供生育力保存的全部选择。协调对患者的护理需要医生、护士、心理健康专家、诊所工作人员以及实验室人员整个团队的合作。尽管护理肿瘤生育学患者极具挑战性，但帮助患者选择生育力保存的方法也的确令人感到无比满足，因为这使患者能够在一定程度上管控自己的生殖选择，并为他们的未来带来了希望。在未来的 5～8 年内将患者引导模型扩展到所有以学术或社区为基础的综合性癌症中心将使所有患者获得关于生育力的信息，而不受地域的限制。

致谢：本工作由肿瘤生育学联盟（Oncofertility Consortium）NIH/NICHD5UL1DE019587 支持。

参考文献

1. Lee S, et al. Determinants of access to fertility preservation in women with breast cancer. Fertil Steril. 2011;95:1932–6.
2. Quinn GP, et al. Physician referral for fertility preservation in oncology patients: a national study of practice behaviors. J Clin Oncol. 2009;27:5952–7.
3. Kohler TS, et al. Results from the survey for preservation of adolescent reproduction (SPARE) study: gender disparity in delivery of fertility preservation message to adolescents with cancer. J Assist Reprod Genet. 2011;28:269–77.
4. Vadaparampil S, et al. Barriers to fertility preservation among pediatric oncologists. Patient Educ Couns. 2008;72:402–10.
5. Quinn GP, et al. Impact of physicians' personal discomfort and patient prognosis on discussion of fertility preservation with young cancer patients. Patient Educ Couns. 2009;77:338–43.
6. King L, et al. Oncology social workers' perceptions of barriers to discussing fertility preservation with cancer patients. Soc Work Health Care. 2008;47:479–501.
7. Lee S, et al. Value of early referral to fertility preservation in women with breast cancer. J Clin Oncol. 2010;28:4683–6.
8. Nagel K, et al. Collaborative multidisciplinary team approach to fertility issues among adolescent and young adult cancer patients. Int J Nurs Pract. 2009;15:311–7.
9. Gardino SL, Emanuel LL. Choosing life when facing death: understanding fertility preservation decision-making for cancer patients. Cancer Treat Res. 2010;156:447–58.
10. Chambers GM, et al. The economic impact of assisted reproductive technology: a review of selected developed countries. Fertil Steril. 2009;91:2281–94.
11. Basco D, Campo-Engelstien L, Rodriguez S. Insuring against infertility: expanding state infertility mandates to include fertility preservation technology for cancer patients. J Law Med Ethics. 2010;38:832–9.

12. Quinn GP, et al. Oncologists' use of patient educational materials about cancer and fertility preservation. Psychooncology. 2011. doi:10.1002/pon.2022.

13. Woodruff TK. The Oncofertility Consortium–addressing fertility in young people with cancer. Nat Rev Clin Oncol. 2010;7:466–75.

14. Oncology Nursing Society, Association of Oncology Social Work, National Association of Social Workers. Oncology Nursing Society, the Association of Oncology Social Work, and the National Association of Social Workers joint position on the role of oncology nursing and oncology social work in patient navigation. Oncol Nurs Forum. 2010;37:251–2.

15. Browne H, et al. Ethical and psychological considerations in fertility preservation counseling. Cancer J. 2008;14:340–2.

16. Gardino SL, Jeruss JS, Woodruff TK. Using decision trees to enhance interdisciplinary team work: the case of oncofertility. J Assist Reprod Genet. 2010;27:227–31.

17. Jona K, Gerber A. MyOncofertility.org: a web-based patient education resource supporting decision making under severe emotional and cognitive overload. Cancer Treat Res. 2010;156:345–61.

18. Langley LS, Blackston JW. Sperm, egg, and a petri dish. Unveiling the underlying property issues surrounding cryopreserved embryos. J Leg Med. 2006;27:167–206.

19. Lyerly AD, Nakagawa S, Kuppermann M. Decisional conflict and the disposition of frozen embryos: implications for informed consent. Hum Reprod. 2011;26:646–54.

20. Dolin G, et al. Medical hope, legal pitfalls: potential legal issues in the emerging field of oncofertility. Cancer Treat Res. 2010;156:111–34.

21. Reh AE, et al. Treatment outcomes and quality-of-life assessment in a university-based fertility preservation program: results of a registry of female cancer patients at 2 years. J Assist Reprod Genet. 2011;28:635–41.

第14章 为肿瘤生育学准备跨学科人才：提议建立教育和研究培训项目

Christos Coutifaris 著

陈曦 译 尚鹊 审校

概述

　　各类癌症治疗可能给女性和男性生育能力带来严重危害，甚至可能同时影响其后代的生育潜能，要解决这个问题，就需要组建一个精心策划的全球性临床科学家团队，推行研究及临床工作。最终这一团队将会成为肿瘤生育学跨学科壮大和发展的纽带。在研究和治疗取得进展的同时，培训教育第一代及后续的肿瘤生育学专家势在必行。这种培训和教育提供了该学科的基础，而该学科涉及肿瘤学、儿科学、生殖科学与医药、生物力学、材料学、数学、社会科学、伦理学、宗教、政策研究、生殖健康法和认知学习科学等多个学科的交叉。

　　这一宏伟目标与美国国立卫生研究院（National Institutes Health，NIH）总体研究计划一致，要实现这个目标，就要源源不断地产生接受过21世纪基础科学研究和临床实践跨学科培训的、富于创造性的科学家。尤其重要的是，这些科学家中至少要有一部分来自生殖医学领域并经过正规医师培训。一个成功的肿瘤生育学培训项目必须既能够满足临床研究员的发展要求，又要能为这个交叉领域的学术专家们开拓持续发展的道路。最终目标则是培训出优秀的学术型临床医生（包括生殖内分泌科医生、儿童及成人肿瘤科医生和外科医生），以开展癌症患者和存活者的生殖、内分泌以及生育需求相关研究。应当强调分子和细胞生物学研究，还应强调将基础研究成果转化为人类生殖生物学并应用于临床实践。这些临床科学家们将站在跨学科的转化医学最前沿，致力于研发新技术，实现性腺的保存和（或）性腺组织移植，以及卵泡体外培养，产生有繁衍能力的配子，从而使癌症存活者胚胎正常发育、成功受孕并最终诞下健康的孩子。

生殖内分泌学专家和肿瘤生育学专家

生殖内分泌与不孕不育（Reproductive endocrinology and infertility，REI）是在妇产科住院医师培训结束后仍然需要进行高级培训的四个亚专科之一。在美国，生殖医学高级培训由美国妇产科委员会（ABOG）生殖内分泌与不孕不育分会主办[1]。该董事会授予那些完成了认证培训项目以及后续通过了书面和口头测试的个人 REI 实践特殊技能证书。到目前为止，美国有超过 1000 个 REI 董事会认证的专家。寻求肿瘤生育学深入培训的目的在于通过严谨的教育、实验室和研究课程，使挑选出来的 REI 专家更加专注于癌症患者。可以预计第一代肿瘤生育学专家会是接受过研究员培训的董事会认证的生殖内分泌科医师。不过，那些对肿瘤生育学深感兴趣的其他医师，如内科和儿科肿瘤学专家以及内科内分泌学专家也有望参与肿瘤生育学培训。这些项目应涉及的专科主题培训列举在表 14.1 中。需要注意的是，迄今为止，泌尿科医生对参与肿瘤生育学团队仍然不感兴趣，这可能是由于采集射出的用以冷冻保存的精液较为简单，并且几十年来已成为常规操作。然而，青春期前男性癌症患者的精子/睾丸组织替代采集方法或途径需要特殊培训，并且还需开展优化冷冻保存组织的存活率和男性配子体内或体外成熟的研究项目。

表 14.1　肿瘤生育学专科培训的关键内容

教育	实验室技术	研究
放疗和化疗对细胞和生殖组织的影响	卵泡体内与体外的生长和成熟	基础研究项目 　优势卵泡生成和精原细胞成熟相关的研究
卵母细胞、卵泡和卵巢组织的冷冻保存	男性、女性配子的体外与体内冷冻保存	临床研究项目 　评估生育力保存实验室方法的结局和安全性
癌症基因学和癌症药理学		
癌症诊断的生物-心理-社会影响		
生殖生物伦理学和生殖健康政策		

个人能力需要

满足肿瘤生育学专家未来个人能力的关键在于清楚地认识到在培育新一代生殖内分泌学专家过程中曾经的以及当前的趋势，这些趋势都可以从研究员职位的数量及实际和预期的个人能力需求分析中看出。国家研究员匹配项目以及美国生殖医学协会提供的数据准确合理地反映了该专业的现状。此外，在一篇刊登在《妇产科》杂志上的文章中，Warren Pearse 教授着手设立了国家生殖内分泌学专家项目，预计 2014 年该项目数量会增多并稳定下来[2]。尽管现有的专家数量可以满足美国大众向生殖内分泌科医生寻求服务的临床需求，但是研究的发展还不充分。最重要的是，在肿瘤生育学这一学科建立后，仍然需要全世界一致努力，为这一新兴领域培养临床科学家。目前，我们迎来了一个独特的机遇，制订个体的研究培训和教育指导方针，为该学科提供学术基础，未来肿瘤生育学的学术研究和临床实践将以此为基础获得成功。

现有的研究培训和职业发展项目

在过去的 10～15 年间，NIH 在妇产科领域建立了研究院职业发展奖项（K12 奖项）。这使得该专业中为合格的研究性人才设立的学术研究人员职位一度乏的状况得到了逆转。NIH 还建立了一系列临床研究培训项目来帮助培育更多临床医师，以填补空缺的职位。除此以外，女性健康跨学科研究成就（Building Interdisciplinary Research Careers in Women's Health，BIRCWH）项目的跨学科职业发展奖也早已进行了多个周期的资助。这些值得称道的成果在学术界和女性健康间搭建了重要的桥梁。值得注意的是，现有的由联邦资助的定向项目［(如女性生殖健康研究（Women's Reproductive Health Research，WRHR）、生殖科学家培养计划（Reproductive Scientist Development Program，RSDP），以及 BIRCWH］主要是针对刚入行的研究员而并非有资历的研究员的学术发展。为了填补新增设的学术空缺，有必要考察研究员职位等级并创造适当的环境，培训并提供资助机会，使研究员能够在最高等级的生殖研究项目中学习。为此，10 年前成立了一个资助生殖内分泌学和不孕研究项目的基金会，并成功申请到了美国 NIH 的 T32 训练津贴。这笔训练津贴可用于对有潜力的临床科学家进行培训，使之进入尖端领域。到目前为止，这一项目大获成功。大多数受训者拥有了 RSDP、WRHR、BIRCWH 或 Robert Wood Johnson 基金会（Harold Amos）研究员等的学术地位。以这一方法为样板，一个与其类似、针对美国以及国外专注于肿瘤生育学的医学家及科学家的培训项目也成立了起来，目前正在进行第 5 个年头的项目资助。

委员会批准的 REI 培训项目的由来及内容

在过去的 40 年中，REI 的培训项目得到了重大发展。在 1974 年引进美国妇产科委员会（ABOG）许可的培训项目之前，REI 的培训项目一直都没有正式成立。如今，美国妇产科委员会负责对这些研究员培训项目进行管理与监督[1]。到目前为止，全国 REI 获批的 3 年制培训项目一共超过 40 个，有超过 100 名研究员正接受培训。大多数培训项目每年培养 1 名研究员，有一些项目每 2 年培养 1 名，而只有少数项目每年对 2 名研究员进行培训。

REI 专科项目最初旨在培训生殖医学领域的临床技能，但研究技能的培训一直是 REI 培训项目的一个特色。1974 年开始要求正式的论文和口试。论文要求加强对科学方法的探究。这要求研究员设计的研究能够证实恰当的假设检验，而且为了获得专科培训合格证书，研究员还必须在口试时进行深入的论文答辩。ABOG 的生殖内分泌分会要对每个项目进行继续认证，严格地监控研究工作在业内评审杂志上的发表。正式的进程报告以及对每个项目的评审每年进行一次，正式的重新审查每 3~5 年进行一次，包括现场检查。

当研究员项目在 20 世纪 70 年代后期开始激增时，两年时间足够使研究者接触到最先进的不孕症和内分泌方面的临床处理原则。1978 年通过体外受精成功得到了露易丝·布朗的降生，彻底改变了整个领域。其后，技术爆炸式发展，尽管体外受精和胚胎移植在临床上的应用扩展开来，但它很大程度上仍属于生殖内分泌学专家的工作范围。如今研究员在培训中要掌握辅助生殖技术（ART）复杂的技术性进步。所需的临床能力的提升、知识的扩张以及分子生物和基因学科研的进展促使 ABOG 将研究员必需的培训时长从 2 年延长到了 3 年，从 1998 年开始，科研培训由最少 6 个月增加至最少 18 个月。增加必需的科研培训是因为 ABOG 强调每名受临床培训的研究员需要也必须沉浸于实验室工作，使用分子和细胞生物技术接触最前沿的基础研究，并成功地完成论文要求。研究时间的增加也有利于发现和雇佣那些希望将生殖研究作为一生追求的研究员。尽管在接受获批的培训时，各类活动的时间分配上会有变化，但是 ABOG 的要求还是相当严格[1]。图 14.1 概括了一个典型的培训项目，这个项目要求有两年致力于研究。至于肿瘤生育学的训练，建议其额外的补充训练合并在当前的 REI 研究员训练要求中，进一步培训对这一新领域感兴趣的人员。

第一年	➤临床生殖内分泌学及不孕不育学（60%） ➤辅助生殖技术培训（35%） ➤课程（5%）	正式教育活动	
		周会： ➤ 大查房 ➤生殖生物学系列研讨 ➤生殖内分泌教学讲座（ABOG学习目标） ➤ 杂志俱乐部	**必修正式课程：** ➤流行病学和生物统计学研究生课程 ➤基因学研究生课程 **选择轮转：** ➤ 内科内分泌 ➤ 儿科内分泌 ➤ 青少年妇科 ➤ 男科
第二年	➤研究训练与课程（100%）		
第三年			

图 14-1　REI 研究员标准的三年制培训项目蓝图[1]。注意第二年和第三年为研究时间。在这段时间里，仅仅教学讲座以及杂志俱乐部等学术训练占用时间，因此，研究员们可以完全沉浸在自己的研究培训中。该专业的领导认为这一段时间是培养生殖医学领域下一代学院院士的重要阶段

肿瘤生育学培训项目计划

项目管理执行指导委员会

　　肿瘤生育学研究培训项目建议由一名项目主管进行协调并通过大学的 REI 科或者妇产科进行管理。这类项目要求与执行指导委员会共同负责监管，由项目主管主持，并且应该配备在人类临床生殖学、生殖生物学、肿瘤学、基因学和生物伦理学领域较为擅长的临床和实验室专家。

　　执行指导委员会的工作人员除了负责项目的总体方向，还应该完成以下任务：

● 复审申请表；

- 复审和随访进程报告；
- 在资助期开始和结束阶段对挑选的研究员进行面试；
- 评估肿瘤生育学培训和教育项目的长期策略；
- 根据培训和关注点的变化调整项目方向；
- 收集并评审参与导师提出的项目修改建议；
- 告知参与/赞助导师项目发展过程中的变化；
- 向咨询委员会及评估委员会做报告。

为达到这些要求，执行指导委员会成员应定期通过见面会议或者电话会议进行沟通。

咨询委员会

咨询委员会应协助执行指导委员会调整修改肿瘤生育学培训项目，并进行监管。咨询委员会应由资深学者组成，同时最好以下领域至少有一名成员：①生殖内分泌学；②肿瘤学；③材料科学；④社会科学；⑤生物伦理学。这样一个委员会的视野、集体智慧和监管在塑造肿瘤生育学培训项目方向方面发挥着极为重要的作用，随着时间的推移，还将根据需要进行修正。咨询委员会应与执行指导委员会定期举行会议，讨论项目进程，确定卓越的和需要改进的领域，制订项目的预期成绩。这些面对面的会议日程应与主要的学会会议日程重合，如妇科研究学会（SGI）、生殖研究学会（SSR）、美国生殖医学协会（ASRM）以及内分泌学会的会议。类似地，美国以外的项目可以在自己的生殖与内分泌学协会会议上规划咨询委员会会议。

项目教员

参与肿瘤生育学培训项目的临床和科研人员的专业知识不仅要体现生殖生物学和内分泌学的广度和深度，还应围绕其他研究领域，如生物社会心理学、生物伦理学和宗教以及生殖健康政策和法律。受训员应与导师配对，这些导师无论是否在医学领域，在其相应的领域里都是领军人物。每个培训项目应为研究员提供直接或间接面对新诊断出癌症的患者及其家属的机会，培训还应包括参与成人与儿童肿瘤学临床，接触癌症基因学以及药理学。

建议每个培训项目委任一名直接医药领域外的导师作为领导，在跨学科教育项目中为执行指导委员会和研究员做引导。这对于培养肿瘤生育学领域专家尤其重要。

综合性多学科培训

肿瘤生育学训练项目的研究员职位／研究项目主管有责任确保受训研究员能够接受训练并接触到整个肿瘤生育学领域，包括但不限于成人与儿童肿瘤学临床、癌症基因学以及癌症药理学（见下文的教育项目介绍）。此外，每名研究员还应该接受生物社会心理学、生物伦理学、宗教以及生殖健康政策和法律授课。因此，应该强调每个肿瘤生育学培训项目全面涵盖内科及儿童肿瘤学项目，这些项目能在培训期间为研究员提供临床交流的机会。

肿瘤生育学受训员参与的研究工程应主要专注于人体卵母细胞，从正常条件到变化的生理状况的复杂情况中，它都是女性生殖能力极其重要的基础物质。卵母细胞可以说是生物学中最具吸引力、最重要的细胞。一方面，卵母细胞具有开启新生命的能力，为无法生育或膝下无子的患者带来福音。另一方面，卵母细胞具有重新编码基因的内在能力，能够产生各种干细胞或者人体其他类型的细胞。卵母细胞功能范围是一个由阶段特异性的生理过程组成的连续统一体，包括生殖细胞生长、分化和调节，原始卵泡形成、退化以及颗粒细胞支持，窦状卵泡生长、发育及最终成熟，排卵、黄体形成并发挥黄体功能。每个步骤发生的前提都是要产生一个健康的卵母细胞，这些步骤的生理改变可能会导致许多临床疾病，如卵巢功能早衰、无排卵性排卵障碍、多囊卵巢综合征、不孕以及提早绝经。

类似的方法也许能够运用于男性生育力保存技术的研究。尽管对于青春期后的男性，精子的冷冻保存是标准方案，但目前还没有针对青春期前男性的生育力保存技术。目前睾丸组织内的精原细胞成熟是活跃的探索研究领域。因此，也应教授肿瘤生育学研究员精子和睾丸生理学。对那些不仅钟情于精子和睾丸组织的采集技术，还对精子体外或体内成熟的相关研究方法以及对精子和组织的冷冻保存技术感兴趣的泌尿科医生进行培训势在必行。

除以上所述，肿瘤生育学研究员的培训项目还应包含组织工程基础和生物材料设计原理。受训员必须接受对卵泡和精原细胞进行操控与处理的培训，学习组织工程学如何在生物医学科学运用，了解生物材料的不同种类、如何应用以及在进行研究项目时要考虑哪些重要性能。他们必须遵循标准的操作步骤接受培训，学会用设定假设的方法进行思考，从而最终在研究培训阶段开展独立的项目。

肿瘤生育学研究项目的主要目标在于，在遵循合理的冷冻生物学基础原则的前提下，探索更先进的配子及生殖组织冷冻保存方法。为了实现这一目标，研究应致力于发展和优化体外成熟的卵母细胞、未成熟卵泡和卵巢组织的冷冻保存方案。参与肿瘤生育学培训的研究员必须接受细胞/组织冷冻保存的最前沿的物理学和生物力学培训，还必须有机会以啮齿类动物或非人类哺乳动物为模型，检验冷冻/解冻配子的受精和早期发育能力。

ART 治疗人类不孕症已经得到了广泛应用。据估计，美国每 70 个出生婴儿中就有 1 个是通过 ART 技术诞生的。使许多研究人员困惑的是，ART 中临床步骤正快速地超过基础科学，这是 ART 领先于科学的一个证据。近期的反馈研究显示某些遗传性综合征的发生率升高，这也许是由印记缺失造成的。尽管现在这些综合征的发生率仍然很低，但可以想见，这些发现仅为"冰山一角"，受到干扰的其他（印记）基因带来的后果也许在日后才能显现。这些发现和理论层面的担忧促使研究者和代表不同领域专家意见的合作者组成若干小组来解决这些问题，合作者涵盖毒理学、行为科学、基因学、药理学及临床生殖医学领域。所以，总体来说，肿瘤生育学项目的研究和培训日程应包括体外条件对基因表达的影响，特别是对印记基因和其他对生长发育有重要作用的基因的表观遗传调控研究。在 ART 临床应用之前，这些研究具有重要意义，而且能够明显看出在培训中受训者的水准获得很大提升。

研究培训

肿瘤生育学培训项目的目标是使有才能的生殖内分泌科医学博士、科学博士或者医学-科学博士在经验丰富的导师指导下接受高强度的研究训练，为投身于肿瘤生育学跨学科领域的研究生涯做准备。应大力提倡利用分子和细胞生物学方法进行的研究，只要有任何人类生物和（或）临床应用方面的研究发现就要转译出来。这些培训都有一个明确的方向，就是要引领受训员朝着独立研究的方向发展。

该研究培训和教育项目旨在训练研究者们使用细胞和分子方法研究与肿瘤生育学相关的生殖生物学。建议使用下列训练模式：

- 每一位挑选出来的受训者肿瘤生育学培训的第一个月是熟悉卵泡培养体系，这给受训者提供了学习生物材料物理特性的机会。还应考虑为那些对男性生育力保存研究感兴趣的研究员开展针对雄性配子成熟的体外和离体体系的专门训练。

- 必须为每一位受训研究员指派一名从事前文描述的基础研究领域的导师。他们必须保证依计划为研究训练提供大力支持，能够为受训者提供充足的场地，并且最重要的是，他们还必须要有足够多的时间同受训者一起建立和实施研究设计。研究方案和个性化课程应与导师和执行指导委员会委员协商。

- 还要额外为每一位受训者指派一名生殖领域外的第二导师，这是为了监督、引导、鼓励受训员在跨学科方面发展个人专业。考虑到肿瘤生育学的特性，这尤其关键。为了强调这一点，执行指导委员会必须要求导师定期书面报告研究员参加跨学科教育的活动及进程。

- 所有的肿瘤生育学受训员必须上课补充实验室研究经验。下列内容为与肿瘤生育学专家开展学术事业有关的课程：

  —癌症基因学与生物学：这门课程包含有关癌症基因学、癌细胞的生长、转移、血管生成以及试验性治疗的讲座和重要论文阅读。

  —癌症药理学专题：回顾癌症基因学、激素致癌作用、环境致癌作用、癌症化疗以及基因治疗、肿瘤流行病学和预防性方面的近期文献。讨论文献新报道的癌症病因、预防以及治疗的假说。这门课程旨在向学生介绍前文提及的癌症药理学相关领域中取得的最新进展。

  —癌症药理学的前沿：这门课程既要求教员开展口头讲座，还要求学生课上进行口头陈述。教员为学生概述癌症药理学的现状和最新专题。这种陈述旨在将基础科学的发现转变为治疗药物。学生们选择相关专题进行进一步具体的探究。

- 每一位肿瘤生育学研究员都必须在临床接触到那些生育能力丧失或减弱的成人和儿童肿瘤患者。这可以在跟随生殖内分泌科和内科/儿科肿瘤学教员接受患者咨询时完成。

- 每一位肿瘤生育学研究员都必须接受各自负责的研究项目的正式指导（见下文）。

- 每一位研究员必须参与研究所举办的研讨会、杂志俱乐部和系列讲座。这些教育项目体现了培训项目跨学科的本质。典型的学术强化项目还包括每周参加妇产科、癌症中心和内分泌科查房，生殖生物学每周一次的基础科学系列讲座，生殖医学和肿瘤学每月两次的杂志俱乐部，部门内和癌症中心每月一次的发病率及死亡率汇报会，药物学系、生物伦理学系和细胞分子生物学系举行的相关研讨会。

- 应鼓励每一位研究员参加能够增强他们对肿瘤生育学的综合认识的课程和演讲，其中包括但不限于生物社会心理学、生物伦理学和宗教以及生殖健康政策和法律。

项目评估

措施

应建立一个对每个肿瘤生育学训练项目是否成功进行不间断监控的流程。受训研究员每年需提交进程报告，执行指导委员会对这些报告进行复审。另外，在举行 SGI、ASRM、SSR、欧洲人类生殖与胚胎学协会（ESHRE）或者内分泌学会等相关学会的年会时，应安排研究员与执行指导委员会委员的面对面会议。随着肿瘤生育学专业的发展，培训项目进一步成熟，可以举行所有研究员、导师、执行指导委员会和咨询委员会成员参加的大规模"肿瘤生育学员工大会"。研究员除了必须提交书面的进程报告，还须提交已发表的文章和科研会议发言的列表。执行指导委员会鼓励研究员们在全国大会上展示研究成果，不仅在内科/儿科肿瘤学大会，也在生物生理学、生物工程学、心理学、社会学或护理学大会上展示，从而反映该项目跨学科的特性。应以上述信息为基础，建立研究员进程和成果数据库，并每年更新。

研究员从肿瘤生育学培训项目毕业之后还必须连续 10 年提交信息。每一位研究员都可以下列"终点"作为项目成功的依据：

- 获得学术职位；
- 申请并成功获得指导研究的导师职位，如美国的 RSDP、WRHR、或 BIRCWH 的职位或者其他国家的类似项目职位；
- 申请并获得个人辅导经费（例如美国的 K08）；
- 申请并成为重大项目子课题的主要研究员，获得研究基金；
- 申请并获得个人或重大项目基金（在美国为 R03 或 R01 基金）；

- 在同行评审杂志上有发表记录；
- 通过对所发表作品的共同作者和参与部门进行评估，获得跨学科协同研究证明；
- 升职记录；
- 学术等级消减记录。

这些资料应每年编制并与咨询委员会共享，从而引导项目的发展和关注重点。

应组建独立的项目评估委员会评估和监测：①项目的远期成效；②执行指导委员会；③甄选过程。如上文介绍，进入并在医学科研领域取得成功以及建立肿瘤生育学项目是培训的主要目的，因此评估委员会应该由一位院长、两位系主任和两位主要研究项目的负责人组成。项目主管和执行指导委员会的一个补充成员是无投票权的当然成员。

网络工作

在培养肿瘤生育学未来学术带头人的过程中，一个重要的内容是在国家和国际层面上建立恰当的网络工作。项目主管应该充分利用现有的研究员总结讨论会项目，鼓励肿瘤生育学研究员参与。这些总结讨论项目不仅可以促进活跃的研究员之间的网络工作，同时更重要的是鼓励培训同伴、医学科研领域的各学科带头人以及其他领域的研究员，在轻松的环境下交流沟通，以此来促进跨学科的交流和合作。这些项目能大大增进友谊并帮助许多初露头角的肿瘤生育学专家在学术上和临床上形成自己的职业理想。还必须认识到，这些个体是学科的未来，并且有朝一日将会在各类项目中担任角色。要在这种寓所项目中包含肿瘤生育学研究员，就必须培养他们成功成为跨学科协作性学者。

宣传计划

确保恰当宣传培训项目信息，以期大量召集"最优秀最具潜力的研究员"进入肿瘤生育学领域，这一点至关重要。为了实现这个目标，肿瘤生育学培训项目应该实行下列政策：

- 在每个研究所网站上建立一个专区，详尽介绍肿瘤生育学领域和培训项目，并提供已经开始进行的生育能力保存研究以及临床项目的网站链接。

- 每年向系主任和项目主管写信宣传该项目，并对申请过程及截止日期做出详尽的介绍。
- 每年向全球的研究所院长和系主任写信介绍该项目，并宣传肿瘤生育学培训中的各种机会。
- 在 ASRM 时事通讯 "ASRM 新闻" 中以恰当的 URL 链接和电邮地址的形式宣传该项目。在附属学会的电子通讯季刊 [生殖内分泌与不孕不育协会（SREI），辅助生殖技术协会（SART）]，内分泌学协会、ESHRE 以及其他国际协会的通讯中也做同样的宣传。
- 将肿瘤生育学项目和申请信息分发给所有 REI 团体的项目主管。
- 在每年的静修期，同样将肿瘤生育学项目和申请信息分发到所有 REI 成员处。

所负责的研究行为的说明

所有肿瘤生育学受训者都应该参加一个研究所规模大小的项目，并负责研究。大多数机构的项目是由主管科研和教学的副院长和生物伦理中心制定。所有博士后受训者都必须参加年度讨论会，会上和调查人员、管理人员讨论利益冲突、作者权限转让等相关问题。在受训期间，他们也必须参加讨论组对特殊 "病例" 的讨论。大多数主要研究机构都建立了这些项目，肿瘤生育学研究员应该和其他研究员一起参加这些项目，作为培训的一部分。

重要性及相互作用

随着癌症检查手段的改进、癌症治疗技术的进步和癌症生存率的提高，"超专业" 的肿瘤生育学必然被看作癌症综合护理中一个不可分割的部分。肿瘤生育学训练项目必须传达出基础科学和临床科学以及非医疗领域之间的跨学科关系的最新理念，以及它们在社会医疗保健中的影响。事实上，人们的卵巢生殖生理学、卵泡健康和发育知识的增长，以及多个学科参与并在癌症患者护理方面取得共同目标的意愿已使这一意义深远的新领域及其相关训练项目得到了长足发展，而这将产生全球影响。

目前，对癌症患者生育力护理的协调与贯彻方法包括癌症专家与生殖医学专家的一系列交流，癌症专家基本不具备生殖生物学知识，生殖医学专家也不大了解癌症治疗对生殖健康的影响。此外，能为患者及其家人全面概述年轻癌症患者生育力潜能的综合治疗方法很少考虑。而且，公认没有哪一个生理学或医学专家和单一机构能够提供这种综合治疗的所有元素。上文讲述的肿瘤生育学培训计划直接解决了这一问题，因为该计划为生殖医学专家提供了连接不同学科的必要的知识和技能，并在基础和临床研究上进行了培训。肿瘤生育学培训计划的成功需要联合致力于肿瘤生育学总体目标的不同学科工作者的努力。为此，课程不仅要内容广泛，也要高度集中在某些必修领域。特别要重点强调，通过研究才能增加癌症治疗对卵泡和卵母细胞的健康影响及生育力保存新技术方面的知识。学习成长期间的肿瘤生育学专家有机会熟悉新兴的卵泡体外生长技术和卵巢组织、卵泡及卵母细胞低温保存技术。除此之外，这一研究经历可以为研究员提供一个追求肿瘤生育学专业学术生涯的跳板。综合性的培训还引入了社会生物学、伦理学和政策方面的内容（与之相关的问题会在癌症诊断之后的感情困难时间涌现出来），而且综合性的培训也可以提高医务人员接受患者及其家人生育力保存方法咨询的能力。

医疗保健中有些情况必须多学科共同合作创造机会，为患者赢得最好的结果。上述肿瘤生育学培训计划应该是这些类似情况的模板。专门从事肿瘤生育学的专家确实改善了那些从癌症及其治疗的残酷考验中存活下来的患者的生育状况和生活。

致谢：本工作由肿瘤生育学联盟（Oncofertility Consortium）5UL1DE019587 及 TL1-CA133837 和 RL9-CA133838 组合经费支持。

参考文献

1. American Board of Obstetrics and Gynecology, Inc. Internal data. 2011.
2. Pearse WH. Report to Society of Reproductive Endocrinology and Infertility Task Force on future manpower needs in REI. 1999.

第五部分　肿瘤生育学临床病例及资源

第 15 章　肿瘤生育学临床病例

Clarisa Gracia　著

张瑞　译　尚鹊　审校

概述

Clarisa Gracia 主编

以临床病例为基础的医学教学方法有利于强化对医学概念的理解，并能让学习者理解在何种临床情形中应用这些概念。本章以这种方式，由肿瘤生育学医师讲述该领域中一系列临床实际情形。他们将会重点强调本书前面各章中出现的重要概念，并说明护理肿瘤生育学患者的现代策略。在同一个中心进行的复杂生育力保存的病例数往往有限，本书展示了来自多个中心的病例，弥足宝贵。加深对肿瘤生育学实践中复杂问题的理解应该能帮助临床工作者应对这一快速发展的学科所提出的挑战。在肿瘤生育学领域，以保证生育力保存相关的风险最小化、患者未来能采用的生育选择最大化为目的的个体化护理具有重要意义。

病例 1：青春期前镰状红细胞病

Clarisa Gracia，M. D. 提供病例

T. T.，8 岁，女，青春期前，严重镰状红细胞病病史。其在出生后 6 个月时即被诊断为镰状红细胞病，此后因疼痛和血管阻塞危象频繁住院治疗。鉴于其所罹患疾病的严重程度，血液科医生建议她接受自体干细胞移植（stem cell transplantation，SCT）治疗。她的家人多方咨询了自体 SCT 治疗的潜在风险和益处，其中包括不孕症和卵巢功能早衰的高度风险。T. T. 的父母有过一个孩子，已死于镰状红细胞病，因此他们决定让 T. T. 接受 SCT 治疗。考虑到 T. T. 的年龄和她尚处于青春期前阶段，保存生育力唯一能采取的措施是卵巢组织冷冻保存。经过广泛咨询后，她的父母同意其参加卵巢组织冻存的研究项目。腹腔镜卵巢组织活检术与她本来就计划接受的放置静脉输液港的手术同时进行。在生殖内分泌学专家的协作指导下，其在儿童医院顺利进行了卵巢组织活检术，无并发症出现。取出的卵巢组织放置在保存培养液中运送到附近的生殖中心，按照慢速冷冻方案进行处理和冻存。T. T. 接受了 SCT，目前一切良好。

本病例阐述了肿瘤生育学领域中的两个重要问题。第一，能用于青春期前女性的生育力保存方法非常有限。在青春期前，不能通过卵巢刺激获取卵母细胞或胚胎进行冻存。另外，本例中患者不需要接受盆腔靶向放疗，故不需要行卵巢移位术。因此，卵巢组织冷冻是该患者唯一的选择。卵巢组织冷冻保存是一种试验性技术，目前一些机构在机构 IRB 批准后开展[1]。尽管很多人在研究如何将冻存的卵巢组织进行体外培养以获得成熟卵母细胞，但目前为止，肿瘤治疗结束后再进行自体卵巢组织移植是唯一获得活产的方法（本书第 5 章讨论）。

第二，很多接受性腺毒性药物治疗的患者是肿瘤患者，同时，用于治疗恶性肿瘤的方法也越来越多地用于治疗非恶性肿瘤性疾病，如本例自体 SCT[2]。这些疾病往往是风湿性疾病或血液系统疾病。由于这类患者常常全身状态不佳，故与肿瘤患者相比，他们在进行生育力保存治疗时发生并发症的风险更高。例如，镰状红细胞病患者发生血管阻塞危象、血栓和术后疼痛的风险很高。本例患者并不适合行卵巢刺激来获取用于冻存的卵母细胞或胚胎，伴随卵巢刺激出现的超生理剂量的高雌激素水平和潜在的卵巢过度刺激综合征（ovarian hyperstimulation syndrome, OHSS）可能会给青春期后的镰状红细胞病患者带来严重风险。

参考文献

1. Donnez J, et al. Children born after autotransplantation of cryopreserved ovarian tissue. A review of 13 live births. Ann Med. 2011;43:437–50.
2. Hirshfeld-Cytron J, Gracia C, Woodruff TK. Nonmalignant diseases and treatments associated with primary ovarian failure: an expanded role for fertility preservation. J Womens Health (Larchmt). 2011;20:1467–77.

病例 2：生育年龄晚期的已婚乳腺癌女性

Lynn M. Westphal，M. D. 提供病例

N. B.，女，40 岁，已婚，G_1P_0（孕 1 产 0），最近被诊断为乳腺浸润性导管癌，她在接受双侧附件切除术和化疗前提出希望保存生育力。患者就诊的时间为月经周期第 16 天，孕酮水平为 0.7 ng/ml，表明尚未排卵。于是在月经 16～19 天给予促性腺激素释放激素（GnRH）拮抗剂，在用药的第 4 天月经来潮。

月经第 2 天行基础超声检查，未发现囊肿，窦卵泡数右卵巢 6 个，左卵巢 4 个。行卵巢刺激，方案如下：重组卵泡刺激素（FSH）300 IU/d，高纯度人类绝经期促性腺激素（hMGs）150 IU/d，他莫昔芬 60 mg/d。月经周期第 6 天（卵巢刺激第 5 天）可见一 21 mm 大小的卵泡，开始使用 GnRH 拮抗剂。此时所有其他卵泡均小于 11 mm。月经周期第 7 天可见一类似黄体的囊肿，同时可见一组小卵泡，最大 13 mm。月经周期第 7 天时孕酮升高至 3.8 ng/ml，第 8 天升高至 5.7 ng/ml。月经周期第 9 天之前孕酮持续性升高（4.4 ng/ml），与此同时有很多卵泡在同时生长，其中有 5 个大于 17 mm。

使用重组人绒毛膜促性腺激素（hCG）35 h 之后行经阴道行取卵，共获得 14 个外表正常的卵丘复合体。采用其丈夫的精子进行标准受精后，将 9 个两原核胚进行了玻璃化冻存。N. B. 完成了全部治疗，期间没有并发症，她希望治疗结束之后尽快有孩子。胚胎在冻存 6 个月之后，复苏了其中 6 个两原核胚。2 天后，将 3 个卵裂期胚胎（8 细胞 Ⅱ 级，8 细胞 Ⅲ 级，3 细胞 Ⅱ 级）移植入代孕者子宫内。10 天之后，血 β-hCG 呈阳性，8 周时超声提示双活胎。

当一名患者在月经周期的黄体期要求进行生育力保存时，往往没有足够的时间等待自然月经来潮，然后再按照常规的方案在早卵泡期启动卵巢刺激方案。一个节省时间的方法是在卵巢刺激之前立即使用 GnRH 拮抗剂，或者与卵巢刺激同时进行。本例患者的情况与黄体期标准刺激方案有所不同，因为在本例中排卵发生在卵泡刺激过程中尚未采用 hCG 诱发排卵时。尽管排卵提前，仍有一群小卵泡在发育，作者继续对卵巢进行刺激，以促使这第二波卵泡生长。本例患者最终获得双胎，这提示高浓度的孕激素似乎对卵母细胞的质量并未造成损害。因此，不应该认为取卵之前发生排卵是周期终止的指征，对急需行生育力保存的患者尤

其如此[1]。

参考文献

1. Noyes N, et al. Oocyte cryopreservation as a fertility preservation measure for cancer patients. Reprod BioMed Online. 2011;23:323–33.

病例 3：青春期男性急性淋巴细胞白血病

Jill P. Ginsberg，M. D. 提供病例

J. B.，男，15 岁，诊断为高危型急性淋巴细胞白血病（acute lymphoblastic leukemia，ALL）。他开始接受的治疗方案中包括 2 g/m² 环磷酰胺。由于这一治疗方案中药物对性腺毒性危害较低，医生没有让其进行精子冻存。不幸的是，患者在巩固治疗阶段肿瘤复发。此时，医生建议他再次接受更强力的化疗，随后考虑接受造血干细胞移植。患者探讨了进行精子冻存的可能性。然而由于正在治疗中，患者表现为无精子症，在开始更强的、性腺毒性更明显的治疗之前无法进行精子冻存。

不论计划的治疗方案性腺毒性如何，所有的青少年男性患者在诊断时即应考虑进行精子冻存，本病例强调了这一问题的重要性[1-2]。如果一个患者会复发，那么很可能在治疗过程中或在治疗结束后很快复发。此时他们的精子往往没有恢复，没有足够的精子进行冻存。因此，作者建议新诊断肿瘤的所有男性青少年患者在接受任何治疗之前先进行精子冻存，以保存生育力（本书第 2 章和第 3 章对此问题进行了深入的讨论）。

参考文献

1. Ginsberg JP, et al. Sperm banking for adolescent and young adult cancer patients: sperm quality, patient, and parent perspectives. Pediatr Blood Cancer. 2008;50:594–8.
2. Redig AJ, et al. Incorporating fertility preservation into the care of young oncology patients. Cancer. 2011;117:4–10.

病例 4：年轻宫颈癌患者

Jennifer Mersereau，M. D.，M. S. C. I. 提供病例

S. G.，25 岁，已婚女性，G_0P_0，诊断为宫颈低分化鳞状细胞癌 I B 期。大约在进行生育力保存咨询前 1 个月，妇科肿瘤医师为她进行了外科手术。该患者所接受的是机器人辅助的根治性子宫切除术以及盆腔淋巴结清扫术和双侧卵巢悬吊术，卵巢被悬吊在盆腔外的结肠旁沟处。按照计划，其在完成手术后需要接受盆腔放疗和铂类化疗，医生建议她在此之前向生殖内分泌学专家寻求咨询。可想而知，手术结束后不久就会开始放疗和化疗。阴道超声很难看到她的卵巢。患者体重指数是 19 kg/m^2，抗苗勒管激素（AMH）为 1.9 ng/ml。她接受了拮抗剂方案进行卵巢刺激，月经周期第 10 天雌激素峰达到 898 pg/ml。经腹取卵共获取 9 个卵母细胞，冻存了 3 个第 3 天胚胎。在完成治疗后大约 1 年，患者出现血管舒缩现象，AMH＜0.1 pg/ml。她尝试使用冻存的胚胎通过代孕实现妊娠。但是不幸的是，两个冻存胚胎未能如愿妊娠。

本病例强调了宫颈癌患者需要保存生育力时面对的一些重要挑战。本例中最大的挑战是卵巢悬吊术后进行卵巢刺激和取卵术都很困难。只要情况允许，在卵巢刺激和取卵术后再行卵巢悬吊术更合理。因此，尽早向生殖内分泌学专家咨询非常重要，这样整个治疗团队可以更好地安排各项检查与治疗的时间，以及确定首次手术时行卵巢悬吊术是否合适。卵巢悬吊术的最大好处是将卵巢移出盆腔放疗照射区域，从而减少卵巢受到的照射损伤（本书第 7 章详细讨论）[1-2]。但经腹取卵术比经阴道取卵术难度增加，可能会放弃部分卵子，这一点需要权衡。另外，即使患者已经接受了卵巢移位手术，卵巢储备功能可能依然会受到辐射散射和血管损伤的影响。如果患者确实需要经腹取卵，则技术上具有挑战性，尤其是对于肥胖患者。如果使用具有穿刺针引导的经腹部超声探头，并且有两位生殖医学专家协助，操作会简单一些。最后要考虑的是，已经接受根治性子宫切除术的宫颈癌患者必须要寻找一位代孕者代替患者完成妊娠。因此，应该将患者（及其丈夫，如果可以的话）当成捐献者一样去评价整体情况，如接受相应的捐献者问卷调查，并且接受与 FDA 规定一致的实验室检查，以排除感染性疾病。

参考文献

1. Han S-S, et al. Underuse of ovarian transposition in reproductive-aged cancer patients treated by primary or adjuvant pelvic irradiation. J Obstet Gynaecol Res. 2011;37:825–9.
2. Morice P, et al. Ovarian transposition for patients with cervical carcinoma treated by radiosurgical combination. Fertil Steril. 2000;74:743–8.

病例 5：年轻的单身女性乳腺癌患者

Nicole Noyes，M. D. 提供病例

　　S. C. ，24 岁，单身女性，G_0P_0，在诊断为 ER 阳性的乳腺浸润性导管癌后 7 天寻求生育力保存。她有 4 年口服避孕药用药史，否认其他药物、手术及妇科治疗史。她的父亲是已知的 BRCA1 基因突变的携带者。她体检时发现在右乳房有一个 1.5 cm 的质硬结节。根据美国生殖医学协会（ASRM）指南，就生育力保存方法进行多方咨询并与外科和肿瘤内科专家讨论后，S. C. 选择了卵母细胞冻存来保存生育力[1]。在她初次到生殖内分泌学专家处就诊时，尚未进行任何外科手术治疗。初次就诊后第 4 天做出决定：在乳房切除加腋淋巴结切除术后即开始进行卵巢刺激治疗。术后第 1 天即开始以来曲唑为基础的卵巢刺激方案。卵巢刺激治疗的第 9 天，该患者发生了一次性生活，且避孕套破裂。第二天一早她到医院要求采用紧急避孕措施。医生给她放置了非激素性宫内节育器（ParaGrad®）。该卵巢刺激方案的后续治疗顺利完成，无任何并发症。共获取 28 个卵母细胞，冻存了其中的 24 个成熟卵母细胞（处于细胞分裂中期 II）[2]。她接受了手术，无任何并发症，大约取卵后 1 h 回家。术后 14 天对其进行随访，否认任何生殖相关不适。

　　本病例强调的是性活跃期的年轻癌症患者在生育力保存和肿瘤治疗过程中有效避孕的重要性。避孕咨询对癌症患者非常重要，在诊断癌症的初期意外妊娠会是一场灾难，要决定继续妊娠还是终止妊娠非常困难。另外，妊娠使肿瘤的治疗变得更加复杂，使患者和胎儿都处于高危状态（更多信息详见本书第 10 章）。即使是肿瘤治疗结束后，肿瘤专家也常常建议患者至少 2 年之后再考虑妊娠，以减少妊娠期间肿瘤复发的风险。因此，避孕方法咨询应该在患者诊断肿瘤之后尽快进行[3]。由于乳腺癌患者禁用激素避孕，故这些患者的避孕措施很有限，屏障避孕法最为合适。有效的方法还包括可复性的非激素性宫内节育器，将来无生育要求

的患者也可采取永久性的绝育措施。

本病例同时详述了 ER 阳性乳腺癌患者的紧急避孕措施。在美国，可供选择的避孕措施还有单孕激素（B 计划）、雌激素与孕激素联合、非激素性的宫内节育器。对于本例患者来说，宫内节育器是最好的选择，因为与激素不同，宫内节育器不会对卵巢刺激产生影响，对激素敏感的肿瘤也无明确危害。另外，该方法避孕的高效性（99%）可持续 10 年，且有可复性。研究表明，非激素性宫内节育器用于紧急避孕是一种安全有效的选择[4]。

参考文献

1. Ethics Committee of the American Society for Reproductive Medicine. Fertility preservation and reproduction in cancer patients. Fertil Steril. 2005;83:1622–8.
2. Noyes N, et al. Oocyte cryopreservation: a feasible fertility preservation option for reproductive age cancer survivors. J Assist Reprod Genet. 2010;27:495–9.
3. Bakkum-Gamez JN, et al. Challenges in the gynecologic care of premenopausal women with breast cancer. Mayo Clin Proc. 2011;86:229–40.
4. Wu S, et al. Copper T380A intrauterine device for emergency contraception: a prospective, multicentre, cohort clinical trial. BJOG. 2010;117:1205–10.

病例 6：年轻的已婚卵巢癌女性

Steven T. Nakajima，M. D. 提供病例

P. N.，女，23 岁，G_0P_0，左卵巢有一 8 cm×7 cm 大小的多囊性肿块。2 年前，她因低度恶性潜能的黏液性囊腺瘤ⅠA 期行右侧卵巢切除术。妇科肿瘤学专家建议她去做关于生育能力保存方法的咨询，以结合计划进行的手术。此前，患者一直间断口服含有 25μg 炔雌醇的口服避孕药（oral contraceptive pills，OCPs）。后来在医生的建议下口服高效复方 OCPs 10 周，囊肿持续存在。患者与其丈夫多方咨询了生育力保存方法，包括：①左卵巢囊肿切除，保存残存的所有卵巢组织；②卵巢切除，行未成熟卵母细胞体外成熟（IVM）。该患者选择后者，在术前 8 天停止口服 OCPs。她接受了腹腔镜探查术、左卵巢切除术、广泛粘连分解及阑尾切除术。冰冻组织病理学和最后的病理学报告为良性黏液性囊腺瘤。用装有少量改良人输卵管液培养液的保存管，在湿润状态下将剩余的卵巢组织送到胚胎学实验室。卵巢表面可见多个卵泡，抽吸这些卵泡，获得了10 个未成熟的卵母细胞。IVM 24 h 之后，辨认出 4 个 MⅡ的卵母细胞。

经单精子卵细胞质内注射（ICSI）后获得 3 个受精卵，并进行了冻存。IVM 48 h 后，剩余的卵母细胞均未达 M Ⅱ期（2 个闭锁，2 个含有生发泡，2 个仅发育到 M Ⅰ期）者。此时放弃培养剩下的 6 个卵母细胞。

　　本病例显示了卵巢巨大多囊性肿物进行未成熟卵母细胞 IVM 时的一些重要注意事项。无论肿瘤体积大小，残余的卵巢组织仍然能提供很多卵泡，在停止口服避孕药后 8 天可以抽吸这些卵泡。这一段时间正好给早期卵泡自然发育提供了时间，而不需要促排卵药物辅助作用。本例中患者年轻是其获得 10 个未成熟卵母细胞的重要因素。30 岁及 30 岁以上的女性未成熟卵母细胞的密度往往少于 30 岁以内的女性。使用连接在真空抽吸装置上的 18 号蝴蝶型输液针（本书第 3 章有描述）可以很容易识别未成熟卵母细胞[1]。作者观察发现，未成熟卵母细胞大部分会在 24 h 内成熟，这些是最有可能形成受精卵的卵母细胞[2]。作者将这些未成熟卵母细胞培养 48 h 是希望为 IVM 留有充足的时间。培养 48 h 时卵母细胞成熟率很低，但是如有 M Ⅱ期的细胞存在，要进行第二次 ICSI。这些措施是常规进行的，因为任何成熟卵母细胞的存在都会给患者带来希望，而对这些患者来说，使用自己的配子孕育胎儿的机会非常有限。

参考文献

1. Uzelac PS, et al. A simple and effective fertility preservation laboratory technique: retrieval of germinal vesicle oocytes from whole ovary tissue followed by in vitro maturation. Fertil Steril. 2008;90:S273.
2. Uzelac PS, et al. In vitro maturation of oocytes retrieved from unstimulated whole ovary specimens in the mid-follicular phase as a fertility-preserving measure. J Soc Gynecol Invest. 2008;15(suppl):237A.

病例 7：携带 BRCA 突变基因的单身女性

Janet McClaren，M. S. C. E 提供病例

　　Z. F.，29 岁，女性，G_0P_0，对未来生育力进行咨询。她具有明确的家族史：母亲和母亲的妹妹分别在 51 岁和 45 岁时罹患乳腺癌，外祖母在 42 岁时罹患卵巢癌。最近，患者检查发现自己携带 BRCA1 突变基因。她打算在未来几周内接受预防性乳房切除术，正在考虑进行预防性双侧附件切除术，自己没有明确的妇科和其他疾病史，现在单身，但很希望将来有自己的孩子。用抗苗勒管激素（AMH）水平和窦卵泡计数的方法

评价卵巢储备，显示卵巢储备功能正常。

她得到建议去向肿瘤学专家和生殖医学专家咨询，寻找如何使肿瘤发病风险最小化的同时，使生育选择和远期生活质量最大化。尽管预防性附件切除术（risk-reducing salpingo-oophorectomy，RRSO）可以明显降低 BRCA1/2 携带者发生肿瘤的风险，但该手术会导致不孕和雌激素缺乏相关的症状和风险。由于卵巢癌的风险在 35 岁以上年龄组增加，因此该患者可以等 35 岁以后再行 RRSO，或完成生育之后再手术[1-2]。期间定期行超声和 CA125 检查，用于筛查卵巢癌。当患者无妊娠计划时，应该采用口服避孕药抑制排卵，减少卵巢癌的发病风险。考虑该患者目前还无性伴侣，没有准备自己妊娠，尤其是她希望尽早进行 RRSO 术，胚胎（使用供精）和卵母细胞冻存是其可以选择的方法。这两种方法还可以进行胚胎植入前遗传学检查，检测 BRCA 基因突变情况。讨论了发病风险和获益后，她决定暂缓 RRSO，并定期监测卵巢癌发生情况。如果在几年之内一直没有属于自己的生物学后代，她将重新考虑生育力保存的方法。

大多数遗传性乳腺癌和卵巢癌是由于 BRCA1 和 BRCA2 两个基因的突变。据估计，BRCA1 突变基因携带者发生乳腺癌和卵巢癌的风险分别为 60% 和 40%，而 BRCA2 突变基因携带者发生两种肿瘤的风险分别为 50% 和 20%[3]。尽管遗传性卵巢癌和乳腺癌仅占各自肿瘤的 10% 和 15%，但是这些肿瘤的发病年龄较早，预防或治疗肿瘤的措施往往对将来的生育能力造成不良的影响。另外，携带 BRCA1/2 基因的女性有越来越多的检查手段（包括乳腺 X 线检查、乳腺 MRI、盆腔超声、血清 CA125 水平）和（或）减少乳腺癌或卵巢癌发生风险的干预措施。降低发病风险的手术包括预防性乳房切除术、双侧附件切除术，分别可以减少 90% 的乳腺癌风险和 80%~90% 的卵巢癌风险[1,4-5]。现已明确，RRSO 可以对 BRCA1/2 携带者产生显著的保护作用，但也造成了不孕。因此携带上述突变基因的年轻女性应该接受生殖咨询，了解生育力保存的各种方法和移植前遗传学诊断（PGD）。

发现 BRCA1/2 基因突变的年轻女性传统的治疗方案是，在 35 岁或者完成生育后尽快行 RRSO[1-2]。对于不愿接受预防性手术的女性，可以通过超声和血清 CA125 监测。通过口服避孕药抑制排卵可以使 BRCA 基因携带者卵巢癌的发病风险降低 50%[6]。令人振奋的是，辅助生殖技术（ART）和生育力保存技术的发展为这些女性患者提供了更多的选择。胚胎或卵母细胞冻存或许是这些希望生育生物学后代但尚未找到伴侣，或希望早日完成 RRSO 以降低肿瘤发病风险的患者的最好选择（在本书

第 4 章详述相关方法）。通过冻存卵母细胞或进行体外受精和冻存胚胎，这些患者可以先接受 RRSO，日后再用这些冻存卵母细胞或胚胎生育。第三个选择是冻存卵巢组织，日后再行自体卵巢组织移植（本书第 5 章）。该技术尚处于试验阶段，且不适用于携带 BRCA 基因的患者，因为这将使 RRSO 手术丧失意义。当实验技术提高到能够从冻存的卵巢组织分离出卵泡进行体外培养，获得成熟卵母细胞用于 ART 时，卵巢组织冻存将是 BRCA 携带者的一个选择。

直到最近，尚无研究认为 BRCA 携带状态和生育力之间存在联系。一项关于 BRCA 携带者的大规模病例对照研究没有提示在这些女性中不孕和使用生育技术的比例增高[7]。然而，最近的一项 BRCA 携带者接受卵巢刺激以进行卵母细胞冻存或胚胎冻存的队列研究提示，BRCA1 携带者卵巢低反应的发生率较高（获卵数≤4 个）[8]。目前仍需要更多的证据支持本研究结论和帮助这些患者选择保存生育力的方法。在这些人群中进行卵巢储备功能检测可能对选择生育力保存的方法有很好的指导作用。

BRCA 突变基因携带者面临的更复杂的生殖选择问题是：是否要生育生物学后代以及 BRCA 突变基因的遗传风险。PGD 是 BRCA 突变基因携带者降低后代携带该突变基因的风险的一个很好的方法。研究表明，大部分女性对 PGD 毫不知情，她们希望更多地普及生殖选择相关知识，并在决策方面获得更多帮助[9]。另外她们对 RRSO 效果的关注度远远高于生育力保存。调查显示，接受 RRSO 的女性 BRCA 突变基因携带者对她们进行手术的决策非常满意，且愿意向其他人推荐手术。但是她们也希望自己更多地了解手术对性功能的影响，以及手术性绝经对心血管和骨骼健康的影响[10]。因此，对于 BRCA 突变基因携带者，选择进行 RRSO 很复杂，生殖选择仅仅是需要考虑的众多问题中的一个。

参考文献

1. Rebbeck TR, et al. Prophylactic oophorectomy in carriers of BRCA1 or BRCA2 mutations. N Engl J Med. 2002;346:1616–22.
2. Kauff ND, et al. Risk-reducing salpingo-oophorectomy in women with a BRCA1 or BRCA2 mutation. N Engl J Med. 2002;346:1609–15.
3. Chen S, Parmigiani G. Meta-analysis of BRCA1 and BRCA2 penetrance. J Clin Oncol. 2007;25:1329–33.
4. Domchek SM, et al. Association of risk-reducing surgery in BRCA1 or BRCA2 mutation carriers with cancer risk and mortality. JAMA. 2010;304:967–75.
5. Finch A, et al. Salpingo-oophorectomy and the risk of ovarian, fallopian tube, and peritoneal cancers in women with a BRCA1 or BRCA2 mutation. JAMA. 2006;296:185–92.

6. Iodice S, et al. Oral contraceptive use and breast or ovarian cancer risk in BRCA1/2 carriers: a meta-analysis. Eur J Cancer. 2010;46:2275–84.
7. Pal T, et al.; Hereditary Breast Cancer Clinical Study Group. Fertility in women with BRCA mutations: a case–control study. Fertil Steril. 2010;93:1805–8.
8. Oktay K, et al. Association of BRCA1 mutations with occult primary ovarian insufficiency: a possible explanation for the link between infertility and breast/ovarian cancer risks. J Clin Oncol. 2010;28:240–4.
9. Quinn GP, et al. BRCA carriers' thoughts on risk management in relation to preimplantation genetic diagnosis and childbearing: when too many choices are just as difficult as none. Fertil Steril. 2010;94:2473–5.
10. Campfield Bonadies D, Moyer A, Matloff ET. What I wish I'd known before surgery: BRCA carriers' perspectives after bilateral salpingo-oophorectomy. Fam Cancer. 2011;10:79–85.

病例 8：已婚宫颈癌患者

Clarisa Gracia，M. D. ，M. S. C. E 提供病例

J. G. ，32 岁，已婚，常规体检时宫颈细胞学检查结果异常。随后的阴道镜检查提示小细胞宫颈癌，宫颈锥切结果表明为浸润性癌。医生建议其进行全子宫切除加双附件切除加淋巴结切除术，术后加用化疗和盆腔放疗。该患者有一个女儿，但她还强烈希望再生育，因此建议其进行生育力保存相关咨询。生殖中心的患者引导员很快为她预约了一位生殖内分泌学专家。

在向生殖内分泌学专家、社会心理学家和经济咨询师进行了广泛咨询后，患者决定进行卵巢刺激和 IFV 以冻存胚胎。她首先接受了护理咨询，停用了一直在口服的复方避孕药。其丈夫接受了精液检查，结果正常。在月经周期的第 2 天，患者接受了超声和激素水平检查，以评价卵巢储备功能。结果显示，血清 FSH 7.8 mIU/ml，雌二醇 45 pg/ml，窦卵泡计数 15 个。采用了拮抗剂方案进行卵巢刺激，重组 FSH 起始剂量为每日 225 IU。患者反应非常活跃。当优势卵泡为 14 mm 时，开始每日加用西曲瑞克。当最大卵泡为 18 mm 时，考虑到卵巢过度刺激综合征（OHSS）的风险，使用促性腺激素释放激素激动剂（GnRHa）诱发卵母细胞成熟，36 h 之后行取卵术。总共获得了 10 个卵母细胞，通过常规方法采用其丈夫的精子受精。冻存了 7 个两原核胚胎。该患者未发生任何并发症，未发生 OHSS。从开始接受生殖咨询到取卵的时间为 18 天。之后，她如期接受了手术、化疗和放疗。

完成治疗 2 年之后，患者依然没有肿瘤复发的证据，她想使用冻存的胚胎生育。她和丈夫在向生殖代孕律师咨询之后，找到了一个代孕者为他们妊娠。该代孕者接受了一个周期的冻胚移植。复苏了三个胚胎，

给代孕者移植了其中的两个。一个胚胎成功着床，最后，该代孕者足月分娩一健康男婴。

这一临床病例强调了多个重点。患者引导员的协调能够帮助患者快速完成预约，减少患者在寻求生育力保存过程中的等待[1]（见本书第 13 章）。在本例中，患者的治疗采用了团队协作，各个不同领域的专家为患者及其丈夫提供独特的服务和咨询。另一点很重要的是，所有患者均应进行社会心理学咨询。

GnRH 拮抗剂方案可以加快卵巢刺激的速度，是诊断癌症后常用的卵巢刺激方案，而黄体期启动的醋酸亮丙瑞林长方案会推迟取卵。另外本例也显示了在这种方案中如何使用 GnRHa 替代传统 hCG，刺激产生自然周期中期的黄体生成素（LH）峰。研究表明，GnRHa 能够有效诱导卵母细胞最终成熟，能够明显减少 OHSS 风险[2-3]。寻求卵母细胞或胚胎冻存的肿瘤患者无法预知自己对卵巢刺激的反应，也不需要黄体支持以维持妊娠，故这种方法对这些患者尤为方便。

最后，要记住的很重要的一点是：需要切除子宫的患者未来生育自己的生物学后代时，可以选择代孕。使用不相关的代孕者可能很昂贵，认识的代孕者相对便宜。告知这些患者去找代孕律师和代孕机构很重要，他们能为患者提供帮助。

参考文献

1. Scott-Trainer J. The role of a patient navigator in fertility preservation. Cancer Treat Res. 2010;156:469–70.
2. Engmann L, et al. The use of gonadotropin-releasing hormone (GnRH) agonist to induce oocyte maturation after cotreatment with GnRH antagonist in high-risk patients undergoing in vitro fertilization prevents the risk of ovarian hyperstimulation syndrome: a prospective randomized controlled study. Fertil Steril. 2008;89:84–91.
3. Humaidan P, Papanikolaou EG, Tarlatzis BC. GnRHa to trigger final oocyte maturation: a time to reconsider. Hum Reprod. 2009;24:2389–94.

病例 9：年轻的已婚睾丸癌男性患者

Robert T. Brannigan，M. D. 提供病例

男性，30 岁，商业主管，在每月一次的常规阴囊自查中发现了一个质硬的、无痛性肿块，右侧睾丸大部分受累。内科医师体检确认了这一发现，建议行阴囊超声检查，结果发现：一个异源性的 4 cm×3 cm×

3 cm 的睾丸肿块几乎代替了全部的正常右侧睾丸组织，高度怀疑为癌症。患者转诊到泌尿外科专家处进行确诊。检测了血清肿瘤标记物 AFP、β-hCG 和乳酸脱氢酶（LDH），结果显示 AFP 升高。影像学检查用于评价肿瘤期别。胸部 X 线平片表明无肺部病变，但盆腹腔 CT 扫描显示右侧睾丸癌的转移区——主动脉、腔静脉之间存在大量明显肿大的右侧腹膜后淋巴结。

该患者表示，他刚刚结婚，并且希望不久的将来能够拥有自己的小孩。泌尿科医生让他去做精液分析，结果表明射精量正常但无精子。重复上述检查后依然是同样的结果。经过生殖咨询，他还有另一个方法可以选择："肿瘤 TESE"（肿瘤睾丸精子提取），可以在行患侧睾丸切除术的同时进行。该方法有 50%～60% 的可能性成功获取精子。该患者同意采取肿瘤 TESE。他接受了根治性右侧睾丸切除术，手术顺利，接着使用手术显微镜施行左侧睾丸显微 TESE。左侧睾丸的大部分生精小管纤细，呈半透明状，没有发现生精活力。在左侧睾丸上极的侧面，数个区域发现了充盈、不透明的生精小管，从这种组织中切取标本，制成湿片，用相差显微镜观测，每高倍镜视野可见 1～2 个完整的活动精子。冻存组织，将来用于 IVF/ICSI。

右侧睾丸切除术标本的病理检查提示非精原性混合生殖细胞肿瘤。术后 AFP 仍然升高。因此他接受了三个周期的 BEP（博来霉素、依托泊苷、顺铂）化疗方案。同时与妻子进行了 IVF/ICSI。在第一次 IVF 周期中，5 个卵母细胞受精。在受精第 5 天移植了 2 个胚胎，最终为单胎妊娠。在孕 40 周时，经阴道自然分娩了一个健康的男孩。在孩子出生时，该患者肿瘤标记物降为正常，CT 扫描显示无残余肿大的腹膜后淋巴结。

本病例阐述了几个有趣的观点。首先，各种肿瘤男性患者，包括睾丸肿瘤患者常在诊断癌症时发现生精障碍[1-3]。第二，在储存精子时发现无精子症并不是生育力保存的终点[4]。正如本病例所强调的，即使射精后无精子存在，肿瘤 TESE 技术也可以协助进行精子冻存[5]（详见本书第 3 章）。最后，有些医生推测正在接受积极治疗的男性癌症患者对努力生育并没有意愿，但正如本病例清楚呈现的一样，一些患者的确有生育的愿望。本例中的患者指出成为父亲的愿望是他接受后续肿瘤治疗的主要动力。孩子出生后，他说："我觉得我的生命在前进，而不是在场外观望。"

参考文献

1. Hendry WF, et al. Semen analysis in testicular cancer and Hodgkin's disease: pre- and post-treatment findings and implications for cryopreservation. Br J Urol. 1983;55:769–73.
2. Viviani S, et al. Testicular dysfunction in Hodgkin's disease before and after treatment. Eur J Cancer. 1991;27:1389–92.
3. Marmor D, et al. Semen analysis in Hodgkin's disease before the onset of treatment. Cancer. 1986;57:1986–7.
4. Brannigan RE. Fertility preservation in adult male cancer patients. Cancer Treat Res. 2007;138:28–49.
5. Schrader M, et al. "Onco-tese": testicular sperm extraction in azoospermic cancer patients before chemotherapy-new guidelines? Urology. 2003;61:421–5.

病例 10：已婚乳腺癌患者

Clarisa Gracia，M. D.，M. S. C. E. 提供病例

M. B.，34 岁，已婚，G_0P_0，发现右乳房肿块。活检和影像学检查提示一处 2 cm 大小、雌激素和孕激素敏感的乳腺浸润性导管癌病灶。前哨淋巴结活检为阴性。接受乳腺癌专家咨询后，患者的治疗计划包括右侧乳腺切除和重建术，随后进行包括多种药物的化疗（多柔比星、环磷酰胺、紫杉醇）、右侧乳房的放疗和 5 年的他莫昔芬治疗。医生建议其进行生殖咨询，以为将来的生育计划做好准备。生殖内分泌学专家提出了很多问题与她和她的丈夫进行分析讨论。他们讨论了闭经和不孕的风险，以及多种生育力保存技术的风险和益处，包括卵巢刺激获得胚胎或卵母细胞冻存、IVM 获得胚胎或卵母细胞冻存、卵巢组织冻存以及化疗过程中使用 GnRHa 潜在保护卵巢。也讨论了在治疗结束后使用捐卵或者领养孩子。由于患者已婚，故选择了胚胎冻存。她通过生育希望组织申请了经济资助，最终获得了 IVF 周期折扣的资格。其末次月经是 2 周之前，超声和血液检测有近期排卵的证据。为了加快月经来潮，患者使用了 3 mg 西曲瑞克。3 天后月经来潮，联合使用来曲唑和重组 FSH 开始卵巢刺激。在最大卵泡直径达到 14 mm 时使用 GnRH 拮抗剂。卵巢刺激 10 天之后，雌激素峰值达到 329 pg/ml，共有 15 个直径大于 10 mm 的卵泡，优势卵泡直径达到 20 mm。注射 hCG 诱发卵母细胞最后的成熟，用药 36 h 后取卵。共获取 10 个卵母细胞。因为患者丈夫的精子指标均在正常范围，故按照常规方法受精。共冻存了 7 个二原核细胞期的受精卵。在接受咨询 3 年后，该患者说她已经离婚，暂时没有妊娠计划。

不幸的是，关于女性患者肿瘤治疗的生殖风险的大部分研究资料是按照月经状态进行评估，而月经状态并不等同于生殖能力（详见本书第1章）。但这些数据常在一定程度上用于肿瘤治疗对女性患者产生的生殖风险的咨询。例如，一项关于乳腺癌患者多种药物化疗后月经情况的大样本前瞻性研究提示，本例中的患者在治疗完成后月经可能复潮[1]。实际上，小于35岁的乳腺癌患者有90％在化疗后月经会复潮。但因为治疗已经损害了卵巢的储备功能，尽管月经复潮，不孕的风险仍可能很高。因为要完成他莫昔芬的治疗，该患者被建议推迟5年再妊娠。

本例中，患者选择胚胎冻存。由于其肿瘤为雌激素敏感性，卵巢刺激后超生理状态的雌激素水平理论上能促使肿瘤细胞生长（详细讨论见第4章）。很多替代的卵巢刺激方案均在刺激过程中抑制雌激素水平。在这些方案中，往往采用重组FSH联合芳香化酶抑制剂（如来曲唑）或选择性雌激素受体调节剂（如他莫昔芬）。尽管资料尚有限，但前期研究提示使用来曲唑-FSH进行卵巢刺激并不会导致肿瘤复发风险增加[2-3]。

最后，要意识到肿瘤患者可能在胚胎冻存多年之后才会生育。很多已经行胚胎冻存的夫妇分离或离婚是现实存在的。因此，和患者夫妇双方详尽讨论胚胎的处置非常重要，而且应该清楚写明：使用该冻胚通常需要获得双方的许可（详见第9章）。另外，所有寻求生育力保存的患者最好接受社会心理学咨询，如果可能的话更应考虑，而不是胚胎冻存。

参考文献

1. Petrek JA, et al. Incidence, time course, and determinants of menstrual bleeding after breast cancer treatment: a prospective study. J Clin Oncol. 2006;24:1045–51.
2. Oktay K, et al. Letrozole reduces estrogen and gonadotropin exposure in women with breast cancer undergoing ovarian stimulation before chemotherapy. J Clin Endocrinol Metab. 2006;91:3885–90.
3. Oktay K, et al. Fertility preservation in breast cancer patients: a prospective controlled comparison of ovarian stimulation with tamoxifen and letrozole for embryo cryopreservation. J Clin Oncol. 2005;23:4347–53.

病例 11：年轻的单身白血病女患者

Clarisa Gracia，M. D.，M. S. C. E. 提供病例

K. B.，23岁，因为乏力和皮肤青紫去当地诊所就诊，诊断为急性淋巴细胞白血病。患者血红蛋白只有 6 g/dl，血小板是 20/mm³。因此她去医院进行了进一步检查和治疗。患者接受了红细胞和血小板输注，并进行了骨髓活检，结果提示是一种预后很差的进展性白血病。肿瘤团队建议其立即进行化疗，随后行造血干细胞移植（SCT）。该患者咨询了治疗的风险，其中包括高风险的不孕和 SCT 之后的卵巢功能早衰。鉴于治疗的紧迫性，已不可能进行卵巢刺激。医生向该患者提供了卵巢组织冻存这种方法，但是指出将来卵巢组织移植不适合她，因为担心白血病细胞的再次种植。患者和家属对这种试验性的措施没有兴趣，只关心当时的疾病治疗。由于治疗过程中可能会出现不规则的严重月经过多，建议患者接受 GnRHa 治疗抑制月经来潮。医生与患者讨论了该治疗可能对卵巢产生保护作用，减轻化疗药物对卵巢的毒性作用，但数据有争议。她选择了治疗期间应用 GnRHa 6 个月。在 SCT 治疗 2 年之后，她因为卵巢急性衰竭而一直闭经。

血液系统恶性肿瘤为生育力保存带来了特别的挑战。因为大多数急性白血病患者在初次就诊时血细胞严重减少，病情危重。这些患者通常需要住院，在确诊后很快接受化疗。因此，急性白血病患者通常不适合为了获得胚胎或成熟卵母细胞进行卵巢刺激而推迟肿瘤治疗。尽管卵巢组织冻存不会对肿瘤治疗造成延误，但是这些患者不是进行腹腔镜手术获取卵巢组织的理想人选。另外，因为存在肿瘤细胞再次种植的风险，不推荐白血病患者术后自体卵巢移植[1]。于是，这群患者治疗前的生育力保存方法非常有限。

化疗中使用 GnRH 类似物能够保护卵巢免受损害这一结论目前存在争议（详见第 7 章）。几项小规模短期研究提示，接受 GnRHa 治疗的女性月经恢复得更好[2-3]。另外有一些研究提示，妊娠率在该组更高[2,4]。但是这些研究样本量小、对照组选取不合适、缺乏妊娠的间隔等有临床意义的结局评估，随访时间有限。目前尚无关于此问题的大规模长期随机对照试验，最近的一项 meta 分析得出结论：GnRHa 治疗保护生育力这一论断仍然证据不足[4]。但 GnRHa 能够减少治疗中的月经量，特别适用于造血干细胞移植术后的人群[5]。

参考文献

1. Dolmans MM, et al. Reimplantation of cryopreserved ovarian tissue from patients with acute lymphoblastic leukemia is potentially unsafe. Blood. 2010;116:2908–14.
2. Clowse ME, et al. Ovarian preservation by GnRH agonists during chemotherapy: a meta-analysis. J Womens Health (Larchmt). 2009;18:311–9.
3. Bedaiwy MA, et al. Reproductive outcome after transplantation of ovarian tissue: a systematic review. Hum Reprod. 2008;23:2709–17.
4. Beck-Fruchter R, Weiss A, Shalev E. GnRH agonist therapy as ovarian protectants in female patients undergoing chemotherapy: a review of the clinical data. Hum Reprod Update. 2008;14:553–61.
5. Meirow D, et al. Prevention of severe menorrhagia in oncology patients with treatment-induced thrombocytopenia by luteinizing hormone-releasing hormone agonist and depo-medroxypro-gesterone acetate. Cancer. 2006;107:1634–41.

病例 12：妊娠期乳腺癌患者

Eileen Wang, M. D. 提供病例

C. C. ，36 岁，G_2P_1，孕 9 周时自检发现右乳房肿块。产科医生检查后认为肿块可能是乳腺管。2 个月之后该肿块依然存在，故接受了乳腺的超声和 X 线检查。影像学检查提示为实性肿物，可能为恶性。她进行了乳房组织活检和腋淋巴结细针抽吸活检，结果证实为 ER＋/PR＋/HER2-乳腺癌，针吸淋巴结活检阳性。诊断为乳腺癌Ⅱ期。这种乳腺癌非妊娠女性的标准治疗通常包括手术、多种药物化疗和他莫昔芬激素治疗。

该患者向母胎医学专家咨询，讨论乳腺癌诊断后妊娠的处理、妊娠对肿瘤预后的影响以及治疗（化疗和手术）对胎儿的影响。同时讨论了终止妊娠的方法，但患者希望继续妊娠。她同时向肿瘤内科和肿瘤外科组进行了咨询，以决定手术、化疗的治疗计划和终止妊娠的时机。在获得基线超声心动检查结果（由于多柔比星具有心脏毒性）后，患者在妊娠晚期接受了多柔比星和环磷酰胺化疗。患者使用了类固醇激素，以促进早产儿的健康，在孕 36 周时胎儿出生，此时为最后一次化疗结束后 3 周。患者生下一名健康的女婴，重约 2.55 kg。分娩后需要继续紫杉醇化疗，医生与该夫妇讨论了远期生育问题，他们不接受长期避孕。

乳腺癌是妊娠期最常见的肿瘤，任何持续性乳房肿块均应及时检查。超声和 X 线影像（胎儿暴露剂量很低，穿了防护服之后尤其微量）是很合适的影像学技术。如果对肿块怀疑，应该寻求外科医生的帮助。妊娠不是乳房组织活检的禁忌。

当恶性肿瘤被检测出时，多学科应该相互协作，对肿瘤治疗和妊娠处理做出科学的判断（详见第 10 章）。患者应该知道自己的风险，这通常由肿瘤学专家提供，围产医学专家提供妊娠的可能结局和必要时终止妊娠的方法的咨询。最终制订治疗的时间和分娩的时间，目的是使收益最大化，使母胎的风险降到最低[1-3]

由于将来面临小孩出生，蒽环类药物（本例中为多柔比星）化疗之前进行基线超声心动检查很重要。该患者需要随访，以防肿瘤复发，但同时需要进行心脏状态的评估，因为蒽环类药物暴露会影响远期心脏功能，使患者在应对未来妊娠引起的心脏负担加重时变得很脆弱。对蒽环类药物暴露后心脏风险增加这一事实的了解可能会使患者放弃将来再次妊娠的可能[4-5]。

参考文献

1. Hahn KME, et al. Treatment of pregnant breast cancer patients and outcomes of children exposed to chemotherapy in utero. Cancer. 2006;107:1219–26.
2. Litton JK, Theriault RL. Breast cancer and pregnancy: current concepts in diagnosis and treatment. Oncologist. 2010;15:1238–47.
3. Amant F, et al. Breast cancer in pregnancy: recommendations of an international consensus meeting. Eur J Cancer. 2010;46:3158–68.
4. Oduncu FS, et al. Cancer in pregnancy: maternal-fetal conflict. J Cancer Res Clin Oncol. 2003;129:133–46.
5. Carver JR, et al. American Society of Clinical Oncology clinical evidence review on the ongoing care of adult cancer survivors: cardiac and pulmonary late effects. J Clin Oncol. 2007;25:3991–4008.

病例 13：霍奇金淋巴瘤治愈后妊娠

Eileen Wang, M. D. 提供病例

S.C.，女，40 岁，在 10 余岁时罹患霍奇金淋巴瘤。当时她接受了纵隔放疗和多柔比星化疗，治疗的副作用并未长期存在。在 30 余岁时，患者定期锻炼身体，并成为狂热的登山和旅游爱好者。其在快 40 岁时结婚，此后体育锻炼少了。40 岁时患者自然受孕。妊娠早期开始出现逐渐加重的劳累、呼吸短促、双下肢肿胀。由于其心脏曾在放疗时接受过放射线照射，医生为她进行了超声心动检查。超声心动图清楚显示了限制性心包炎/心肌病。患者向心脏病学专家和围产医学专家

详细咨询了存在严重心肌病的情况下妊娠的风险。在妊娠期，随着心肌病的逐步加重，有心力衰竭和死亡的风险，因此她选择了终止妊娠。

本病例向大家介绍了用于霍奇金淋巴瘤治疗的纵隔放疗和多柔比星化疗对心脏的远期损害。妊娠期心脏负荷会增加，以满足循环血量和心排血量的增加（详见本书第 10 章），了解这一生理变化具有重要意义。妊娠会加速心力衰竭，这会严重影响母婴健康。具有放疗和多柔比星化疗病史的霍奇金淋巴瘤患者发生心脏病变的风险更高，包括心力衰竭、限制性心肌病或心包疾病。妊娠期罹患心肌病的患者接受药物治疗和住院观察很有必要，甚至有一部分患者在未足月时即终止妊娠。理想状态是，这些患者在妊娠之前接受心脏功能的评估和关于妊娠风险的专业咨询。美国临床肿瘤学协会（ASCO）建议在妊娠前或妊娠期进行超声心动检查、多门控采集（MUGA）扫描或放射性核素血管造影以评价左心室功能。此外，美国放射学学会建议接受过纵隔放疗的无症状淋巴瘤患者进行运动耐量试验和超声心动检查。在采集患者病史时，评价纽约心脏病协会（New York Heart Association，NYHA）心力衰竭分级具有重要意义，这对妊娠期间的心脏事件有预测作用[1-3]。

参考文献

1. Carver JR, et al. American Society of Clinical Oncology clinical evidence review on the ongoing care of adult cancer survivors: cardiac and pulmonary late effects. J Clin Oncol. 2007;25:3991–4008.
2. Bar J. Pregnancy outcome in women treated with doxorubicin for childhood cancer. Am J Obstet Gynecol. 2003;189:853–7.
3. Ng A, et al. ACR appropriateness criteria: follow-up of Hodgkin's lymphoma. Curr Prob Cancer. 2010;34:211–27.

病例 14：青春期前白血病女性患者

Laxmi A. Kondapalli，M. D.，M. S. 提供病例

R. M.，11 岁，女，患有复发性前 B 细胞性急性淋巴细胞白血病。她由父母陪同，前来咨询关于生育力保存以及肿瘤治疗对卵巢产生的副作用。患者最早在 3 岁确诊，接受过 2 年的治疗，期间用过环磷酰胺（2 g/m²）、阿糖胞苷、多柔比星、PEG 修饰的天冬酰胺酶、长春新碱、巯嘌呤、甲氨蝶呤和地塞米松。患者的临床缓解期共持续了 5 年，直到她出现了发热、乏力和腹痛。患者被诊断为肿瘤复发，并立即开始治疗。治疗包括长春新碱、多柔比星、阿糖胞苷和甲氨蝶呤，持续 6 周。

R. M. 的哥哥最近接受了骨髓活检，以评价是否可以将骨髓捐赠给 R. M. 。如果配型成功，患者将接受全身放疗（total body irradiation，TBI）和骨髓移植（bone marrow transplant，BMT）。如果骨髓配型不成功，她将继续接受同方案的化疗 2 年。巩固治疗将包括大剂量环磷酰胺。

本病例提出了很多年轻肿瘤患者治疗中应该注意的基本问题。首先，对复发的患者进行卵巢储备功能评估时，必须包括对既往治疗效果和将来治疗效果的评估。本例中的患者由于诊断和治疗时年龄很小，以及考虑到当时所用的化疗方案，很可能其卵巢的大部分功能均保存完好。她最初的治疗中，除了环磷酰胺，其他大部分是卵巢功能长期衰竭低风险的药物（详见本书第 1 章）。尽管她在 3 岁时接受过环磷酰胺治疗，但总剂量很低（2 g/m²）。而本次复发，她可能需要接受较大剂量的环磷酰胺，并且有可能接受 TBI 和 SCT。就这次综合治疗而言，患者发生过早绝经和卵巢功能衰竭的风险很高（大于 90%）[1]。她咨询了化疗，尤其是烷化剂在卵巢储备、不孕风险和卵巢功能早衰方面的影响。其中关于卵巢功能早衰，讨论低雌激素状态引起的长期效应也很重要，包括骨质疏松症、心血管疾病、血管舒缩症状、泌尿生殖道萎缩以及可能需要激素替代治疗等风险增加。

青春期前的患者可选择的生育力保存方法很有限，除了冻存卵巢组织，使用复苏的组织进行体外卵泡成熟（详见第 5 章和第 6 章）这项可能的技术之外，还有观察、卵巢组织冻存、将来使用第三方捐赠的生殖细胞（来自认识或匿名捐赠者的卵母细胞或胚胎）或者领养孩子。尽管所有的卵巢组织冻存者最终都是通过移植复苏的卵巢组织而获得妊娠，但一直不推荐卵巢组织移植，因为它有导致急性白血病细胞种植的风险。要强调卵巢组织冻存的试验本质，尽管全国不断出现充满前景的试验结果，但目前尚没有通过体外卵泡成熟技术成功活产的例子，或许未来患者计划使用其冻存的卵巢组织时，这项试验技术会有所提升。如果患者的哥哥与患者骨髓配型成功，患者接受 TBI 和 BMT，那么该患者发生卵巢功能早衰的风险很高，因此在这种情况下，往往会获取一个完整的卵巢用于冻存。有学者建议在进行化疗后和手术获取卵巢组织之前行血细胞计数检查。

最后，该患者有可能青春期推迟，或者由于卵巢功能早衰而没有青春期。对于有永久性卵巢功能早衰风险的女孩，其父母应该给予患儿生理剂量的激素治疗，以确保第二性征和成年体形的正常发育。在 10 岁之后采用 Tanner 分期密切监测青春期发育状况，同时持续关注整个治疗期间的效果很重要[2]。月经初潮以后，卵巢功能的丧失与绝经症状有关，远期的健康风险包括心血管疾病和骨质疏松。虽然激素替代的最佳方法尚未清楚，但是推荐激素替代治疗，因为其能有效治疗绝经期症状，改善骨密度[3-4]。

参考文献

1. Sanders JE, et al. Pregnancies following high-dose cyclophosphamide with or without high-dose busulfan or total-body irradiation and bone marrow transplantation. Blood. 1996;87:3045–52.
2. Sanders JE. Growth and development after hematopoietic cell transplant in children. Bone Marrow Transplant. 2008;41:223–7.
3. Piccioni P, et al. Hormonal replacement therapy after stem cell transplantation. Maturitas. 2004;49:327–33.
4. Castelo-Branco C, et al. The effect of hormone replacement therapy on bone mass in patients with ovarian failure due to bone marrow transplantation. Maturitas. 1996;23:307–12.

附录 适合临床医生使用的肿瘤生育学资源

Kate E. Waimey 著

杨曦 译 尚鹊 审校

摘要 过去 5 年里，生殖中心对那些所患疾病的治疗可能会影响未来生育能力的年轻患者的关注显著上升。这些疾病包括癌症、红斑狼疮、类风湿关节炎、溃疡性结肠炎等风湿免疫类疾病，多发性硬化等神经系统疾病，以及镰状细胞性贫血、珠蛋白生成障碍性贫血等可能需要骨髓移植的血液疾病[1]。虽然生殖医学专家在面对传统的不孕不育患者时都具有丰富的经验，但他们并不熟悉癌症患者的需求，往往需要与其他领域的医生协同在短时间内完成。

发达的医学已经能为生殖医学专家提供工具，帮助他们满足不孕不育的年轻患者的需求。虽然现在许多生殖医学专家为年轻癌症患者提供保存生育力的治疗，但许多患者仍然不能得到足够的生育力相关信息及医生推荐的生殖健康服务转诊[2-3]。在治疗开始前保存生育能力是癌症治疗的巨大阻碍，经验丰富的生殖医学专家有机会跨越这一鸿沟。

希望提供生育力保存治疗的生育学专家应了解美国生殖医学协会（ASRM）、美国临床肿瘤学协会（ASCO）和美国儿科学会（AAP）的治疗指南[4-6]。ASRM 的建议总结，治疗团队的成员（包括肿瘤学专家、外科医生、生殖内分泌学专家）各自承担不同的责任。生殖医学专家发挥独特的作用，因为初始的生育力保存措施和保存的配子和组织的后续使用都需要他们参与。此外，保存生育力的步骤必须与患者所患疾病的主治专家进行协商，如肿瘤学专家，并协调计划治疗。ASRM 的指南还强调了对拟行生育力保存治疗的患者进行教育的重要性，使其了解治疗的安全性和特殊步骤的有效性，并帮助其理解未成年患者相关的法律知识和要求。生殖医学专家尤其要与患者沟通采用试验性生育力保存措施（目前包括卵母细胞冷冻保存和卵巢组织冷冻保存）的风险。卵巢组织冷冻保存的附加指南已经制定完成[7]。

为因疾病或治疗而存在不孕风险的年轻患者建立无缝对接的治疗团队需要获得多个利益相关的团队的支持，这其中包括治疗所患疾病的专家，他是患者直接求助的医生，为年轻患者提供了生育力保存的通道。同时这些专家应该了解生育力保存的作用，并能和患者交流相关的基本信息。其主要职责是以恰当和及时的方式将患者转诊至生殖医学专家处，并与之密切合作，协同完成生育力保存的同时完成预计的治疗，如化疗或放疗。其他团队成员包括外科医生、心理学专家、社会工作者、财务协调员、法律学专家和实验室人员。保持这种多专业的生育力保存团队是提供流畅治疗的关键。这可以通过设立讨论近期病例、研究进展和教育活动的常务会议得以实现。

肿瘤生育学联盟与其全国医师合作组织开发了一系列用于生育力保存项目的工具，用于研究生育力保存的试验性技术和为年轻患者提供支持。研究人员和临床医生共同努力的结果是创立了一系列改善生育力保存团队的权威的共享资源。下文的附录包括多种工具，如机构伦理委员会（IRB）模板，能够为患者提供保存生育力的试验性治疗，还包括计费方法和其他信息。后续的附录和肿瘤生育学联盟网站（http://on-cofertility. northwestern. edu/files-npc-members）提供了精选出的资料。肿瘤生育学联盟传播这些资源的目的是加快研究步伐并迅速转化为临床治疗，为肿瘤存活者及其他生育力受到疾病和治疗威胁的年轻患者提供完整的生殖未来。

卵巢组织冷冻保存的资料

附录 A 伦理委员会申请书模板：面临影响生育力的医学诊断和治疗的成年女性冷冻卵巢组织以保存生育力

这份模板可以用于机构开始冻存卵巢组织研究试验时进行伦理申请，该文件作为模板，可以根据不同机构或研究项目的特殊要求修改细节。受试者电话随访表和伦理申请的相关材料列表可于网站上下载。

附录 B 知情同意书模板：面临影响生育力的医学诊断和治疗的成年女性冷冻卵巢组织以保存生育力

这份知情同意书模板包含了对成年女性进行卵巢组织冻存的原理和操作流程。未成年女性（年龄＜18 岁）父母签署的知情同意书可以在网站上下载。

卵母细胞冻存的资料

附录 C 伦理委员会申请书模板：面临影响生育力的医学诊断和治疗的女性冻存卵母细胞以保存生育力

这份申请模板包含了卵母细胞冻存研究的目标、目的、试验设计和步骤。研究的细节，包括地点和具体操作流程可以根据不同机构的能力和当前研究进行相应修改。

附录 D 知情同意书模板：面临影响生育力的医学诊断和治疗的女性冻存卵母细胞以保存生育力

这份知情同意书仅适用于愿意进行试验性冻存卵母细胞的成年女性患者，内容包括受试者的参与流程、卵母细胞的冻存、费用和法律条款等细节。适用于年幼患者父母的知情同意书可以在网站上下载。

账目资源

附录 E 信件模板：医生用经济支持申请信——保存生育力的医学必要性

这份模板适用于医护人员为进行生育力保存的特定患者申请以保险支付相关费用。模板中包括生育力保存的基本原理并附有专业指南。可根据不同的保险公司、临床信息和病例特点进行修改。

附录 F 信件模板：有生育力保存诉求的患者可用的信件模板

这份模板用于患者申请保险支付生育力保存操作的费用。患者可以和医护人员合作提供相应的保险信息、临床合同以及治疗信息。

其他资料

附录 G FDA 注册及更新

该文件按照 FDA 的规则，为拟进行供者组织/细胞保存的生殖中心提供了向美国 FDA 申请所需的相关信息。

参考文献

1. Hirshfeld-Cytron J, Gracia C, Woodruff TK. Nonmalignant diseases and treatments associated with primary ovarian failure: an expanded role for fertility preservation. J Womens Health (Larchmt). 2011;20(10):1467–77. Epub 2011 Aug 9.
2. Quinn GP, et al. Physician referral for fertility preservation in oncology patients: a national study of practice behaviors. J Clin Oncol. 2009;27:5952–7.
3. Kohler TS, et al. Results from the survey for preservation of adolescent reproduction (SPARE) study: gender disparity in delivery of fertility preservation message to adolescents with cancer. J Assist Reprod Genet. 2011;28:269–77.
4. Lee SJ, et al. American Society of Clinical Oncology recommendations on fertility preservation in cancer patients. J Clin Oncol. 2006;24:2917–31.
5. Fertility preservation and reproduction in cancer patients. Fertil Steril. 2005;83:1622–8.
6. Fallat ME, Hutter J. Preservation of fertility in pediatric and adolescent patients with cancer. Pediatrics. 2008;121:e1461–9.
7. Backhus LE, et al. Oncofertility consortium consensus statement: guidelines for ovarian tissue cryopreservation. Cancer Treat Res. 2007;138:235–9.

附录 A 伦理委员会申请书模板：面临影响生育力的医学诊断和治疗的成年女性冷冻卵巢组织以保存生育力

杨曦 译 尚鹊 审校

概述

尽管恶性肿瘤仍然是一个严重威胁健康的问题，但目前在肿瘤检测和治疗方面已经取得了显著的进展并改善了患者的生存率。随着生存期的延长，对患者本人、家庭和医生来说，肿瘤治疗带来的早期和远期后果越来越重要。在肿瘤治疗的远期并发症中，不孕成为了首要问题，女性患者尤其如此[50]。与心血管并发症或肝功能受累等其他癌症治疗的远期并发症不同，女性不孕的生理和社会心理影响既不能被狭隘地定义，也不能简单地考虑涉及生育力保存的伦理和法律问题的数量[32]。急性卵巢功能衰竭造成的提前绝经最终会给妊娠造成巨大的困难[28]。卵巢功能衰竭风险尤其高的患者包括诊断肿瘤时年龄较大、接受腹盆腔放疗或大剂量烷化剂（尤其是环磷酰胺和丙卡巴肼）以及诊断为霍奇金淋巴瘤的患者[5-6,20,24-25]。上述问题并不仅限于肿瘤患者，类风湿关节炎和红斑狼疮等患者接受药物治疗后也会出现不孕。

传统上，希望未来生育自身生物学后代的女性癌症患者仅有有限的选择：避免卵巢受到放疗损伤和紧急体外受精（IVF）[25,46]。放疗中遮蔽卵巢已经成为常规[39,48]。然而，紧急体外受精的应用常常受到限制，因为体外受精依赖于成熟的卵母细胞和精子，对于未成年患者和未结婚的患者并不适用。

激素刺激后获取成熟的卵母细胞，这和体外受精冻存胚胎前获取卵母细胞的过程一致[7]。直到近期，冻存的卵母细胞解冻后受精进行胚胎移植的结果仍不理想[19,22,35,51]。而在意大利，为适应禁止进行胚胎冷冻的法令，卵母细胞冻存和复苏技术得到了改进，目前的妊娠率已经能够被人们接受[9,2-4,12,23]。与体外受精冻存胚胎相似，患者必须接受激素治疗，刺激多个卵泡生长，并通过手术获取卵母细胞，这一过程需要3周并可能会造成卵巢过度刺激综合征。所以，通过紧急体外受精冻存胚胎或卵母细胞会延误肿瘤治疗，也不适用于未到青春期的女性。

不能延误治疗或太年轻不能接受激素刺激的女性患者可以选择卵巢组织冷冻保存后移植和（或）卵泡体外成熟来保存生育力。包含未成熟卵母细胞（原始卵泡、窦卵泡、窦前卵泡）的卵巢组织已经在啮齿类动物、羊和非人灵长类动物等多个动物模型中成功冻存（Harp等人，1995）[1,16,18,30]。解冻后，组织可以重新植入体内，同时恢复了内分泌和生殖功能[31]。2004年第一次报道了这种技术在人类成功应用[11]，使用的是自体原位移植冷冻/解冻后的人类卵巢组织。在这项研究中，患者移植3个月后恢复内分泌功能，随后自然妊娠。截至2007年10月，已经报道了12例通过移植冷冻/解冻卵巢组织获得妊娠的病例（除1例外均自然妊娠）[10-11,26-27,38,42,44]（Meirow等2007、Anderson等2007和J. Donnez个人交流）。随后又有至少13例报道。

然而，移植卵巢组织的一个重要问题是癌细胞可能会移回缓解期的患者体内，这一现象已经在罹患淋巴瘤的啮齿类动物中发现。某些特定类型的癌症，禁用这种白细胞丰富的卵巢组织移植[40-41]。

移植卵巢组织的另一种方法是从冷冻卵巢组织中挑选出未成熟卵母细胞，随后进行体外成熟和体外受精[29]。传统体外成熟体系是一个二维培养体系[8,15]，只能获得很少的卵母细胞进行体外成熟或受精。美国西北大学的研究者[49]证实，使用藻酸盐的三维系统更能模仿体内卵巢的生理环境，卵泡获取率（93%）和卵母细胞成熟率（73%）均较高。这些卵母细胞成功体外受精获得胚胎，移植回假孕的雌性小鼠，产生了后代。后代无论雄性或雌性，都具有生育能力。除人类外的其他灵长类动物的相关试验也正在进行。卵泡囊位于卵巢的皮质中，卵巢皮质条中可以获取大量卵泡，从而避免了应用激素刺激卵巢。体外卵泡成熟技术保存了卵泡结构的完整性，进而保存了生育能力和内分泌功能，可以大大提高接受降低卵巢功能的肿瘤治疗的生育期女性的生活质量。患者的年龄、婚姻状态、开始治疗前的可用时间和相应的诊断只是影响患者对生育力保存方案的选择的众多因素中的一小部分。

目标和目的

该研究的主要目的是开发一项技术，可以长期保存卵巢功能，包括产生卵泡的功能，在化疗、放疗或其他可能降低生育力的治疗前进行卵巢组织冻存以保存生育力，包括产生有活力的卵母细胞。这项研究可以为国家研究资源库提供研究组织，以用于：

- 完善冻存和复苏卵巢组织的技术，用于移植或体外卵泡成熟（in vitro follicle maturation，IFM）。
- 探索从卵巢组织中获得的未成熟卵泡顺利成熟的影响因素，包括三维生物凝胶支架、生长因子、激素和其他培养条件。
- 明确卵巢冻存技术的有效性。
- 对已经进行卵巢冻存的患者进行长期随访。
- 患者大部分组织将被冻存，并长期保存供患者自身使用。

意义：生育力保存是提高癌症存活者生活质量的一项重要措施。肿瘤治疗已经更加有效，但其中一些治疗会降低生育力。这项研究将提供研究卵巢组织的平台，研发和测试不同的方法，以扩充女性肿瘤患者的生育力保存选择。与此同时，患者组织中的很大一部分可以冷冻保存，留给患者自己使用。

前期研究：本研究的研究者在为不孕患者实施辅助生殖技术方面具有丰富的临床和实验室经验。临床研究者受过良好的培训，对于试验中涉及的手术及临床咨询均技艺精湛。实验室研究者在卵母细胞和胚胎发育的生理学方面接受过全面培训，掌握研究要求的全部实验室技术，包括细胞/组织培养、配子和胚胎的体外培养和操作，以及配子/胚胎的冻存。除此之外，他们对于生殖组织冻存库、组织准备、患者筛选和长期保存的组织检测等方面相关的联邦法规也掌握了丰富的知识。

［插入前期研究结果］

受试者筛选

- 纳入标准
  — 女性，16～41 岁。

— 因肿瘤或其他疾病需要进行手术、化疗、药物治疗和（或）放疗等治疗，这些治疗可能会造成卵巢功能永久性完全丧失。

— 因肿瘤或其他疾病需要摘除全部或部分卵巢。

— 新患者或者疾病复发的患者。如果这些患者在疾病初始诊断时没有入组，且未接受可以导致卵巢功能永久性完全丧失的治疗，可以入组。

— 有两个卵巢的患者选择切除一侧卵巢以保存生育力。

— 患者在治疗癌症之前（手术、化疗或放疗）已经冷冻了卵巢组织，签署知情同意书后允许纳入研究。

— 需要签署知情同意书和授权发布个人健康信息，按照美国卫生和人力服务部批准的政策规定，采集样本同意书必须由患者和（或）患者的法定监护人签署书面同意。

— 不适合或未选择使用胚胎或卵子库的患者。

● 排除标准

— 女性具有心理、精神或其他疾病，不能接受充分的知情同意。

— 女性所患疾病会增加手术及麻醉合并症的风险。

— 曾接受过卵巢巨大肿物切除。冷冻的卵巢组织不应包括曾有过巨大肿物的卵巢组织，以本研究的经验，这种卵巢组织未来无法使用（其不包含或者包含极少的卵泡）。

— 在化疗前血清 FSH 大于 20 mIU/ml。

试验设计

知情同意及调查

需要告知所有患者治疗计划（手术/化疗/放疗）可能造成的不孕风险。需要告知患者卵巢组织的准备、冷冻、保存的信息，要强调卵巢组织冷冻是试验性操作这一本质。要告知参与试验所得到的益处。另外，还需要在参加试验前告知患者冷冻和之后对配子和胚胎的操作可能存在基因损伤/胎儿畸形等未知风险。有辅助生殖相关经验的临床心理学专家会提供相关的咨询。知情同意书、赞同书和父母的知情同意书附在后文。

获取卵巢组织

如果患者（如果患者不满 18 岁，还要包括其父母/法定监护人）同意参与这项研究，并签署知情同意书，则要对患者进行是否符合试验要求的筛选，评估其疾病是否会显著增加手术或麻醉风险。患者要在月经周期第 3 天测量血清 FSH，以评估卵巢功能，为患者提供咨询。

以下 4 类患者可以参与此研究：

1. 患者为治疗或预防疾病行单侧或双侧卵巢切除。

2. 患者因为医学指征而手术切除部分卵巢组织，将有限的剩余正常卵巢皮质进行冷冻是当时唯一的生育力保存方法（卵巢皮质含有肿瘤组织者将不能冷冻）。

3. 患者因为医学指征而手术切除部分卵巢组织，冷冻有限的剩余正常卵巢皮质是当时唯一的生育力保存方法，但患者不能或不愿将组织提供给研究组织（卵巢皮质含有肿瘤组织者将不能冷冻）。这些患者愿意参与该研究的长期随访。

4. 患者选择性切除单侧卵巢，目的是为了保存生育力，但不能使用更成熟的生育力保存技术。

以上 1～3 类的患者会在外科医生的指导下根据疾病、诊断和治疗手术切除卵巢组织。

患者选择性切除一侧卵巢（上述第 4 类）通过腹腔镜进行。手术在全身麻醉下进行，按照标准的腹腔镜手术方式，通过器械完整切除一侧卵巢。这项手术目的仅为了保存生育力，但也可以和其他操作同时进行，如为未来化疗行中心静脉置管或通过腹腔镜进行其他手术。尽管只切除一侧卵巢，但需要患者双侧卵巢外观正常。根据术中卵巢外观和切除的难易程度决定切除哪侧卵巢。除常规的术后访视，患者术后不需要更进一步的处理。如果患者需要医学诊断，送一小片卵巢组织进行常规组织病理学诊断，剩余组织进行冻存。如果病理科医生在卵巢上发现肿瘤组织，会要求患者的所有卵巢组织（包括为患者使用已冷冻的组织）进行病理学检查。在这种情况下，组织不能再用于生育力保存。

尽管手术前的计划是要切除和冷冻卵巢组织以保存生育力，但外科医生或病理科医生可能在手术中决定整个卵巢或大部分卵巢皮质要用于疾病诊断。因此，也许没有供患者或研究使用的合适的卵巢组织。如果手术或病理取样后仅剩极少的组织可供使用，需要决定该组织是否适宜冷冻（见下文）。

研究步骤

卵巢组织将按改良后的 Gosden 等的技术[16]或按改良后的 Kuwayama 等（2007 年）[21,34]描述的玻璃化技术进行冷冻。卵巢会从手术室运送至冷冻实验室。

根据试验方案，一小部分卵巢组织［不超过 20% 且包含不成熟卵子（送病理之后的剩余组织）］会被送到生育学联盟的全国医师协会用于研究。用于研究的组织可在新鲜状态下或冷冻使用。剩下的（大部分）卵巢组织供患者未来使用。因此，接近 80% 的卵巢组织会被冷冻，供患者本人使用。患者可以在任何机构使用这些组织，并可选择任何模式治疗。指定进行研究的 20% 的卵巢组织将进入研究库，用于以上提到的研究目的。任何用于研究的组织都不会用于涉及受精的试验。

将卵巢皮质和髓质分开，切成条状放入培养基/保存介质，洗涤去除血细胞，放入一系列浓度逐渐递增的冷冻保存剂溶液（包括但不限于丙二醇、甘油，或 0～15% 的乙二醇、0～0.3 M 的葡萄糖）（冷冻介质）。组织放入含冷冻液的离心管或麦管中，使用程序化冷冻仪，按照梯度逐渐从 20 ℃ 降至 −40 ℃ 或直接玻璃化，或直接将组织投入液氮进行玻璃化。技术改进使得冷冻保存/玻璃化操作更加容易。

根据 FDA 生殖组织相关条例（联邦文件 21 CFR 部分 1271 和 1270[13]）、美国组织库协会指南和其他适用的联邦、州、地方性法律进行冷冻和储存技术的质控。指定的实验室负责人 John Zhang 博士负责实验室所有的临床操作质控，包括卵巢组织冷冻。

最小量的卵巢组织：为了使患者个人有充足的卵巢组织用于生育力保存，作者定义最小量卵巢组织必须是在获取试验部分之前获得。最小量是基于已发表的文献中满足两次卵巢移植所需的量（恢复生育力所需量最保守的估计）。在本研究中，至少得到 6 个 2 cm×0.5 cm 皮质条后才能获取试验用组织。如果有效组织少于 6 个，会先让患者充分知情，自行决定将所有组织个人使用还是全部应用于试验研究。

组织储存和感染性疾病的检查

卵巢组织储存：所有的冷冻组织，包括试验部分（如果冷冻）和患者部分，需要转运至［储存机构的名称和位置］储存及随后的解冻。［储存机构名称］附属于 FDA，是美国组织库用于长期储存生殖组织的机构。组织会储存相当长的时间（从癌症治疗开始，患者需要等待 5 年，确认癌症痊愈和开始组建家庭；有些患者由于年龄要等待更长的时间），［储存机构名称］为患者提供最大的灵活性。他们能按患者要求的时间储存，并可以在使用组织时将组织从癌症治疗中心转运到患者指定的生殖中心。患者可以根据技术的变化和自己的独特情况，决定自己的组织如何使用。［储存机构名称］不进行生殖治疗，不隶属任何生殖中心，因此没有任何潜在的冲突。患者与［储存机构名称］执行单独的储存合约，包含储存期限、运送设备、感染性疾病的筛查，甚至死亡后的组织处理。

在［储存机构名称］储存和研究的组织将由肿瘤生育学联盟督导委员会分配至国立卫生研究院（NIH）肿瘤生育学联盟基金的研究人员。

感染性疾病的筛查和检测：按照 FDA 规范进行卵巢组织的储存和随后的使用。为符合组织库规范并为卵巢组织储存期间法规的变化做准备，患者储存卵巢组织前需进行多项感染性疾病的筛查和检测。所有的感染性疾病检验都会在［检验机构名称］进行，至少包括乙肝、丙肝和人类免疫缺陷病毒（HIV）。这些筛查和检测同样会在匿名捐献者中实施，包括体格检查和潜在高危行为问询。对于富白细胞组织的捐献者，检查是强制格执行而且必须在 7 天内完成。这样，组织既可以由患者自己使用，未来根据患者的疾病也可以适用于其他个体（代孕者）。（例如，无子宫的患者可以采用卵泡体外成熟技术，再经过体外受精技术形成胚胎，移植到代孕者体内）。另外，患者的血清样本会和卵巢组织一起储存，并允许接受联邦组织库规定的任何检测。除了储存血清这一联邦法规可能发生变化的措施外，未来可能无法进行合适的检测从而允许储存的组织进行异种试验。此研究中进行的感染性疾病的筛查和检测是为了允许本人使用自己的组织，而非用作试验目的或试验研究。

临床数据的收集

安全性数据

选择性腹腔镜下卵巢切除术后的不良事件（第三类患者）会用常见不良事件评价标准（Common Toxicity Criteria for Adverse Events，CTCAE）分级。评价标准 3.0 版可以在 CTEP 官方网站（http：//ctep.info.nih.gov）下载。所有的相关治疗领域都可以参见 CTCAE 分级 3.0 版。事件严重程度的分级也需要参照这一标准。将采用此标准来判断事件是否与外科操作相关以及不良事件是否可预期。从外科手术到开始最终治疗（化疗或者放疗）的数据都需要收集。

其他需要收集的数据

年龄

诊断

与不孕高危风险相关的治疗序列

卵巢组织采集的方法（开腹手术 *vs.* 腹腔镜手术）

从外科手术到开始最终治疗（化疗或者放疗）的时间

结局：缓解、复发或死亡

肿瘤诊断之前、治疗期间和之后的生育情况并长期随访

使用冷冻卵巢组织保存生育力的选择

可以长期随访的联系方式

冷冻保存的有效性

在 1986 年，Chen 报道了第一例冷冻保存的卵母细胞解冻后经体外受精胚胎移植后成功妊娠双胎。因为小鼠的数据显示冷冻后的卵母细胞染色体畸形的发生率高于新鲜卵母细胞，故在接下来的 10 年，这项技术进展缓慢[17]。但在 20 世纪 90 年代初，Gook 等的工作表明冷冻保存并不像之前认为的那样有害，引领了卵母细胞冷冻保存研究的新高潮。

到 2004 年，已有 100 名人类婴儿是经过冷冻的卵母细胞诞生。这些婴儿的出生率很低[47]。例如，Marina 和 Marina 报道[22]，99 个冻卵中妊娠率仅为 4%。而更大样本量的研究结果更让人惊叹。事实上，Porcu 的研究组[35]报道，1502 枚解冻卵母细胞中仅 16 例妊娠（略高于 1%）。意大利的一项研究优化了冷冻和解冻的方法，大幅度提高了妊娠率[2-4,9,12,33]，每个解冻周期为 19%，每例患者为 22%。但是，这项技术和体外受精技术一样需要几个星期的激素刺激后才能采集卵母细胞。

冷冻包含卵母细胞的卵巢组织构成了更大的挑战。卵母细胞细胞体积大，冷冻特性不同，并且与卵巢组织相比，对冷冻液的细胞膜通透性也不同。找到能使成熟卵泡恢复数量最大的组织冷冻方法是研究的一个主要目的。用不同的方法冷冻捐献的用于研究的组织，解冻后评价冷冻/复苏的有效性。可以从复苏组织中分离卵泡，进行体外成熟。每个组织标本中分离出的可用的独立卵泡数及其在培养基中的表现均要记录，作为冷冻保存有效的指标。依据文献，冷冻组织应该能复苏至少 50% 的卵母细胞/卵泡。本研究收集到的数据将协助识别和克服成功冷冻和解冻卵巢组织及后续的卵母细胞或卵泡体外成熟过程中的挑战。

应用三维体系进行未成熟卵泡体外成熟的可行性

用来研究的组织（不超过患者组织的 20%）将采用 Gosden 的方法进行解冻[16]。从组织中分离窦前卵泡和窦卵泡（如果可能）放入培养液。采用试验组织进行研究的卵母细胞体外成熟的影响因素至少包括：

1. 生长因子　IGF-1、IGF-2、EGF、GDF-9 和激活蛋白等与促进卵

泡生长和卵母细胞成熟关系密切。这些生长因子和其他因子将进行单独或联合检验。

2. 激素　重组人 FSH 和 LH 等会按不同浓度加入培养基。

3. 共培养　卵母细胞和某种体细胞或细胞系共同培养，以促进体外成熟。

4. 三维培养环境　传统的培养体系使用塑料盘，多数细胞在盘底贴壁生长扩散。当卵泡的细胞黏附在培养盘中并散开时，卵泡的 3D 结构被破坏，卵母细胞和周围卵泡细胞间的细胞连接会受到影响，这样不适合卵母细胞成熟和生长。在本研究中，窦前卵泡被封闭在生物胶中，如琼脂或者藻酸盐，防止细胞碰壁或散开，保持卵泡的三维结构。已经证明使用琼脂可以成功培养仓鼠和人类的窦卵泡[36-37]。但这种方法温度偏高（45 ℃），封闭过程中可能会损伤细胞。藻酸盐是多聚糖材料，其内含钙，可以减少封闭对细胞的损伤。这两种胶体都可以使生长因子、激素和其他因子出入卵泡。使卵泡成熟最大化的 3D 培养体系将受到检测。研究的终点包括激素生成、卵泡大小和生长速度、卵泡成熟、结构的改变（需采用光学纤维镜和电子显微镜）和基因表达。任何研究终点都和卵母细胞受精无关。

统计学要求和数据管理

增长额

预计每月增加一例患者

数据处理和使用

参加研究是保密的。所有的研究组织会被去除身份识别标示，用编号而不用姓名标识参与者。与该研究相关的患者信息不会被公布，也不会被发表。只有 PI 和共同研究者可以使用患者组织编号的文件。所有的数据会被存储在保密数据库中，包括 NIH/NCI 为肿瘤生育学联盟提供的癌症中心临床数据库（C3D）。PI 和共同研究者会永久保存数据。

风险：参与此研究的患者可能会出现以下风险。大多与外科手术的一般风险相关。

● 为保存生育力接受选择性腹腔镜卵巢组织切除的患者（第 4 类患者，参考 6.2）：

1. 腹腔镜的风险　腹腔镜器械的插入和操作带来的感染、损伤患者内脏、出血等风险。因为合并症需要住院的概率约为 1%。患者因此死亡的风险小于 1/10 000。

2. 一般的麻醉风险　患者死于麻醉的风险小于 1/10 000。

- 卵巢切除：理论上存在患者因为切除一侧卵巢而失去生育力或因丧失卵巢分泌的激素出现提早绝经的风险。患者也可能自发恢复卵巢功能，导致切除组织的手术失去必要性。此外，手术会产生瘢痕组织或者破坏剩余的卵巢组织，妊娠机会可能降低。这些情况可能性很小，远远低于患者因癌症而接受药物、手术、放疗等治疗对卵巢功能造成的影响。患者亦会因为切除一侧卵巢而出现心理上的变化，如情绪沮丧等。

- 冷冻保存：即使已经很小心操作，卵巢组织依然可能在冷冻保存（冷冻）、运输或者储存过程中出现损伤。目前尚不清楚冷冻保存和长时间储存对卵巢组织的影响，可能会损伤组织。历经这样的治疗后，新生儿的出生缺陷或者后代出现遗传物质损伤的风险仍然未知。但是，全世界通过冷冻的胚胎和卵母细胞出生的新生儿成千上万，还没有报道过会增加出生缺陷的发生风险。这些被切除的卵巢组织可能不包含可使用的卵母细胞，或最终使用卵子后也无法妊娠。部分患者会存在与原疾病相关的特殊风险。如果癌症或者其他疾病已经影响了卵巢组织，则这些组织在将来是不能够使用的。这些问题在患者启用组织前无法认识到。组织亦可能因为设备故障、不可预知的自然灾害等研究不能控制的危险而出现遗失和不能使用。

- 感染性疾病筛查：感染性疾病筛查是指患者患有感染性疾病，但事先不知道且疾病需要治疗或需要延迟癌症治疗或药物治疗。尽管感染性疾病的检测会在取卵的 7 天内进行而且会将额外的血清样本与卵巢组织一同储存，但未来联邦法规也许会改变为在使用组织前再检测，从而使得组织不能再被使用。手术前进行的感染性疾病检测或筛查不足以说明长时间储存后的安全性。虽然储存血清样本会使风险最小化，但在未来，检测可能不仅仅局限于血清样本。血清样本也许检测不充分，也可能在冷冻保存的过程中遗失或者损坏。感染性疾病的检测只在患者需要使用自己的组织时进行，研究用组织或者进行研究时则不需要。

参与本研究的患者没有直接的获益，但根据上文，出于自身需要冻存一部分卵巢组织的患者可能受益，使用冻存组织后可能会成功妊娠。此研究参与者可以间接地帮助其他患者，因为他们的参与促进产生未来能够使用的、成功进行卵巢组织的冷冻和解冻的更先进方法，从而使其他患者获益。

卵巢组织的移植、体外成熟或者其他无法想象的新技术可以使患者未来使用冷冻保存的卵巢组织，但这种可能性还没有证实。要充分告知患者，这一方案的本质是试验。

参与者（如果年龄小于 18 岁，则包括其父母/法定监护人）有选择不参加的权利。患者可接受癌症治疗、化疗或者放疗而不进行切除卵巢组织的手术。如果已经手术切除部分或全部的卵巢组织，患者（如果年龄小于 18 岁，则包括其父母/法定监护人）也可以选择不冷冻这些组织。可以选择延迟治疗或体外受精并冷冻胚胎（小于 18 岁的患者不可以选择）或卵母细胞。到目前为止，没有其他储存卵巢组织的方法。

补偿和研究费用

对患者及其家庭没有直接的补偿。

患者在以下四种情况下可以参加这个研究。

1. 患者的一侧或双侧卵巢因为治疗或者预防疾病而切除。

2. 患者因医学原因手术切除全部或部分单侧或双侧卵巢组织，冻存剩余卵巢皮质是保存生育力的唯一选择（卵巢皮质已经有肿瘤侵犯而不能用于冻存者除外）。

3. 患者因医学原因手术切除全部或部分单侧或双侧卵巢组织，冻存剩余卵巢皮质是保存生育力的唯一选择，但患者不能或不愿将此组织用于试验研究（卵巢皮质已经有肿瘤侵犯而不能用于冻存者除外）。这些患者可以参与这项试验研究的长期随访。

4. 患者由于不适合或不选择其他成熟的生育力保存技术，为了保存生育力选择性切除一侧卵巢。

如果组织不能达到最小量标准（见 6.3），患者可以在知情同意书中表明自己是选择将组织完全贡献于研究还是只用于个人。

医院、外科和内科费用

所有的费用都由患者或患者的保险支付。所有没有涵盖的服务费由患者支付。给研究机构捐赠 20% 卵巢组织的患者不用支付冻存自用卵巢组织的费用（1000 美元）、第一年储存组织或运送组织去［储存机构名称］储存的费用。

患者组织储存

第一年之后，患者自用卵巢组织的所有储存费用需由患者自己支付

（约 300 美元/年）。[储存机构名称] 会有一个财政援助项目，根据收入为那些需要补助的患者减少每年的费用。

感染性疾病检查

储存和使用自用组织的患者需要感染性疾病检测，研究项目则不需要。感染性疾病检查需要患者或患者的保险支付。保险不包括的部分患者自付。

不捐献组织用于研究的患者

同意将组织捐献给研究机构，但组织量不够而不能用于研究的患者不收取自用组织冷冻的费用。患者（如果年龄小于 18 岁，需包括其父母/监护人）要求卵巢组织冷冻仅用作自用（不愿意捐献给研究机构但是愿意参加长时间随访）时需要交付冷冻费用（1000 美元）。不愿捐献组织进行研究的患者需承担转运到 [储存机构名称] 的费用（约 175 美元）和每年的储存费用（约 300 美元/年）。

研究相关损伤的处理条款

研究过程造成的损伤和疾病所需的治疗全部由 [生殖中心名称] 提供。

参考文献

1. Baird DT, Webb R, Campbell BK, Harkness LM, Gosden RG. Long-term ovarian function in sheep after ovariectomy and transplantation of autografts stored at −196C. Endocrinology 1999;140: 462–71.
2. Borini A, Bonu M, Coticchio G, Bianchi V, Cattoli M, Flamigni C. Pregnancies and births after oocyte cryopreservation. Fertil Steril. 2004;601–5.
3. Borini A, Sciajno R, Bianchi V, Sereni E, Flamigni C, Coticchio G. Clinical outcome of oocyte cryopreservation after slow cooling with a protocol utilizing a high sucrose concentration. Hum Reprod. 2006;21:512–7.
4. Bianchi V, Coticchio G, Distratis V, DiGuisto N, Flamigni C, Borini A. Differential sucrose concentration during dehydration (0.2 mol/l) and rehydration (0.3 mol/l) increases the implantation rate of frozen human oocytes. RBM OnLine. 2007;14:64–71.
5. Chemaitilly W, Mertens A, Mitby P, Whitton J, Stovall J, Yasui Y, Robison L, Sklar C. Acute ovarian failure in the Childhood Cancer Survivor Study. J Clin Endocr Metab. 2006;91:1723–8.
6. Chiarelli AM, Marrett LD, Darlington G. Early menopause and infertility in females after treatment for childhood cancer diagnosed in 1964–1988 in Ontario, Canada. Am J Epidemiol. 1999;150:245–54.
7. Chen C. Pregnancy after human oocyte cryopreservation. Lancet 1986;1:884–6.

8. Cortvrindt R, Smitz J, Van Steirteghem AC. In-vitro maturation, fertilization and embryo development of immature oocytes from early preantral follicles from prepubertal mice in a simplified culture system. Hum Reprod. 1996;11:2656.

9. Coticchio G, DeSantis L, Rossi G, Borini A, Albertini D, Scaravelli G, Alecci C, Bianchi V, Nottola S, Cecconi S. Sucrose Concentration influences the rate of human oocytes with normal spindle and chromosome configurations after slow-cooling cryopreservation. Hum Reprod. 2006;21:1771–6.

10. Demeestere I, Simon P, Buxant F, Robin V, Fernandez S, Centner J, Delbaere A, Englert Y. Ovarian function and spontaneous pregnancy after combined heterotopic and orthotopic cryopreserved ovarian tissue transplantation in a patient previously treated with bone marrow transplantation: case report. Hum Reprod. 2006;21:2010–4.

11. Donnez J, Dolmans MM, Demylle D, et al. Live birth after orthotopic transplantation of cryopreserved ovarian tissue. Lancet 2004;364:1405–10.

12. Fabbri R, Porcu E, Marsella T, Rocchetta G, Venturoli S, Flamigni C. Human oocyte cryopreservation: new perspectives regarding oocyte survival. Hum Reprod. 2001;16:411–6.

13. FDA Tissue Banking Regulations. Human cells, tissues, and cellular and tissue based products. Federal Register 21 CFR 1271.

14. Gook D, et al. Fertilization of human oocytes following cryopreservation: normal karyotypes and absence of stray chromosomes. Hum Reprod. 1994;9:684–91.

15. Gosden RG. Prospects for oocyte banking and in vitro maturation. J Natl Cancer I Monog. 2005;34:60–63.

16. Gosden RG, Baird D, Wade J, Webb R. Restoration of fertility to oophorectomized sheep by ovarian autografts stored at −196C. Hum Reprod. 1994;9:597–603.

17. Johnson M, Pickering S. The effect of dimethylsulphoxide on the microtubular system of the mouse oocyte. Development 1987;100:313–24.

18. Harp R, Leibach J, Black J, Keldahl C, Karow A. Cryopreservation of murine ovarian tissue. Cryobiology 1994;31(4):336–43.

19. Kola I, Kirby C, Shaw J, Davey A, Trounson A. Vitrification of mouse oocytes results in aneuploid zygotes and malformed fetuses. Teratology 1988;38:467–74.

20. Larsen EC, Muller J, Schmiegelow K, Rechnitzer C, Andersen AN. Reduced ovarian function in long-term survivors of radiation- and chemotherapy-treated childhood cancer. J Clin Endocr Metab. 2003;88:5307–14.

21. Kuwayama M. Highly efficient vitrification for cryopreservation of human oocytes and embryos: the Cryotop method. Theriogenology 2007;67:73–80.

22. Marina F, Marina S. Comments on oocyte cryopreservation. Reprod BioMed Online. 2003;6:401–2.

23. Lee S, Shover L, Partridge A, Patrizio P, Wallace H, Hagerty K, Beck L, Brennan L, Oktay K. American society of clinical oncology recommendations on fertility preservation in cancer patients. J Clin Oncol. 2006;24:2917–31.

24. Mattison DR, Plowchalk DR, Meadows MJ, al-Juburi AZ, Gandy J, Malek A. Reproductive toxicity: male and female reproductive systems as targets for chemical injury. Med Clin N Am. 1990;74(2):391–411.

25. Meirow D, Nugent D. The effects of radiotherapy and chemotherapy on female reproduction. Hum Reprod Update. 2001;7(6): 535–43.

26. Meirow D, Levron J, Eldar-Geva T, et al. Pregnancy after transplantation of cryopreserved ovarian tissue in a patient with ovarian failure after chemotherapy. New Engl J Med. 2005;353:318–21.

27. Meirow D, Levron J, Eldar-Geva T, Hardan I, Fridman E, Yemini Z, Dor J. Monitoring the ovaries after autotransplantation of the cryopreserved ovarian tissue: endocrine studies, in vitro fertilization cycles, and live birth. Fertil Steril. 2007;87:7–15.

28. Nieman CL, Kazer R, Brannigan RE, Zoloth LS, Chase-Lansdale L, Kinahan K, Dilley KJ, Roberts D, Shea LD, Woodruff TK. Cancer survivors and infertility: a review of a new problem and novel answers. J Supportive Oncol. 2006;4:171–8.

29. Oktay K, Nugent D, Newton H, Salha O, Chatterjee P, Gosden R. Isolation and characterization of primordial follicles from fresh and cryopreserved human ovarian tissue. Fertil Steril. 1997;6:481–6.

30. Oktay K, Newton H, Mullan J, Gosden RG. Development of human primordial follicles to antral stages in SCID/hpg mice stimulated with follicle stimulating hormone. Hum Reprod. 1998;13(5):1133–8.

31. Oktay K, Buyuk E, Veeck L, et al. Embryo development after heterotopic transplantation of cryopreserved ovarian tissue. Lancet 2004;363:837–40.

32. Patrizio P, Butts S, Caplan A. Ovarian tissue preservation and future fertility: emerging technologies and ethical considerations. J Natl Cancer I Monogr. 2005; 34:107–10.

33. Paynter S, Borini A, Bianchi V, DeSantis L, Flamigni C, Coticchio G. Volume changes of mature human oocytes on exposure to cryoprotectant solutions used in slow cooling procedures. Hum Reprod. 2005;20:1194–99.

34. Peters H, McNatty KP. The ovary. Los Angeles: University of California Press; 1980.

35. Porcu E et al. Cycles of human oocyte cryopreservation and intracytoplasmic sperm injection: results of 112 cycles. Fertil Steril. 1999;72:S2.

36. Roy SK, Greenwald GS. Hormonal requirements for the growth and differentiation of hamster preantral follicles in long-term culture. J Reprod Fertil. 1989;87:103–14.

37. Roy SK, Treacy BJ. Isolation and long-term culture of human preantral follicles. Fertil Steril. 1993;59:783–90.

38. Schmidt K, Yding Andersen C, Loft A, Byskov A, Ernst E, Nyboe Andersen A. Follow up of ovarian function post-chemotherapy following ovarian cryopreservation and transplantation. Hum Reprod. 2005;20:3539–46.

39. Seli E, Tangir J. Fertility preservation options for female patients with malignancies. Curr Opin Obstet Gyn. 2005;17:299.

40. Shaw JM, Bowles J, Koopman P, et al. Fresh and cryopreserved ovarian tissue samples from donors with lymphoma transmit the cancer to graft recipients. Hum Reprod. 1996;54:197–207.

41. Shaw JM, Bowles J, Koopman P, Wood EC, Trounson AO. Fresh and cryopreserved ovarian tissue samples from donors with lymphoma transmit the cancer to graft recipients. Hum Reprod. 1996;11(8):1668–73.

42. Silber S, Lenahan K, Levine, D, Pineda J, Gorman K, Friez M, Crawford E, Gosden R. NEJM. 2005;353:58–63.

43. Silber S, Gosden R. Ovarian Transplantation in a series of monozygotic twins discordant for ovarian failure. NEJM. 2007a;356:13.

44. Silber S, Gosden R. EMD serono biosymposia presentation Boston, Sept 2007; 2007b.

45. Sklar C, Mertens AC, Mitby P, Whitton J, Stovall M, Kasper C, Mulder J, Green D, Nicholson HS, Yasui Y, Robison LL. Premature menopause in survivors of childhood cancer: A report from the Childhood Cancer Survivor Study. J Natl Cancer I. 2006;98:890–6.

46. Sonmezer M, Oktay K. Fertility preservation in female patients. Hum Reprod Update. 2004;10(3):251–66.

47. Stachecki J, Cohen J. Cryopreservation and assisted human conception: an overview of oocyte cryopreservation. Reprod BioMed Online. 2004;9(2):152–63.

48. Wallace WH, Thomson AB, Saran F, Kelsey TW. Predicting age of ovarian failure after radiation to a field that includes the ovary. Int J Radiat Oncol. 2005;62(3):738–44.

49. Xu M, Kreeger PK, Shea LD, Woodruff TK. Tissue engineered follicles produce live, fertile offspring. Tissue Eng. 2006 (accepted for publication).

50. Zeltzer LK. Cancer in adolescents and young adults: psychosocial aspects in long-term survivors. Cancer 1993;71S:3463–68.

51. Tucker M, Wright G, Morton P, Shanguo L, Massey J, Kort H. Preliminary experience with human oocyte cryopreservation using 1,2-propanediol and sucrose. Hum Reprod. 1996;11(7):1513–5.

附录 B 知情同意书模板：面临影响生育力的医学诊断和治疗的成年女性冷冻卵巢组织以保存生育力

张蕾 译 尚鹊 审校

研究用知情同意书和授权书

题目：面临影响生育力的医学诊断和治疗的女性冷冻卵巢组织以保存生育力

主要研究者：

支持者（或基金）：

您即将加入一项临床研究。这份文件是关于此研究的重要信息，包括研究的原因、如果加入研究您需要做什么以及我们采用_____方式使用您和您的健康信息。

为什么进行本研究?

您被邀请加入本研究是因为您将接受的治疗可能导致不孕。您将接受以下治疗中的一种，希望通过保存您的卵巢组织，使您在将来能够妊娠。

- 即将接受手术、药物治疗、化疗或放疗的女性患者。这些治疗可能会使卵巢功能丧失或受损，进而导致不孕。尽管不是所有的手术、药物治疗、化疗或放疗都会影响生育能力（妊娠的能力），但这些治疗会影响卵巢功能，完成后可能会引起生育困难（无法妊娠）。

- 因治疗或预防某些疾病而即将接受手术切除一侧或双侧卵巢，要求保存生育能力的女性患者。

目前，卵巢组织冷冻处于试验性阶段，其解冻和后续使用这些组织尝试妊娠的治疗只能作为试验的一部分。您的卵巢组织中一部分冷冻后供您自己使用，另一部分将捐献用于研究领域。

您的参与将有助于我们了解如何成功冷冻和解冻卵巢组织，使得患者在未来可以应用该技术。您的参与也有助于我们了解如何在冷冻的卵巢组织内获得成熟的卵泡和卵母细胞（卵子），将来可以帮助更多的患者。如果您的卵巢组织供您本人使用，您将来可能能够恢复生育功能。但您参与这项研究很大的可能是您本人不直接受益。

加入本研究后您将要做什么？

如果您选择加入本研究，并对生育力保存有兴趣，您的部分卵巢将被冷冻并在今后供您使用，同时您将捐献一部分卵巢组织用于研究。目前，卵巢组织冷冻处于试验阶段，因此解冻和后续应用解冻组织妊娠均属于试验研究的一部分。当您尝试妊娠时，您可以决定在何种机构使用和如何使用您的卵巢组织。您来就诊的次数取决于外科手术的流程安排。我们将通过电话及 Email 与您保持联系，直到您使用了您的卵巢组织或者由于您的医疗或生育状态而退出试验。您可以询问任何未来使用冷冻组织和生育力保存治疗结果的相关问题。

程序

将要接受化疗、药物治疗和放疗的女性患者

术前评估：如果您是因为即将接受化疗、药物治疗或者放疗而需要加入本研究，您需要先经过您的肿瘤科医生或者妇科手术医生的评估，并做相应的血液检查（抽血量约两汤匙），确认您可以加入本研究。血液检查包括 FSH，这是一种血清内的激素，可以帮助我们了解您卵巢内是否存在大量健康的卵子。如果血液检查结果显示您卵巢内没有足够量的健康卵子，您将不能加入本研究。您也需要接受麻醉医生的评估，如果麻醉医生认为您的疾病或身体状况有可能增加额外的麻醉风险，您也将不能加入本研究。您可能还会接受一位临床心理医生的评估，这可能需

要增加 1～2 次额外的就诊，每次持续 30～60 分钟。

手术：您将接受一种被称为腹腔镜的手术来切除您的一侧卵巢。腹腔镜手术在全身麻醉下进行（您将在睡觉中度过）。这个手术的目的仅仅是为了卵巢组织冻存这一试验性步骤，并不治疗您的肿瘤。

一个望远镜样的装置（腹腔镜）将通过肚脐下方约半英寸左右的小孔进入您的腹腔，可能会做两个或三个类似的切口以允许其他器械放入腹腔，帮助切除您的卵巢。腹腔镜切除卵巢的技术以充分证实有效的外科步骤和技术为基础，具有很高的成功率。

您的手术按计划是门诊手术（不需要在医院过夜），手术时间为 30～45 分钟。术后恢复至能够正常活动或开始化疗、放疗的预期时间为 2～3 天。您在医院停留的时间大约是半天。您不能自己开车回家。

将要切除一侧或双侧或部分卵巢以治疗某种特定疾病的女性患者

术前评估：如果您是因为即将接受手术切除一侧、双侧或部分卵巢来治疗或预防某种特定疾病，希望为将来妊娠保存卵巢组织而加入本研究的患者，您需要先经过肿瘤科医生或妇科手术医生的评估，并行相应的血液检查（抽血量约两汤匙），以确认您可以加入本研究。血液检查包括 FSH，这是一种血清内的激素，可以帮助我们了解您卵巢内是否存在大量健康的卵子。如果血液检查结果显示您卵巢内没有足够量的健康卵子，您将不能加入本研究。如果您的外科医生认为您的疾病需要手术，您才可以接受手术。

所有要进行卵巢组织保存的患者

实验室流程：如果您的疾病需要，手术后一小片卵巢组织将被送到病理科在显微镜下进行病理检查。您将会得到病理报告。病理报告显示卵巢组织正常并不能证明组织中没有恶性肿瘤细胞，而肿瘤细胞在将来卵巢重新移植回腹腔后可以继续生长。如果病理报告显示送检的卵巢样本内有异常细胞，病理科会要求将所有取到的卵巢组织送检，进行更详细的病理检查，如果这样，可能不会再有能用于生育力保存的卵巢组织。

组织保存：剩余的卵巢组织将被冷冻保存于一些单独的小瓶内。之后，将解冻一个或几个小瓶内的卵巢组织（绝不超过 20％的卵巢组织，去除其包含的未成熟卵子）用于科学研究，以了解从卵巢组织中获得可用卵子的最佳方式。某些情况下，用于研究的组织可能在冻存前进行研究。研究部分的卵巢组织将不被用于任何涉及卵子受精的研究。捐献的20％的卵巢组织将不能被您本人使用。

剩余的卵巢组织将被保存在可信的能长期储存的机构——［储存机构名称］。以备您将来使用。您将被要求与［储存机构名称］签署单独的储存协议，声明样本的所有权、储存、运输和将来的处理。卵巢组织冷冻、第一年的保存和您的组织向［储存机构名称］的初次运输是免费的，第一年之后，您需要每年支付保存费（约300美元）和其他费用（例如，按您的要求运送到其他机构）。当准备运送至［储存机构名称］时，您的卵巢组织将被短期存储在我机构。您有权管理您的卵巢组织，可以在将来选择您认为合适的机构使用。您的卵巢组织在［储存机构名称］保存的时间没有限制，只需要在第一年后每年支付保存费用即可。［储存机构名称］对有资格的患者有经济援助计划。

在您的卵巢组织冷冻保存期间，解冻技术方面可能有更新的发展。如果产生的新技术是安全的，您可以要求解冻您的卵巢组织进行重新植入或者解冻卵子后通过 IVF 技术帮助妊娠。那时，您储存的卵巢组织将由［储存机构名称］按您的要求和花费移送到您所要求的机构。作为试验的一部分，当出现使用组织的新方法时，您将被告知，并会告诉您哪里可以提供这些方法。我们无法告诉您有关您捐赠的组织的任何信息，因为这些组织是无标识的（没有姓名标签在上面）。但也有一直没有出现解冻技术进展，组织解冻后不能使用的可能。也存在这些技术需要外界批准（如 FDA）才能用于辅助妊娠的可能，尽管可能性不大。

感染组织检测： FDA 监管标本库和卵巢组织的后续使用。为了遵守目前组织库的法规及应对您的组织冷冻期间法规可能发生的变化，在您冷冻组织前，您将接受一系列感染性疾病的筛查。

按目前的联邦法规，这些测试将包括但不限于 HIV、乙型肝炎和丙型肝炎检测。其筛查和检测与匿名的生殖组织供者进行的检查和测试是相同的，包括体检和可能的高危行为相关问题问询以及血液检测。通过这种方式，未来组织可能用于您或者其他个体（如代孕者）（如果您的疾病诊断显示必须如此）。您的卵巢组织将和感染性疾病情况与您相同的组织冷冻在一起。进行这些传染性疾病的检测是因为您自己要使用这些组织而不是因为要捐献给研究。您手术获得组织后，应立刻进行血液检查。

您将会被检测 HIV。HIV 是感染后最终会导致获得性免疫缺陷综合征（AIDS）的病毒。您的血液样本将会被送检 HIV。研究医生必须遵从伊利诺斯 AIDS 保密法（伊利诺斯法规定了如何进行 HIV 检测和保护个人 HIV 感染状况信息）。

另外，您的一份血浆样本将会和卵巢组织一起保存，以便将来根据联邦组织库法规的要求进行额外的感染检测。目前，FDA 对冻存组织的感染性疾病检查有明确的规定，血液检查需在获得组织的 7 天之内进行。如果未来需要额外的检测，将使用储存的血浆样本进行检测。然而，尽管储存了血浆样本，该样本仍可能不足以完成新法规所要求的检查，如果这样，您的组织未来可能不可以使用。

参加这项研究可能遇到的风险和不适

参加这项研究可能存在以下风险：

腹腔镜：腹腔镜的风险包括感染、损伤内部脏器，或者腹腔镜器械的置入和操作造成的出血。您需要住院或通过其他手术治疗并发症的可能性大概是 1/1000。这些并发症可能会延迟您的疾病所需的放疗或化疗。您因并发症去世的机会将小于 1/10 000。轻微的并发症，如暂时性疼痛或者手术部位擦伤很常见。

全身麻醉：您因麻醉去世的风险小于 1/10 000。轻微的并发症，如咽喉痛和短期的恶心十分常见。

选择性一侧卵巢切除：您加入本研究是因为我们认为您即将接受的治疗或手术会显著影响您未来的生育功能。您应该知道，切除一侧卵巢有可能降低您的生育能力，和（或）由于卵巢产生的激素量减少导致提早绝经。即使不进行药物治疗，您的卵巢功能也可能会自行恢复，但我们不能寄希望于这种情况。如果这种情况发生，卵巢组织的手术就失去了必要性。另外，手术本身可以导致瘢痕形成，或损伤剩余的卵巢组织，这也会降低妊娠的概率。这些情况很不常见，比癌症或药物治疗导致卵巢功能丧失的可能性低得多。一侧卵巢切除后，您会有出现心理并发症的风险，包括情绪低落。

冷冻保存（冷冻）：尽管操作时很小心，在冷冻、运输、储存过程中，切下的卵巢组织仍有可能出现损伤。冷冻和保存人类卵巢组织的效果仍然不确定，可能会损伤卵巢组织。子代出生缺陷和（或）基因损伤的风险也是未知状况。但目前已有数以千计的来源于冷冻卵子和冷冻胚胎的婴儿出生，已经证实冷冻不增加出生缺陷的风险。

切下的卵巢组织中可能没有可用的卵子，或卵子没有达到最终可用的程度，此时无法妊娠。可能是您已经接受的药物治疗对卵巢和卵子质量产生了一定的损伤。许多种药物可能影响卵巢或卵子质量，但还没有被发现或确认。

也可能在未来，储存的卵巢组织的解冻技术始终没有进展，如果这样，卵巢组织则不再可用。

有些人可能存在与潜在疾病相关的特殊风险。如果肿瘤或其他疾病已经影响卵巢组织，则未来可能永远不会使用这些冷冻的卵巢组织。这种情况直到您恢复健康，希望使用卵巢组织时才会知道。

由于设备故障、不可预见的自然灾害等不可控因素，组织可能会丢失或无法使用。

感染性疾病检测：围术期进行的感染性疾病的检测和筛查并不足以保证使用长期保存的组织的安全性。您的血浆样本会被同时保存以减少这些风险，未来的检测需要的可能不只是血浆样本，血浆样本可能不够或者在运输和保存期间丢失和损坏。根据目前联邦政府的法规，感染性疾病检查包括但不限于 HIV、乙型肝炎和丙型肝炎。感染性疾病检测可以提示您发现既往未知的需要治疗的感染或疾病。您将被检测 HIV。HIV 是感染后最终会导致获得性免疫缺陷综合征（AIDS）的病毒。您的血样将用于 HIV 检测。研究医生必须遵守伊利诺斯 AIDS 保密法（伊利诺斯法规定了如何进行 HIV 检测和保护个人 HIV 感染状况信息）。

情感风险：参与此项研究可能会使您承担与计划治疗无直接关系的额外的情感风险。

没有可冻存的组织的可能：尽管您已经签署了这份知情同意书，但仍有可能没有能够冻存的组织。在您手术时，如果您的手术医生或者病理科医生（通过显微镜检查您的组织的医生）决定将您全部的组织送检以诊断疾病，将没有可以冻存的组织，未来也不会有可以解冻的组织。

组织量不够供您和科研同时使用：如果经过手术医生和病理科医生认定后，您的卵巢组织只有少量可以使用，则将没有足够的组织可以同时供您自己使用和用于科学研究。在这种情况下，您将自己选择如何使用这些组织，您将被要求表明您的决定。

加入本研究您可能的获益

您加入本研究可以促使我们更好地进行卵巢组织的冷冻和解冻，这将使未来接受该技术治疗的患者受益。您的加入还可以增加我们成功促进组织中的卵泡和卵母细胞成熟的相关知识，这也会帮助更多的患者。

如果您自己使用冷冻组织，您也就拥有了未来保存生育力的一种途径。然而，有很大的可能性您不能从这项研究中直接受益。

您还有其他哪些治疗可以选择？

您不是必须加入本研究。除这项研究以外，下述治疗也可供您选择：您有权不加入本研究。如果您已经有了伴侣，您可以选择 IVF 治疗，在胚胎库中冷冻胚胎，供以后使用。如果您没有伴侣，您可以选择改良形式的 IVF，在卵子库冷冻卵子以供未来使用。您还可以使用供精进行传统的 IVF，冷冻胚胎。这些治疗大概需要几周的时间。

您还可以选择在肿瘤治疗前使用一种被称为 GnRH 激动剂的药物（一种抑制卵巢激素刺激的蛋白质）进行治疗。有证据表明这种治疗可以降低放疗和化疗对卵巢组织的损伤。但也有报道认为这会降低特定化疗的有效性。这种治疗仍然是试验性的，目前仍未证明有效。

您还可以选择在接受放疗前将卵巢屏蔽或手术转移到放射野以外（卵巢固定术）。这种治疗的有效性视个体情况而定。

当需要尝试妊娠时，您可以将储存的您自己的卵巢组织移植回您的体内。目前，全世界使用该技术的患者中有大概 25 例妊娠（报道这些妊娠的文章都是个例报道，没有该技术明确的成功率）。如果您罹患的恶性肿瘤（例如卵巢恶性肿瘤或某些类型的白血病或淋巴瘤）可能导致您的卵巢组织包含肿瘤细胞，未来您的组织将不能移植回您体内，否则肿瘤将来会"再种植"。目前［机构名称］不能提供这项服务，但在中西部的其他机构可以。

您的卵巢组织可能被解冻，其中包含的卵泡和卵母细胞将在实验室内培养成熟，这个过程称为卵泡体外成熟（IFM）。目前，该技术仅在啮齿类动物中获得成功，在灵长类动物（猴子）中的研究仍在进行。

在这个研究以外（不参加本研究）也可以冷冻卵巢组织。

这项研究需要什么花费？

需要接受化疗、药物治疗或者放疗的女性：

您加入本研究将不会得到任何补偿。您或者您的保险公司将有责任支付您正常所需的治疗和预防疾病的全部药物和护理费用。这可能包括手术切除卵巢（一侧或双侧）的费用、感染性疾病的检测费和病理检查费。您个人需要支付多少取决于您是否有医疗保险，以及保险能够支付的范围。如果您有任何关于保险覆盖范围的问题，请咨询您的健康保险负责人。

如果您将一部分卵巢捐赠用于科学研究，则您卵巢组织的冷冻、运输到长期保存处和第一年的冷冻保存不需要付费。您用于科学研究的卵巢组织仅用于科研，不会被卖出。使用您卵巢组织进行的研究未来可能会产生新的产品。使用您的样本现在和未来均不会给予您任何补偿。您自己使用的卵巢组织仍由您自己管理，承担未来使用这些组织所需的费用是您的责任。作为加入本研究的一部分，您可以得到使用卵巢组织的新方法的最新信息以及可以提供这些方法的机构信息。

感染性疾病的检测费用需要您自己负担，因为只有您个人需要使用卵巢组织时才进行检测（大约 220 美元），这些费用不包含在研究项目内。我们将给保险公司开具账单，保险公司不负担的部分您需要自己负担。

冻存您的卵巢组织、第一年储存以及首次运输卵巢组织到［储存机构名称］都不需要付费。第一年以后，您需要支付每年的储存费（约 300 美元）或者其他费用（例如，按您的要求运输到其他储存机构的费用）。［储存机构名称］对有资格的患者有财政援助计划。您将和［储存机构名称］单独签署一份关于储存和管理您的卵巢组织的保存同意书。

如果没有足够的卵巢组织可以同时供您和科学研究使用：您将自己决定如何使用您的卵巢组织，全部冻存供自己使用或者全部捐献用于科学研究。如果没有足够的卵巢组织同时供自己使用和科学研究，请写出您的选择

_____我的卵巢组织将全部冷冻，未来我自己付费使用。我已了解生育力保存的部分花费需要我自己负担。

冷冻您的卵巢组织将不需要付费。但将卵巢组织运输到长期保存的机构（约 175 美元）和每年的储存（约 300 美元/年）需要付费。您的卵巢组织由您自己使用，您自己有决定权。未来使用组织相关的费用都由您负责。感染性疾病的检测只在您自己使用组织时需要，因此由您自己付费（约 180 美元）。保险公司通常会支付感染性疾病检测的费用。保险公司不支付的手术费用需要自己支付。

_____我的卵巢组织将全部捐献用于科学研究。我已了解这将没有用于冷冻的供我自己使用的卵巢组织，捐献不需要支付费用也没有补偿。

如果我将卵巢组织冷冻全部供自己使用，不捐赠用于研究将如何？

　　您的卵巢组织可以被冷冻仅供自己使用，您可以决定不捐赠给科学研究，但可以加入关于卵巢组织使用的长期随访。所有保险公司不支付的费用（包括手术）需要您个人承担。冷冻卵巢组织的费用（1000 美元）、卵巢组织运输到长期保存的机构（约 175 美元）和每年的储存费（约 300 美元/年）需要您个人支付。供您自己使用的卵巢组织由您自己处置，未来使用组织相关的费用由您自己承担。感染性疾病的检测在您自己使用组织时才需要，因此由您自己付费（约 180 美元）。保险公司通常会支付感染性疾病检测的费用。保险公司不支付的手术费用需要自己支付。作为加入本研究的一部分，您可以获得使用卵巢组织新方法的最新信息和可以提供这些方法的机构信息。

　　请在声明前签字表明您想选择这种方式。如果该声明没有反映出您的意愿，请标注出来：

　　＿＿＿＿＿＿＿＿我不愿意捐献自己的任何组织用于研究，不论组织量多少，都要求将全部卵巢组织冻存供自己使用。我将加入卵巢组织使用的长期随访。我理解并同意上述的经济责任。

如果我因参加了本研究而受到伤害，应该怎样做？

　　如果本研究的治疗和研究步骤导致您发生了损伤或者疾病，您需要通过您的医生或者医疗中心寻求医学治疗。您可以咨询研究医生疾病或者损伤的有关问题。您需要自己负担治疗的费用。

如果我对这项研究有疑问或顾虑，我可以打电话给谁？

　　您有任何问题都可以给我们打电话，Dr. Ralph Kazer 是本研究的负责人，电话（312）695-7269。对于研究有问题时您也可以打电话给 Kristin Smith，肿瘤生育学联盟的患者引导员，询问电话 312-503-3378。关于研究期间出现的损伤和疾病请联系 Dr. Ralph Kazer，电话（312）695-7269。

作为研究对象，我有哪些权利？

如果您选择加入本研究，您将在治疗时受到尊重，包括尊重您关于是否愿意继续参加本研究或终止本研究的决定。您有权在任何时候终止参加本研究。选择终止或不参加本研究不会对您带来任何惩罚或失去您享有的利益。您选择不参加本研究将不会对您现在和将来的医学治疗造成任何不利影响。

在研究期间，任何可能影响您决定是否继续此研究的新进展，我们都将和您分享。

如果您想和没有直接参与这项研究的人员通电话，或者有任何关于研究权利的问题，请联系保护研究者办公室，您可以打电话 312-503-9338。

我的隐私权和保密性如何？

我们承诺将尊重您的隐私权，保证您个人信息的安全性。

当选择加入本研究时，您也就同意了我们使用您的个人健康信息，包括您健康记录中的健康信息和可以证明您身份的信息。例如，个人健康信息可能包括您的名字、住址、电话号码或者社会保障码。

我们可以收集您的个人健康信息用于本研究：

- 医疗记录中的全部信息
- 身体检查的结果
- 病史
- 实验室检查

本研究的医生必须将 HIV 阳性患者汇报给伊利诺伊州公共卫生局（Illinois Department of Public Health，IDPH）。IDPH 必须追踪州内全部 HIV 阳性患者。追踪此信息的数据库采用编码管理，这样您的名字不会与您的 HIV 状态一同显示。您会有一个唯一的识别号，这有助于保证您姓名的私密性。

您也将允许以下人员了解您上述的个人信息，以备研究使用：

所有目前和既往的健康护理提供者，包括但不限于［机构名称］和［储存机构名称］。

一旦我们获得以上列举的医疗信息，我们将把这些信息与下列人员分享。请注意，与［机构名称］以外的任何人员分享研究信息时将不包含您的姓名、地址、电话或者社会保障码，或者任何直接的身份辨认信息。除非法律要求披露这些直接的身份认定信息（除了主要研究者及其合作者，以及主要研究者办公室的工作人员浏览）。

- ［机构名称］工作人员中获得授权的人员可能会因工作需要看到您的个人信息，如研究办公室的行政人员，机构伦理委员会的成员（负责研究伦理道德的委员会）。
- 政府机构和公共健康机构，如 FDA 和卫生与人类服务部（Department of Health and Human Services，DHHS）。

这些人员可以不需要联邦法律（如隐私法案）的批准就获得您的个人信息。其中一些人可以不经过您的允许和别人分享您的个人信息。

这一研究的结果可能会被用于教学、出版物和学术会议上的演讲。在出版物和学术演讲中不会包含个人身份信息。

请注意：

- 您可以不签署知情同意书。这不会影响医护人员为您提供的治疗、加入健康计划及其费用，也不会影响您的任何权益。当然，您也不能够加入本项研究。
- 您可以在任何时候改变您的决定或者收回您的同意书。即使您收回您的同意书，如果试验需要，主要研究者仍可以使用或者分享您收回同意书之前的健康信息。为了收回使用您姓名和健康信息的同意书，您必须写下：［联系人姓名和信息］。
- 除非您收回同意书，这个协定将无过期时间。
- 如果您收回本研究可以使用任何血液和组织标本的同意书，主要研究者将确认研究标本被销毁（您自己使用的组织标本不被销毁，除非您自己单独签字确认要求销毁）或者确认所有能识别您个人身份的标签从这些标本中去除。您将不再被跟踪随访。

同意书小结：

我已经阅读这些表格并理解了这项研究的内容。我有机会问任何问题并且这些问题已经得到了令我满意的解答。我知道如果我有额外问题，需要和谁联系。我同意加入上述研究并将收到该知情同意书的副本。签署之后我会收到副本。我已经签署了以上需要签字的内容。

受试者印刷体姓名

受试者签名   日期

获得同意者印刷体签名

获得同意者签名   日期

研究者签名   日期

附录C 伦理委员会申请书模板：面临影响生育力的医学诊断和治疗的女性冻存卵母细胞以保存生育力

张楠 译 尚鹊 审校

简介

对于面临可能会导致不育或性腺衰竭的治疗的患者来说，冷冻保存配子以供未来使用这一技术为其保存生育潜能提供了重要的选择。渴望保存生育力最常见于因各种恶性肿瘤而需要进行化疗或放疗的患者。冷冻及解冻精液样本已成功施行多年。近来，为夫妇冷冻保存受精卵也成为了现实。然而，由于很多技术因素，成功冷冻成熟卵母细胞还存在一些不确定性。

通过激素刺激可以获得成熟卵母细胞，这与体外受精及冷冻保存胚胎的方法相同[7]。以往，冷冻的卵母细胞解冻、受精及胚胎移植的结果往往令人失望[14,17]。但由于意大利禁止胚胎冷冻，研究人员被迫重新研究冷冻成熟卵母细胞的可行性。这些政策及法律上的限制促进了人类卵母细胞冷冻及解冻技术的进步，并获得了可接受的妊娠率[3,5-6,9-10,16]。借助卵母细胞冷冻技术，全球已经诞生了上百个婴儿。因此，这项新兴技术成为即将因癌症治疗丧失卵巢功能的年轻女性可以使用的紧急技术。

目的及目标

目的：本研究旨在为深入了解卵母细胞冷冻保存技术相关知识做出

贡献，以期为癌症患者及希望延迟生育的女性提供科学的选择。

目标：明确希望保存生育力的女性进行卵母细胞冻存的远期获益及结局，而不论其疾病状态。

假设：对于癌症患者以及希望保存生育力的女性，卵母细胞冻存是一种安全有效的保存生育力方法，并可在未来成功妊娠。

理论基础：保存生育力是癌症患者生活质量的一项重要内容。例如，在讨论癌症治疗的长期后遗症时，不孕/不育往往是主要的顾虑，对于女性存活者尤其如此[19]。与心血管或肝功能异常等这些癌症治疗的晚期效应不同，女性不孕包括了生理及社会心理因素，不能被简单定义，也不能通过涉及生育力的伦理及法律问题来简单描述[15]。希望推迟生育的女性也可能期望保存生育力。此外，接受体外受精治疗的不孕患者在取卵当天如果得不到精子样本（如配偶临时出差，无法获得样本等），可以冻存卵母细胞，避免卵母细胞的浪费。

1986 年，Chen 报道了人类卵母细胞冻存和解冻的首次尝试——经体外受精及胚胎移植术后成功获得双胎妊娠。鼠类的研究表明，卵母细胞经过冷冻保存后相对于新鲜的卵母细胞可出现更多的染色体异常。该数据发表后，随后的 10 年该领域进展缓慢[12]。但在 20 世纪 90 年代初期，Gook 等研究指出，卵母细胞的冻存并不像最初想的那样糟糕，这重新引发了人们研究人类卵母细胞冻存的兴趣[11]。

截至 2004 年，经卵母细胞冻存技术诞生的婴儿已经有 100 个。然而，成功率非常低[20]。例如，Marina 和 Marina[14]报道，在 99 个冷冻卵子中，活产率仅为 4%。在更大样本量的研究中，这一数值更低。Porcu[17]的研究团队报道，1502 个解冻的卵母细胞中只有 16 例妊娠（稍高于 1%）。幸运的是，意大利的研究人员优化了冷冻及解冻卵母细胞的方法，从而使妊娠率得到了突破性的提高[3,5-6,9-10,16]，每个解冻周期的妊娠率为 19%，每周期的妊娠率为 22%，和自然周期 20%的妊娠率相比足以令人满意。

卵母细胞冷冻保存技术无疑是癌症患者的一种合理选择。在美国，这项技术已经进行了商业化推广，不仅针对癌症患者，也针对希望推迟生育的女性。然而，这种方法的实际有效性及婴儿健康情况的随访数据报道有限。尽管在一定时限内对患者进行随访很困难，但仍有必要通过前瞻性研究得出这些数据。

美国生殖医学伦理委员会[2]和美国妇产科学学会妇科实践委员会[1]均声明，尽管卵母细胞冻存技术对生育力保存具有重要意义，但这种技术目前仍限于研究范畴，需在患者充分知情同意的情况下施行。实施过程受伦理委员会监督。为将卵母细胞冻存技术由试验转变为标准的流程，这一实践指南在方法上需要更充分的研究，不良后果必须得到管理监督。为此，该方案将筛选出适合接受卵母细胞冻存的患者，并对其进行系统随访，以评价这项技术的远期获益及结局。

研究设计

研究设计及方法：我们将对希望保存生育力的女性癌症患者采用现有的卵母细胞冷冻保存方法进行前瞻性研究，以评价远期获益及结局。

持续时间：直到美国生殖医学协会认为该技术不再属研究范畴以及不需要伦理委员会监督。

地点：[研究机构名称] 筛选女性患者，获得患者的知情同意，监管所有研究程序。

参与者筛选

本研究的参与者包括以下三类育龄女性：

1. 罹患癌症以及治疗或自身进展可能损害生育力的其他疾病的育龄女性。

2. 通过标准体外受精治疗不孕的女性患者，在取卵当天配偶不能提供精子样本（如睾丸精子吸取术失败、无法采集精子或配偶意外出差），可以冻存卵母细胞，从而不浪费获得的卵母细胞。

3. 因社会问题（生活方式）（例如推迟生育）而寻求卵母细胞冻存的女性。

寻求生育力保存的女性应向生殖内分泌学专家进行全面的咨询，从而选择合适的治疗方法。只有选择卵母细胞冻存技术来实现生育力保存的患者才能加入本研究。

知情同意程序：参与本研究是完全自愿的。选择不参与本研究并不会影响患者在本机构的治疗。按照以上列出的筛选条件和咨询，本研究中所有事宜均向参与者公开并获得其同意。流程中所有的潜在风险均会告知患者。获得卵母细胞和卵母细胞保存的相关信息会向患者提供，而且会强调卵母细胞冻存技术的试验性本质。还将告知患者参与研究的获益。研究会给患者提供足够的时间阅读知情同意文件，所有的问题都会给予满意的解答。

入选标准

- 罹患癌症以及治疗或自身进展可能损害生育力的其他疾病的育龄女性（包括但不限于需要接受化疗或放疗的癌症患者，风湿类疾病，如狼疮、类风湿关节炎及溃疡性结肠炎患者，以及具有癌症遗传易感性的患者）。

    — 年龄为 16～41 岁。

    — 18 岁以下的患者必须已经月经来潮并由医生评估其身体情况，患者的父母要同意并接受整个流程，包括经阴道超声及取卵。

- 超过 18 岁正在接受体外受精治疗，在取卵当天不能得到精子样本，或不接受胚胎冻存的女性不孕患者，可以通过冻存卵母细胞避免获得的卵母细胞浪费（例如，睾丸穿刺取精失败、无法采集精子或配偶临时需要出差，或患者因为宗教信仰拒绝冷冻胚胎）。

- 因社会因素（生活方式）（例如推迟生育）寻求卵母细胞冻存的女性。

    — 年龄为 18～39 岁。

- 携带 BRCA 突变基因、具有癌症易感性的患者。

    — 年龄为 18～39 岁。

- 其他健康女性。

- 有能力并愿意遵守本研究协议。

- 受试者在任何与研究相关的非常规治疗前均签署知情同意书，并理解受试者可在任何时候退出试验，而不影响其未来治疗。

排除标准

- 已经妊娠。
- 因疾病因素进行卵母细胞冻存的患者血清 FSH>15。
- 因社会因素进行卵母细胞冻存的受试者血清 FSH>11。

给予参与研究的受试者的补偿

研究的受试者将不会得到报酬。也不会给予受试者及其家庭直接补偿。所有的花费账单交给受试者或其保险公司。保险不涵盖的服务由受试者自己承担。

如果研究过程导致任何的损害或疾病，[机构名称]将提供对损害或疾病的治疗。费用由受试者承担。

研究程序

在完成了对潜在受试者的筛选和咨询并取得其知情同意后，所有受试者将接受以下步骤：

卵母细胞的获取和冻存：受试者将接受依据 NMFF 体外受精项目制定的临床方案进行的控制性超促排卵。简单来讲，她们将接受为期 8～12 天的不同剂量的促性腺激素注射，通过经阴道超声及血清雌激素水平监测效果。当达到适合的成熟卵泡后，将注射单剂量的人绒毛膜促性腺激素（hCG）来诱导卵母细胞的最终成熟。在应用 hCG36 h 后，受试者将接受标准的超声引导下经阴道取卵。这一过程大约需要 15 min，采用芬太尼清醒镇静，熟练操作。卵母细胞立刻被交给在 IVF 实验室的胚胎学技术人员。

卵母细胞冷冻

卵母细胞冻存将依据如下两种技术中的一种进行：

慢速冷冻：这种慢速冷冻方法是 Fabbri 等[10] 以及 Porcu 等（2004）[18]技术的改良方案。技术可按需调整。

玻璃化冷冻：采用 Bagchi 等[4]、Chian 等[8] 以及 kuwayama 等[13] 的方法。这些方法可以根据权威期刊上新发表的文献进行改良。

卵母细胞储存

对于寻求生育力保存的癌症患者以及因生活方式而寻求卵母细胞冻存的女性：

所有被冷冻的卵母细胞将被移至[储存机构名称及地点]。[储存机构名称]是由美国食品药品监督管理局（FDA）和美国组织库协会认可及授权的长期储存生殖组织的机构。患者可以按照自己的意愿长期储存，并可在计划使用时运送至自己选择的生殖中心。患者可以根据技术的发展以及自身情况决定如何利用自己卵母细胞。[储存机构名称]不提供生殖治疗，也不隶属于生殖中心，因此不存在潜在的利益冲突。患者将与[储存机构名称]单独签署一份储存协议，协议规定储存的时间、运送的要求、感染性疾病的筛查以及患者死亡后如何处理这些卵母细胞。

患者和（或）其保险公司将承担卵母细胞运送的费用（约 195 美元）及每年的储存费用（300 美元）。对于符合条件的对象有一定的经济援助。患者将与［储存机构名称］单独签署一份储存协议。在运送至［储存机构名称］之前，患者的样本将暂时存放在实验室。与［储存机构名称］签署的储存协议将明确如果样本在实验室期间患者死亡，卵母细胞的处置方式（卵母细胞将被运送到［储存机构名称］）。

对于取卵当天配偶未提供精液样本的接受体外受精治疗不孕的患者：

卵母细胞将被储存在［储存机构名称］，患者将每年支付储存费（大约 500 美元）（与胚胎储存的费用相同）。在［储存机构名称］的最长储存时间：X 年（如果适用）。患者有权决定何时将自己卵母细胞运送到另一家机构储存或利用或丢弃。

储存的卵母细胞的使用和最终处置：受试者有权决定在储存后的任意时间利用卵母细胞进行妊娠。同时，受试者也有权决定在任意时间将其卵母细胞丢弃或指定用于合适的研究。如果受试者选择捐献卵母细胞用于研究，研究中将不会包括受精过程。全部储存卵母细胞的所有权归属于受试者，未经受试者允许，不能挪作他用。如果卵母细胞储存在［储存机构名称］，患者将与［储存机构名称］单独签署储存协议，规定如果患者没有缴纳储存费或在储存期间死亡，如何处理这些卵母细胞。如果卵母细胞储存在本研究机构，患者将签署同意书，明确如果患者死亡、放弃保存或没有交储存费，如何处理其卵母细胞。卵母细胞在本研究机构的最长储存时间为 3 年。在第 3 年末，如果卵母细胞仍然可用，将询问受试者的选择：利用、处理或将卵母细胞运送到长期储存的商业机构。

建立和维护研究数据：按照知情同意书中已经标注的要求，受试者在研究中要同意与研究人员保持联系，尤其是联系方式发生变更时，要通知研究人员。任何利用储存的卵母细胞进行妊娠的尝试都要被记录，同时也将记录妊娠结局。所有对卵母细胞的其他处理也要记录。个体文件将保持开放，直到所有卵母细胞均已使用，或通过其他方式处理，或已经储存 10 年。每位患者都将配置一个研究编号，使用研究编号记录随访数据。所有的研究数据储存在上锁的文件柜中，只有研究专员和主要研究者才可以接触到。

参加研究的受试者可能会面临如下风险：

卵巢刺激：卵巢刺激可能会导致饱胀感或膨胀感，通常在取卵之后的几天内缓解。大约有 1% 的患者会出现卵巢过度刺激综合征（OHSS），这是一种可以导致大量腹水的严重并发症。这种并发症具有自限性，但病情严重的患者需要住院几天管理液体情况。

取卵：取卵的风险包括感染、内脏损伤或由于取卵针穿刺及操作导致的出血。住院治疗或其他手术治疗的发生率约为 1/1000。这些并发症会推迟受试者的化疗或放疗。一些轻微的并发症，如短暂的腹痛或痉挛较为常见。

清醒镇静：镇静过程非常安全，很少导致并发症。在一些罕见的病例，镇静治疗可能会导致呼吸暂停，需要药物拮抗镇静剂作用。这种并发症发生的概率为 1/1000。

冻存：即使悉心操作，这些取到的卵母细胞仍有可能在冷冻或储存的过程中发生损伤。人类卵母细胞冷冻保存和长期储存的影响尚不明确，可能会发生卵母细胞损伤。由此发生的出生和（或）遗传缺陷风险亦尚未明确。世界范围内已经有数千名通过胚胎冷冻技术出生的婴儿，尚无证明这些婴儿出生缺陷率增高的报道。全世界已经有数百名通过卵母细胞冷冻技术出生的婴儿，没有显示出生缺陷率增高，但还需要更多数据证实。取得的卵母细胞可能不能使用，也可能使用后未妊娠。设备故障或不可抗的自然灾害可能导致卵母细胞丢失或不能应用。

情感风险：参与本研究可能会导致治疗计划外的一些情感风险。

风险/获益比：供患者自己使用的储存的卵母细胞最终可能成功取得妊娠。参与本研究可能会间接帮助那些能够从卵母细胞冷冻、长期储存、使用冻存卵母细胞的有效性和安全性相关信息中获益的女性。相对于获益，风险很小，其风险与本中心接受体外受精（IVF）治疗的所有不孕患者相同。

替代选择：不参加本研究的受试者有可以替代的选择。

如果受试者正在对某项疾病进行治疗（例如癌症），她可以接受化疗或放疗而不进行取卵及卵母细胞储存。如果她有伴侣，则可以选择进行 IVF 以冻存胚胎供未来使用。她也可以选择在癌症治疗之前进行GnRH 激动剂治疗，已有一些证据表明这种治疗可以减轻化疗和放疗对卵巢的损伤。但这项治疗仍处于试验阶段，目前在这方面的使用仍未被批准。受试者也可以选择进行卵巢组织冷冻，这也是一项试验性操作。

如果受试者选择接受 IVF，并已完成取卵，但是无法获得卵母细胞受精所需的精子标本，或者她不能同意冷冻胚胎，则取得的卵母细胞将被丢弃。

如果受试者是因为社会因素储存卵母细胞，她可以决定不做。

保护受试者：只有主要研究者、合作研究者及研究团队的其他工作人员可以接触到研究收集到的数据。所有研究信息都是保密的，除非法律要求，否则不会公开研究数据。不会公开发表任何可能泄露受试者身份的信息。所有的研究数据都将被储存在加密的数据库中。

患者的信息仅用于研究，以下几类人员可能接触到研究信息：研究团队、医院的伦理委员会，按照联邦法律还包括 FDA 和疾病控制中心。

数据安全及监管：主要研究者及临床合作者将会定期监管受试者记录，以保证完整性。

终止试验的标准：一旦方案中的风险／获益比不佳，即受试者面临的风险远大于可能的获益，试验将被终止。试验终止的信息将被提交到［机构名称］的伦理委员会。如果美国生殖医学协会认为卵母细胞冻存已不处于试验阶段，则研究终止。

改变原始方案的上报流程：在研究过程中发生的任何原始方案的变动都将以修订表或安全性／其他形式及时上报给［机构名称］伦理委员会。

结论

生育力保存是已诊断为癌症的女性患者最关注的问题之一。因此，确定冻存卵母细胞保存生育力的安全性和有效性将对接受威胁生育力治疗的女性患者选择生育命运产生重大影响。我们希望通过本研究获得充分的数据来明确冻存卵母细胞的长期获益和结局，从而为患者提供安全有效的生育力保存方法。

预期结果及局限性：卵母细胞冻存有望成为癌症患者及希望推迟生育的女性使用的一种科学的生育力保存方法。尽管冻存技术仍处于试验阶段，但一些早期的研究结果显示形势乐观。本研究的结果将提供关于如何完善冻存流程、如何提高使用冻融卵母细胞的女性的妊娠率，以及如何记录使用冻融卵母细胞的长期随访结果（妊娠率及出生缺陷率）等方面有价值的证据，丰富已有的知识。

参考文献

1. American College of Obstetrics and Gynecologists. ACOG Committee opinion. Ovarian tissue and oocyte cryopreservation. Obstet Gynecol 2008;111(405):1255–6.
2. American Society for Reproductive Medicine. Fertility preservation and reproduction in cancer patients. Fertil Steril. 2005;83:1622–8.
3. Bianchi V, Coticchio G, Distratis V, DiGuisto N, Flamigni C, Borini A. Differential sucrose concentration during dehydration (0.2 mol/l) and rehydration (0.3 mol/l) increases the implantation rate of frozen human oocytes. RBM OnLine. 2007;14:64–71.
4. Bagchi A, Woods EJ, et al. Cryopreservation and vitrification: recent advances in fertility preservation technologies. Expert Rev Med Dev. 2008;5: 359–70.
5. Borini A, Bonu M, Coticchio G, Bianchi V, Cattoli M, Flamigni C. Pregnancies and births after oocyte cryopreservation. Fertil Steril. 2004;601–5.
6. Borini A, Sciajno R, Bianchi V, Sereni E, Flamigni C, Coticchio G. Clinical outcome of oocyte cryopreservation after slow cooling with a protocol utilizing a high sucrose concentration. Hum Reprod. 2006;21:512–7.
7. Chen C. Pregnancy after human oocyte cryopreservation. Lancet 1986;1:884–6.
8. Chian RC, Huang JY, et al. Obstetric outcomes following vitrification of in vitro and in vivo matured oocytes. Fertil Steril. 2009;91(6):2391–8.
9. Coticchio G, DeSantis L, Rossi G, Borini A, Albertini D, Scaravelli G, et al. Sucrose concentration influences the rate of human oocytes with normal spindle and chromosome configurations after slow-cooling cryopreservation. Hum Reprod. 2006;21:771–6.
10. Fabbri R, Porcu E, Marsella T, Rocchetta G, Venturoli S, Flamigni C. Human oocyte cryopreservation: new perspectives regarding oocyte survival. Hum. Reprod. 2001;16:411–6.
11. Gook D, et al. Fertilization of human oocytes following cryopreservation: normal karyotypes and absence of stray chromosomes. Hum Reprod. 1994;9:684–91.
12. Johnson M, Pickering S. The effect of dimethylsulphoxide on the microtubular system of the mouse oocyte. Development. 1987;100:313–24.
13. kuwayama M. Highly efficient vitrification for cryopreservation of human oocytes and embryos: the Cryotop method. Theriogenology. 2007;67:73–80. Epub 2006 Oct 20.
14. Marina F, Marina S. Comments on oocyte cryopreservation. Reprod BioMed Online. 2003;6:401–2.
15. Patrizio P, Butts S, Caplan A. Ovarian tissue preservation and future fertility: emerging technologies and ethical considerations. J Natl Cancer I Monog. 2005;34:107–10.
16. Paynter S, Borini A, Bianchi V, DeSantis L, Flamigni C, Coticchio G. Volume changes of mature human oocytes on exposure to cryoprotectant solutions used in slow cooling procedures. Hum Reprod. 2005;20:1194–9.
17. Porcu E, et al. Cycles of human oocyte cryopreservation and intracytoplasmic sperm injection: results of 112 cycles. Fertil Steril. 1999;72:S2.
18. Porcu E, Fabbri R, Damiano G, Fratto R, Giunchi S, Venturoli S. Oocyte cryopreservation in oncological patients. Eur J Obstet Gyn R B. 2004;113 Suppl(1):S14–6.
19. Zeltzer LK. Cancer in adolescents and young adults: psychosocial aspects in long-term survivors. Cancer. 1993;71S:3463–8.
20. Stachecki JJ, Cohen J. An overview of oocyte cryopreservation. Reprod Biomed Online. 2004;9(2):152–63. Review.

附录 D　知情同意书模板：面临影响生育力的医学诊断和治疗的女性冻存卵母细胞以保存生育力

贾芃　译　尚鹃　审校

> **研究用知情同意书和授权书**
>
> 　题目：面临影响生育力的医学诊断和治疗的女性冻存卵母细胞以保存生育力
>
> 　主要研究者：
>
> 　支持者（或基金）：

我们邀请您参加一项课题研究。本文涵盖了此项研究的目的以及您参与此项研究需要做些什么等重要信息。

为什么要开展此项研究？

我们邀请您参加此项研究，因为您是希望冷冻保存卵子（卵母细胞）的育龄女性，并且您属于以下几类人群之一：

1. 因患有某些疾病（例如癌症及风湿病等）需要进行放疗/化疗。尽管不是所有的放疗/化疗都会影响生育力（能够妊娠的能力），但它们也许会因影响您的卵巢而导致您不孕（不能怀孕）。因此，您需要在开始这些治疗之前保存卵子。

2. 希望通过体外受精（IVF）治疗不孕症但无法获得卵子受精所需的精子（您的伴侣无法提供精子、无法采集新鲜或冷冻样本，或您取卵时无法及时到达），或者您无法接受冷冻胚胎。

3. 因社会原因（生活方式）希望保存卵子。

已有研究证明，成熟的卵子可以成功从女性卵巢中取出、冷冻保存，继而解冻，通过体外受精方法与精子结合，形成受精卵。将受精卵（胚胎）移植到通过此方法保存卵子的女性子宫中，就实现了妊娠。早期结果证明，这种方式获得的婴儿与自然妊娠获得的婴儿相比，并不会有更多的出生缺陷，但是还有待时间的进一步考证。

此项研究的主要目标是对这些为了未来生育而储存卵子的女性进行长期随访。这样我们可以了解这种方法的远期效果，并了解通过这种方法诞生的孩子的健康状况。您已被确认可从该方法中获益。

如果您参与此次试验研究，我们将对您进行取卵及冷冻储存卵子。此项研究涉及的卵子冷冻步骤仍处于试验阶段。储存的卵子将在您希望受孕时供您随时使用。您也可以随时选择放弃或者捐赠卵子供研究使用。任何研究中都不会将您的卵子与精子结合。

参与研究您需要做些什么？

术前评估：在确定您入组前，我们需要评估并确保取卵不会加重您的疾病或危害您的健康状况。您需要接受血液（血清 FSH）检测，以确保您的卵巢可以提供足够数量的健康卵子以供取卵。您还需要接受肿瘤科医生（如果适用）及生殖内分泌科医生的评估，还可以选择性接受临床心理医生评估。这些筛查的目的都是确保您符合研究需要，特别是要确保您因参与研究而承受的风险足够低［尤其是您需要接受放疗和（或）化疗］。这通常需要 1~2 次额外的就诊，每次 30~60 min。

卵巢刺激：为了尽量多地获取卵子，您将会接受一系列激素注射（促性腺激素）刺激卵巢，以产生大量的成熟卵泡（和卵子）。通常，一个自然的月经周期只产生一个卵泡，排出一个卵母细胞（卵子）。注射均为皮下注射，每日 1~2 次，持续 10 天左右。将通过验血及超声检查来监测您对这些药物的反应，在此阶段您每日的药量可能调整。当卵泡成熟时，将对您注射单剂量的人绒毛膜促性腺激素（hCG）诱发排卵，排卵大约在注射后的 36 h 发生。

取卵：取卵是一项清醒镇静下的门诊操作，通常在注射 hCG 后 35 h 进行。取卵需要静脉应用镇痛药及肌松药［包括芬太尼、咪达唑仑、丙泊酚和（或）地西泮等］，以保证在操作过程中您感觉舒适，该过程通常持续 10~15 min。这些药物偶尔会令患者有瞌睡感，但不会妨碍患者与操作者交流。在 Galter Pavilion，取卵在邻近 IVF 实验室的操作间进行。

　　一旦镇静起效，我们将会通过阴道超声探头来直视您的卵巢，在超声引导下，穿刺针刺入卵巢及卵泡进行取卵。每一个卵泡包含一个卵母细胞，穿刺针一一吸空。当所有卵泡都被吸空时操作结束。镇静的效果将在第二天消失。

卵子的冷冻及储存

　　如果您是寻求生育力保存的癌症患者，或者是因生活方式而寻求卵子冻存的女性：

　　您的卵子将保存在公认的长期储存机构［储存机构名称］以供未来使用，您将与［储存机构名称］签订一项单独的储存协议，协议将规定您的标本的所有权、储存、运输及未来的处置方式。您和（或）您的承保人将会承担卵子运输费（约 195 美元）及储存费（300 美元/年）。只要您每年支付储存费用，您的卵子在［储存机构名称］中的储存期限没有限制。［储存机构名称］对于有资格的人还有一项财政支持计划。

　　当您准备使用您的卵子时，您的卵子将按您的需要和花费从［储存机构名称］运输到您选择的机构。您所有的卵子都将被视为您的财产，未经您的允许不会供其他任何人使用。您的卵子在被运往［储存机构名称］前，将会被短期储存在［研究机构名称］的实验室中，您与［储存机构］签订的协议中还将规定有意外状况发生时您的卵子的处置方式。

　　如果您是伴侣在取卵日无法提供精液样本的接受 IVF 的患者：

　　您的卵子将会被直接送往 IVF 实验室，在那里进行冷冻。只要您每年支付相应的储存费用，您的卵子可以在［研究机构名称］保存，最多 3 年（从冷冻日起）。您可以为妊娠随时取用您储存的卵子，您也可以随时选择丢弃卵子或者捐赠给适当的研究，如果您选择捐献卵子进行研究，所有的研究步骤中都不会涉及受精。

　　放弃卵子储存：储存胚胎有相应的费用，您必须与［研究机构名称］保持联系，至少每年一次告知［研究机构名称］您希望继续保存卵子的意愿，并支付相应的储存费用（约 500 美元）。如果您两年没有联系［研究机构名称］，或者您两年没有支付储存费用并且［研究机构名称］通过适当努力仍无法与您取得联系，您的卵子将视为被放弃，而［研究机构名称］将通过合法的常规流程销毁卵子。"适当努力"包括向您表格中填写的最常用号码/地址打电话和发邮件。在第 2 年末，如果您没有告知我们您打算如何处理您的卵子（使用、处置或者付费送往长期储存机构），卵子将被丢弃。如果您的卵子被送往［储存机构］储存，您将与［储存机构］签订单独的储存协议，规定当您无法支付储存费用、放弃卵子或者在卵子储存期间死亡时您的卵子的处置方式。

保持联系：当您签署此项知情同意书并加入研究时，您已经同意与研究者保持联系，并在联系方式有任何变动时及时通知他们。

感染性疾病检测：卵子的入库及后续的使用均受美国食品药品监督管理局（FDA）监管。为了符合当前的组织库监管法规，也为今后您的卵子储存期间法规的变化做准备，需要在您的卵子入库前对您进行一系列感染性疾病检测和筛查，尤其当您是因为医疗原因（如放疗/化疗前）储存卵子，未来可能无法妊娠或无法安全妊娠时。

这些检测至少包括联邦法规规定的 HIV、乙型肝炎、丙型肝炎等的检测。进行的筛查及检测项目与匿名生殖组织捐赠需要做的项目相同，血液检查的同时还包括体格检查及相关高危行为的病史询问。这样的话，卵子可以供您自身使用，也可以将来在必要的情况下应用于其他合适的个体（代孕者）。您的卵子将与其他感染性疾病状态相同的卵子储存在一起。血样必须在取卵之后的 30 天内留取。

此外，如果您是因医疗原因（如放疗/化疗前）而储存卵子的患者，还将随您的卵子同时储存一份您的血浆样本，以便将来用于联邦条例规定的感染性疾病附加检测。目前 FDA 条例中对储存组织的患者必须进行的感染性疾病检测有明确规定，且必须在取卵后的 30 天内进行血液采样。如果将来 FDA 需要进行额外的检测，储存的血浆就可以派上用场。尽管储存了血浆样本，也仍然有可能因未来联邦规定的必要检测所需要的样本量很大而导致储存的血浆样本量不够，这种情况下，您如果必须使用代孕者，则无法使用您的卵子。

长期随访：我们会每年联系您，了解您是否需要使用您的卵子，您是否已经怀孕，以及您的妊娠结局。我们将通过打电话的方式进行随访，通常会占用 10 分钟时间。我们将持续对您进行随访，直到您已经使用您的卵子，或者您通知我们不再参与我们的研究，或者美国生殖医学协会确定卵子冷冻已不再是研究性项目。

参与此项研究有哪些可能的危害或不适？

卵巢刺激：卵巢刺激常常会导致胀痛感，该症状通常在取卵后数日内消失。患者发生卵巢过度刺激综合征（OHSS）的概率为 1%，这是一种比较严重的并发症，会导致腹腔积液。这种并发症是自限性的，但有少数严重病例需要数天的住院输液治疗。

取卵：该操作因需要穿刺针穿刺和操作，故存在感染、内脏损伤及出血的风险。这些并发症需要住院治疗或进行更昂贵的手术治疗的概率大约为 1/1000。并发症可能会推迟您后续的化疗或放疗。较轻的并发症，如一过性的腹痛或痉挛很常见。

清醒镇静：镇静步骤十分安全，少有并发症。在个别情况下，这种镇静会导致呼吸肌阻滞（呼吸暂停），这时就需要使用药物来拮抗镇静剂。这种情况发生的概率大约为 1/1000。

冷冻保存（冷冻）：即使小心操作，冷冻保存（冷冻）和储存的任意一步都有可能造成卵子损伤。冷冻保存和储存人类卵子的远期效果仍然未知，有可能造成卵子损伤。通过这种方式出生的孩子患有出生缺陷和基因损伤的风险仍然未知。

全世界通过卵子冷冻已经成功孕育了数以百计的孩子，但考虑到针对这些儿童的远期研究仍在进行，此项技术仍处于试验性阶段。

取出的卵子可能无法承受冻融过程，也可能在最终使用这些卵子的时候并没有成功受孕。如果您在使用这些卵子时已处于绝经期，而这一切最终并没有促成妊娠，那么您将不再有机会生育一个生物学意义上的亲生孩子。

您曾经服用过的药物可能会损伤您的卵子质量。很多药物本身对卵巢和卵子质量的影响是未知的或未被发现的。

尽管使用冻融卵子的受孕率在过去的几年中取得了不可思议的增长，但此项技术仍处于试验性阶段，因为仍需要统计全世界更大范围和更大样本量的多中心研究数据。冷冻胚胎技术已经应用了几十年，但目前仍无法确知与冷冻胚胎技术相比，冷冻卵子的成功受孕率如何。初步结果看起来大有希望，但也有可能选择冷冻卵子的女性与冷冻胚胎的女性相比，受孕率较低。

所有的女性都应该知道的是，无论冷冻卵子还是冷冻胚胎，冷冻时女性的年龄越大，成功受孕的概率越低。

卵子有可能因为仪器失效或控制范围以外的不可预计的自然灾害而丢失或无法使用。

情感风险：参与此项研究可能会使您承担与计划治疗无直接关系的额外的情感风险。

参与此项研究我可能有哪些获益?

参与此项研究可能的获益包括：您将有机会在治疗结束后的某一时间，利用您储存的卵子成功受孕。您的参与也会帮助我们进一步了解如何才能成功冷冻卵子以供患者未来使用。

我还有什么其他可选的治疗操作和过程?

您不必参与此项试验研究。

如果您正处于治疗过程中，您也许在未取卵及保存卵子的情况下进行了放疗或化疗。除了参与这项涉及冷冻和储存卵子的试验项目外，您也可以选择以下治疗：

您可以选择在癌症治疗前先接受 GnRH 激动剂（一种可以抑制卵巢激素分泌的蛋白质）的治疗，已有证据显示这种治疗可以降低放疗和化疗对卵巢损伤的风险，但仍处于试验阶段。这种药物在这方面的应用还没有被批准。您也可以选择进行卵巢组织冷冻保存，这也是一项试验性操作。

如果您有伴侣，您可以选择体外受精，冷冻胚胎以供未来使用。

如果您正在进行体外受精，已完成了取卵，但是无法获得所需的精液样本，那么您可以选择丢弃这些卵子。

如果您因为社会因素进行了卵子冷冻，您可以选择不做。

参与此项研究需要哪些花费?

您参与此项研究没有报酬。之前所说的此项研究的所有方面，包括卵巢刺激、取卵、冷冻以及储存都会给您或您的承保人寄送账单。卵子冷冻保存的粗略花费如下：卵巢刺激、监测及取卵的实验室费用：6000美元；药费：3000 美元；运输费：195 美元；每年储存费：300～500 美元；感染性疾病检测：500 美元。此外，卵子的解冻、受精及之后植入子宫目前大约需要 2000 美元。您究竟要花费多少钱取决于您是否有健康保险，以及承保人会承担哪种费用。如果您对保险负担方面有任何疑问，可以联系您的医疗保险公司。

如果我在此项研究中受伤，该怎么办？

如果在试验过程中出现了外伤或疾病，[研究机构名称] 会负责伤病的治疗，但是产生的费用需要您自己负担。

[研究机构名称] 的研究对象保护办公室（电话为 [电话号码]）可以提供研究对象享有的权利的详细信息，任何试验相关的损伤也应报至该办公室。有关试验方面更多信息，请询问主要研究者 [研究者姓名]（电话 [电话号码]），包括夜间及休息日。

如果我对试验研究有疑问或顾虑，应该找谁？

您可以带着您的疑问和顾虑联系我们，[研究者姓名] 是本项研究的负责人，您可以拨打 [电话号码] 联系到他，包括夜间和休息日。

如果您在试验期间发生任何外伤或疾病，您可以尽快联系 [研究者姓名]（电话 [电话号码]），包括夜间及休息日。

作为试验对象我可以享受哪些权利？

如果您选择参与此项研究，您将有权受到尊重，我们会尊重您在研究中做出的任何决定，包括是否继续参加试验。您可以随时选择停止参与试验。

选择不参加或退出试验不会对您进行任何处罚，也不会剥夺任何您有资格享有的福利。特别是，您决定退出此项研究不会对您现在或未来享有医疗服务的权利或参与其他试验的资格造成任何不良影响。

在研究过程中出现的任何可能影响您继续参与试验的意愿的新发现，我们都会及时与您分享。

如果您希望与非直接参与此项研究的人交谈，或者对于您作为研究对象的权利有任何疑问，可以联系我们的研究对象保护办公室，电话是312-503-9338。

我的信息保密性如何？

我们承诺会尊重您的隐私，并且对您的个人信息绝对保密。

您决定参与此项研究，就意味着您允许我们使用您的个人健康信息，包括您医疗记录中的健康信息，以及您的个人身份信息。例如，个人健康信息可以包括您的姓名、地址、电话号码、社保卡号。

我们可能需要收集并用于试验的您的健康信息包括：

医疗记录中的所有信息

体格检查的结果

病史

化验检查

您将被检测 HIV（人类免疫缺陷病毒）。HIV 是指可以引起感染并最终导致获得性免疫缺陷综合征（AIDS）的一种病毒。您的血样将送 HIV 检测。

研究医生将向伊利诺伊卫生局（IDPH）报告 HIV 阳性结果。IDPH 将记录所有 HIV 阳性结果的患者。记录此项信息的数据库是加密的，所以您的姓名下不会显示 HIV 感染状态。您将拥有一个特殊身份号码来保护姓名隐私。

您也将允许以下几类人员向研究者提供您的信息（如前所述）：

所有目前的和既往的医疗行为提供者，包括但不限于［机构名称］。

一旦我们掌握了上述健康信息，我们可能会与以下人员分享。请注意，任何与［机构名称］以外的人员分享的试验信息均不包含您的姓名、地址、电话、社保卡号，或任何个人直接标识，除非法律要求公开这些个人标识（除了主要研究者及其合作者，以及主要研究者办公室的工作人员可以浏览）。

- ［机构名称］中某些可能需要查看您信息的授权职工，例如研究办公室的管理层人员以及机构审查委员会（伦理监督委员会）的人员。
- 某些政府机构和公共健康机构，例如 FDA、疾病控制中心和卫生与人类服务部（DHHS）。

这些掌握您健康信息的人可以不受联邦隐私法律（如隐私法案）的制约，其中一些人还可以不经过您单独的允许即与他人分析您的信息。

此项试验的结果可以用于教学、出版物或科学会议发言。任何出版物或展示都不会有个人标识。

请注意：

- 您不是必须签署此项同意书。不同意并不会影响任何医疗机构对您提供治疗，也不会影响任何健康计划将您纳入或向您支付报酬，更不会影响您的给付条件。但是，您将不可以参与此项研究。

- 您可以在任何时候改变主意并收回同意书。即使您收回此项同意书，研究负责人依然可以出于此项试验目的，使用或分享您收回同意书之前已经获得的您的健康信息。如果想要收回对于应用您健康信息的许可，您必须写书面材料给［研究者姓名及联系方式］。

- 除非您取消同意，否则不会停止。

- 如果您取消您的同意，我们将不会联系您进行随访，您的卵子也会被丢弃。

万一您发生死亡（只有在［机构名称］储存卵子的人需要填写）：作为此项研究的参与者，我们必须询问您的指示，如果您去世了，您在我们的设备中储存的卵子该如何处置。请将您名字的首字母写在您选择的选项之前：

_____如果我死亡时，我的卵子还储存在［机构名称］，请丢弃它们。

_____如果我死亡而我的卵子还储存在［机构名称］，请把它捐赠给伦理委员会支持的科研项目，但不包括对其授精。如果当时没有合适的研究项目，则丢弃它们。

_____如果我死亡而我的卵子还储存在［机构名称］，以下人员可以将它们用于自身或其伴侣的受孕，但不可以指派其他的受孕人。

姓名：_____

地址：_____

电话号码：_____

同意书小结：

我已经阅读了此份同意书，并且已获得了关于试验研究的解释。我有提问的时间，也知道如果仍有疑问可以询问谁。我愿意参与上述试验。

同意书的副本将在我签署之后提供给我。

_____   _____

研究对象的姓名（印刷体）及签名   日期

_____   _____

获得同意书者的姓名（印刷体）及签名   日期

附录E 信件模板：医生用经济支持申请信——保存生育力的医学必要性

贾芃 译 尚鹊 审校

［中心信笺抬头］
［日期］
［保险公司］审查小组
传真：（999）999-9999
联系人：申诉

回复：Doe，Jane
出生年月：09-30-1984
［保险公司］ID号：9999999999
组号：99999

敬启者：

　　［患者姓名］是一位35岁的患者，在2009年1月确诊为结肠癌Ⅳ期。这位患者的治疗计划包括化疗，可能还有后续的放疗。这些可以有效增加生存期的治疗方案的副作用是可能导致生育功能丧失。患者目前没有发生不孕，但是癌症治疗可能将导致不孕（治疗计划遮盖了的效果）。

　　为治疗准备，这位患者来门诊向我咨询，根据美国临床肿瘤学协会（ASCO）以及美国生殖医学协会制定的指南（附后），为保存生育力可以做哪些选择。

　　分析了既定癌症治疗方案对其生育功能可能造成的影响后，我们仔细分析了目前可以做的选择：

　　（包括适当的段落）

　　1. 在分析了目前可以做的选择后，考虑到我的癌症治疗方案、年龄、诊断及癌症治疗前可利用的时间，最终我决定进行胚胎保存。胚胎保存是与我现状相同的患者进行生育力保存的标准治疗。

2. 在分析了目前可以做的选择后，考虑到我的癌症治疗、年龄、诊断及癌症治疗前可利用的时间，最终我决定进行卵子保存。卵子保存是与我现状相同的患者进行生育力保存的标准治疗。

3. 在分析了目前可以做的选择后，考虑到我的癌症治疗、年龄、诊断及癌症治疗前可利用的时间，最终我决定在治疗前进行保存生育力的单侧输卵管-卵巢切除术，并将卵巢冷冻保存。外科介入是获得用于冷冻保存的卵巢组织的标准治疗。

男性患者注意：如果是男性患者，可以增加对男性诊断的特定描述。癌症治疗所致的男性不育对精子库、精子捐献和（或）辅助生殖技术的使用与其他原因所致的不育**不同**，通常由保险承担。

因此，我们要求此前保险不负担的治疗方案，以及相关操作、检测，对于这些患者应予以支付。

如前所述，患者目前并未丧失生育能力，但是有必要在癌症治疗开始之前进行保存生育力的治疗。

如果您有任何疑问，或需要更进一步的信息，请随时联系我。

［医生姓名］

［职称］

［机构］

参考文献

1. American society of clinical oncology recommendations on fertility preservation in cancer patients. J Clin Oncol. 2006;24:917–2931.
2. Fertility preservation and reproduction in cancer patients. Fertil Steril. 2005;83 6.

附录 F　信件模板：有生育力保存诉求的患者可用的信件模板

贾芃　译　尚鹊　审校

［患者姓名］
［患者地址］
［日期］
［保险公司］审查小组
传真：（999）999-9999
收件人：申诉

回复：Doe, Jane
出生年月：09-30-1984
［保险公司］ID 号：9999999999
组号：99999

敬启者：

我是一位 35 岁的患者，在 2009 年 1 月确诊为结肠癌Ⅳ期。我的治疗计划包括化疗，可能还有后续的放疗。这些对于疾病本身疗效显著的治疗方案的副作用是可能导致生育功能丧失。我目前并未丧失生育能力，但是癌症治疗可能将导致不孕。

为治疗准备，我去门诊向 Dr. John Smith 咨询，根据美国临床肿瘤学协会以及美国生殖医学协会制定的指南，为保存生育力，我可以做哪些选择。

（包括适当的段落）

1. 在分析了目前可以做的选择后，考虑到我的癌症治疗、年龄、诊断及癌症治疗前可利用的时间，最终我决定进行胚胎保存。胚胎保存是与我现状相同的患者进行生育力保存的标准治疗。

2. 在分析了目前可以做的选择后，考虑到我的癌症治疗、年龄、诊断及癌症治疗前可利用的时间，最终我决定进行卵子保存。卵子保存是与我现状相同的患者进行生育力保存的标准治疗。

3. 在分析了目前可以做的选择后，考虑到我的癌症治疗、年龄、诊断及癌症治疗前可利用的时间，最终我决定在治疗前进行保存生育力的单侧输卵管-卵巢切除术，并将卵巢冷冻保存。外科介入是获得用于冷冻保存的卵巢组织的标准治疗。

男性患者注意：如果是男性患者，可以增加对男性诊断的特定描述。癌症治疗所致的男性不育对精子库、精子捐献和（或）辅助生殖技术的使用与其他原因所致的不育**不同**。

因此，我们要求此前保险不负担的治疗方案，以及相关操作、检测，对于这些患者应予以支付。

如前所述，我目前并未丧失生育能力，但是我有必要在癌症治疗开始之前进行保存生育力的治疗。

如果您有任何疑问，或需要更进一步的信息，请随时联系我，或者［治疗机构］的［医生姓名］。

谨上

［患者姓名］

参考文献

1. American Society of Clinical Oncology recommendations on fertility preservation in cancer patients. J Clin Oncol. 2006;24:917–2931.
2. Fertility preservation and reproduction in cancer patients. Fertil Steril. 2005;83 6.

附录 G

the Oncofertility® Consortium

FDA 注册及更新

贾芃　译　尚鹍　审校

全国医生合作的肿瘤生育学联盟®

第四部分：FDA 注册：注册及更新

背景：

1. 所有参与处理或保存捐献组织或细胞的中心都必须在 FDA 进行初始注册，并在每年 12 月更新。

2. 我们要像对待匿名捐赠的白细胞组织一样对待冷冻保存的卵巢组织，以避免患者必须应用代孕或其他手段实现妊娠目的。

3. 因此，所有进行卵巢组织冷冻的 NPC 中心都必须在 FDA 注册认证。

4. 如果您已经在 FDA 注册，您需要更新您的注册信息，使其包含卵巢组织。

5. 如果您已经从事捐献组织或细胞，例如捐赠的卵子、胚胎及骨髓等的处理工作，您应该已经在 FDA 注册，那么您只需要在原有状态上更新。

6. 按照 FDA 规定，您必须在开始进行卵巢组织冷冻后 5 天之内完成这些工作。

7. 您必须每年 12 月进行更新。

如何注册/更新 FDA 认证：

1. 找到您现有的 FDA 注册表，您将需要它上面的 ID 号。如果您通常在网上更新表格，那么您需要用户名和密码。

2. 前往http：//www.fda.gov/Cber/tissue/tisreg.htm 并登录。

   - 如果您没有用户名及密码，您可以在此页面新建账户。
   - 如果您已有账户但是忘记了用户名及密码，您可以在此页面找回。

- 如果您从未在 FDA 注册，您也可以在此页面完成。

3. 一旦您登录，您需要前往组织建立登记（FDA 表格 3356）。如果您已有表格，将会在此看到。

4. 更新您的 FDA 注册以包含卵巢组织：

- 在 J 行开始的空白行中插入"卵巢组织"。

- 您不需要区别 SIP 等。

- 核对所有栏目，除了"测试"（根据这些短语的定义，您不需要测试；测试意味着您的实验室自己开展血清学检查）。若需要定义，请浏览 http：//www.access.gpo.gov/nara/cfr/waisidx_07/21cfr1271_07.html。

5. 您必须在开始进行卵巢组织冷冻后 5 天之内完成注册，如果您已经错过了，那么请立即完成。

6. 每年 12 月更新注册。

索　引

彩 图

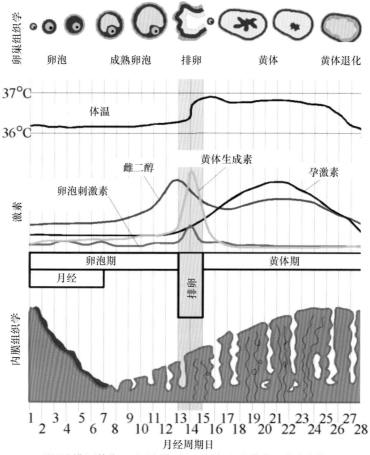

（月经周期平均值，不同女性及同一女性不同周期间可能存在差异）

彩图 1.1　正常月经周期[9]

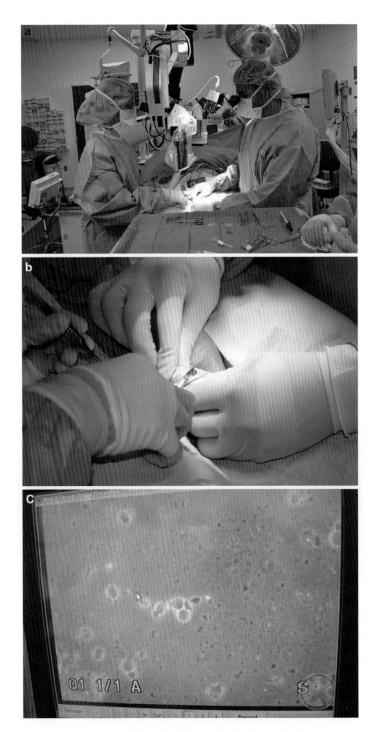

彩图 3.3　睾丸显微取精术中获取精子示意图

a

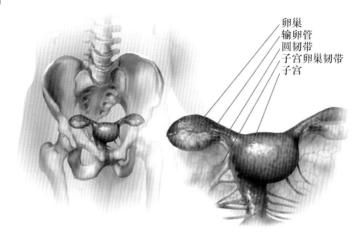

卵巢
输卵管
圆韧带
子宫卵巢韧带
子宫

b

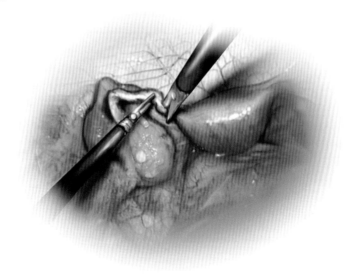

彩图 7.1　卵巢移位术。（a）解剖示意图展示了女性盆腔生殖器官正常的组织解剖学位置。进行卵巢移位术时。（b）将卵巢在卵巢固有韧带水平从子宫上分离，分离骨盆漏斗韧带毗邻的腹膜。根据卵巢最终的移位位置，必要时可以断开输卵管。

C

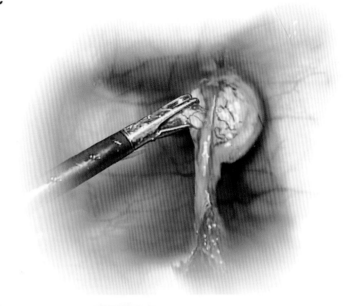

d

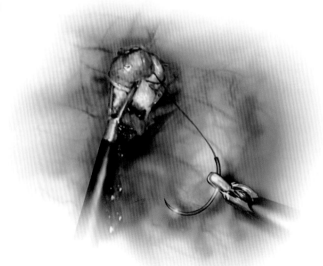

彩图 7.1（续） （c）游离卵巢。（d）将其附着于远离既定放射区域的腹膜表面

卵巢移位的常见位置：
- 腹腔内结肠旁沟
- 腰大肌前方
- 结肠旁沟下部

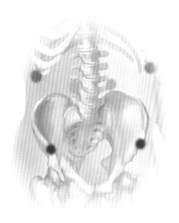

彩图 7.2 卵巢移位的位置示意图：结肠旁沟下部（紫点）、腰大肌前方（绿点），以及较少见的、高位的腹腔内结肠旁沟（粉红点）